Wolfgang Elsner
Reflexzonen-Massage

Wolfgang Elsner

Reflexzonen-Massage

Selbst heilen und lindern durch gezielten Druck auf Hände und Füße

MOEWIG

Hinweis: Die Ratschläge und Empfehlungen dieses Buches wurden vom Autor nach bestem Wissen und Gewissen erarbeitet und sorgfältig geprüft. Dennoch kann eine Garantie nicht übernommen werden. Eine Haftung des Autors, des Verlags oder seiner Beauftragten für Personen-, Sach- und Vermögensschäden ist ausgeschlossen.

© by VPM Verlagsunion Pabel Moewig KG, Rastatt
Alle Rechte vorbehalten. All rights reserved.
Umschlagmotiv: Premium
Printed in Germany
ISBN 3-8118-1551-2

Inhalt

Was ist die Reflexzonenmassage?

Spritzen und Tabletten sind nicht jedermanns Sache, viele Kranke lehnen die Einnahme von Medikamenten auch dann ab, wenn diese ausschließlich biologische Wirkstoffe enthalten. Darüber hinaus haben einige Menschen eine panische Furcht vor allem, was pikt. Schon der Gedanke an Spritzen oder Akupunktur treibt ihnen den Angstschweiß auf die Stirn. Kann diesen Leuten trotzdem geholfen werden? Ja – mit der Reflexzonenmassage!

Seit Jahrtausenden ist bekannt, daß der menschliche Körper mit unzähligen Reflexpunkten geradezu übersät ist – Zonen, die in direkter Beziehung zu einem Organ stehen. Werden diese Stellen massiert, gewärmt, gekühlt, also stimuliert, geht die Wirkung geradewegs auf das entsprechende Organ über. Dieses Phänomen erkannten die Chinesen schon vor fünftausend Jahren und entwickelten die einfache Massage von Hautpunkten (Akupressur).

Bei der Akupressur – frei übersetzt: Heilung durch Fingerdruck – werden durch Drücken, Beklopfen und Massage eines oder mehrerer Punkte auf der Körperoberfläche Beschwerden gelindert, Schmerzen beseitigt und chronische Krankheiten in ihrer Heilung günstig beeinflußt. Im Laufe der Zeit wurde die Behandlung verfeinert, man verwendete statt der Finger spitze Steine und Holzstäbchen, schließlich Nadeln aus Silber und Gold – die Akupunktur war erfunden. Und aus dieser Heilmethode wurde die Reflexzonenmassage entwickelt, die hauptsächlich an den Füßen, aber auch an den Händen durchgeführt wird.

Tatsächlich ist die Reflexzonenmassage leichter zu erlernen als die Akupressur und Akupunktur, denn diese Heilverfahren versprechen nur dann einen Erfolg, wenn die betroffenen Punkte genau ermittelt werden. So handelt es sich bei der Akupunktur um die Stimulierung oft nur winziger Punkte; auch bei der Akupressur müssen die zu behandelnden Stellen sehr genau lokalisiert werden. Bei der Reflexzonenmassage werden dagegen Flächen behandelt, so daß ein exaktes Suchen und Finden entfällt.

Warum gerade an den Füßen?

Die Fußsohlen sind eine sensible Kontaktfläche und von einem feinen Nervengeflecht durchzogen. Fast jedem Körperbereich und Organ läßt sich eine korrespondierende Zone zuordnen, die sogenannte Reflexzone. Herz-Kreislauf, Verdauungsapparat oder Wirbelsäule werden an den Füßen reflektiert. Sogar für die einzelnen Zähne gibt es entsprechende Stellen.

Die Reflexzonentherapie stützt sich auf die Erfahrung, daß eine präzise und richtig dosierte Stimulation der Reflexzonen an den Füßen und Händen sich positiv auf Körper und Organe auswirkt. Dagegen deuten Druckempfindlichkeiten oder Schmerzen an diesen Stellen auf eine Störung im Körper hin. Für die Reizübertragung werden bestimmte Nervenverbindungen zwischen der Körperoberfläche und dem Körperinnern genutzt. Manche Erkrankungen können so im Frühstadium erkannt werden.

Mit diesem Naturheilverfahren lassen sich körperliche Beschwerden und selbst akute Schmerzen lindern, manchmal sogar beheben. Es wird zur Vorsorge, als begleitende Therapie neben der ärztlichen Behandlung und zur Nachsorge angewandt.

Eigentlich würde es genügen, immer und überall barfuß zu laufen. Das regt nicht nur die Zirkulation von Blut und Lymphe an, auch die mit den erkrankten Organen „kooperierenden" Zonen werden positiv beeinflußt. Weil das Barfußlaufen dem modernen Menschen aber außerhalb der eigenen Wohnung kaum möglich ist, kann die Fußmassage eine Linderung der Beschwerden oder Heilung des Organs bewirken.

Allerdings ist das Reiben der Füße in manchen Situationen höchst unpassend – was dann? In solchen Fällen hilft die unauffällige Massage der Hand, weil die Hand ein Spiegelbild des Fußes ist. Zwar wirkt die Fußmassage intensiver und schneller, dafür kann die Handmassage ein „Retter in der Not" sein. Beide Formen der Massage – von Fuß und Hand – sind leicht erlernbar, effektiv und haben keine schädlichen Nebenwirkungen.

Was brauchen Sie dazu?

Nur Ihren Daumen und die Finger. Die Nägel müssen kurz geschnitten sein, um Verletzungen vorzubeugen. Sie können auch einen Bleistift mit Radiergummi zur Behandlung der kleinen Zonen benutzen. Kürzen Sie den Stift auf ca. 10 cm, und schneiden Sie zwei Drittel des Radiergummis ab. Ebenso gut geeignet ist ein kurzes Plastik-Cocktailstäbchen.

Die richtigen Griffe

Bei der Handreflexzonenmassage wird hauptsächlich der Zeige- oder Mittelfinger (oder Stift) eingesetzt, während für die Fußreflexzonenmassage verschiedene Griffe benötigt werden:

Der **Hauptgriff** wird nur mit der Daumenseite neben dem Nagel ausgeführt, auf keinen Fall mit dem fleischigen Teil auf der Daumenunterseite. Der Daumen wird um ca. 90 Grad gebogen, auf die entsprechende Zone gedrückt und kreisförmig bewegt. Weil die zu behandelnde Stelle meist größer ist als die Daumenseite, rücken Sie anschließend einen halben Zentimeter weiter und wiederholen das Ganze.

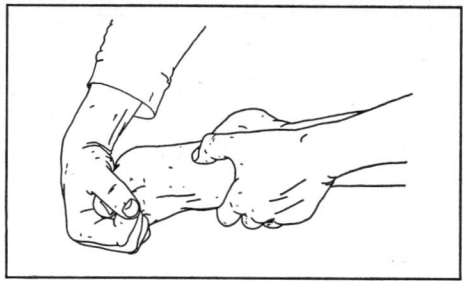

Für den **Hilfsgriff** wird der Zeige- oder Mittelfinger eingesetzt – je nachdem, welcher Ihnen am meisten zusagt. Mit diesem Griff lassen sich alle Stellen und Ecken bearbeiten, die mit dem Hauptgriff schwer zu erreichen sind: zum Beispiel dort, wo die Zehen mit dem Fuß verbunden sind, ebenso die Seiten der Zehen.

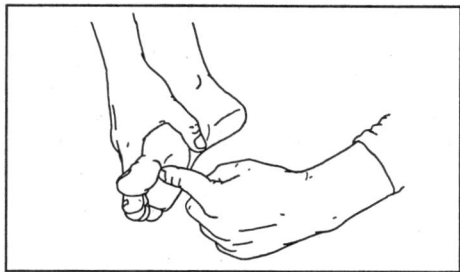

Auch beim Hilfsgriff müssen unter Druck Drehbewegungen gemacht werden. Danach rücken Sie wie beim Hauptgriff einen halben Zentimeter weiter – achten Sie darauf, daß Sie keinen Millimeter auslassen!

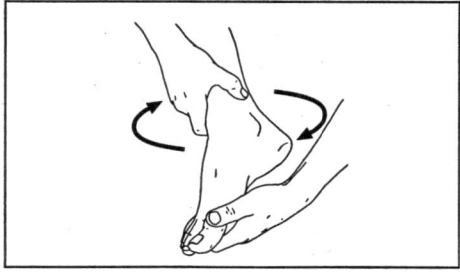

Der **Entspannungsgriff** dient der Fußlockerung und sollte vor jeder Massage angewendet werden. Halten Sie das Bein oberhalb der Knöchel fest, und ergreifen Sie mit der anderen Hand alle fünf Zehen. Nun drehen Sie den Fuß so lange nach links und rechts, bis er sich locker anfühlt.

Die richtige Sitzhaltung

Für die Selbstbehandlung gibt es drei Sitzhaltungen: auf einem Stuhl, auf dem Fußboden oder auf der Bettkante. Suchen Sie bei jeder Massage die Sitzhaltung aus, die Ihnen am meisten liegt. Manche Leute lehnen sich nach vorne, wenn sie ihre Füße behandeln, andere lehnen sich zurück, aber das hat auf die Massage keinen Einfluß. Die Hauptsache ist, Sie quälen sich nicht!

Was noch wichtig ist

Ruhe und Konzentration. Die Reflexzonenmassage wirkt nur, wenn Sie vollkommen bei der Sache sind. Sprechen Sie nicht mit anderen, und lassen Sie Ihre Gedanken nicht umherschweifen. Sie dürfen sich durch nichts und niemanden ablenken lassen! Beachten Sie, daß jede Massage am rechten Fuß beginnen muß, anschließend wird – wenn angegeben – der linke Fuß behandelt. Und noch etwas: Zwar müssen Sie bei den meisten Massagen kräftig aufdrücken, aber die Behandlung darf nie weh tun! Sobald Sie einen Schmerz verspüren, müssen sie den Druck mindern oder gegebenenfalls die Behandlung unterbrechen, bis der Schmerz verschwunden ist.

Eines muß ebenfalls betont werden: Nicht alle Leiden – zum Beispiel ansteckende, fieberhafte Erkrankungen und Beschwerden, die operativ behandelt werden müssen – lassen sich durch die Reflexzonenmassage heilen. Das gilt ebenfalls für Kranke mit Tumoren oder bei der Gefahr von Metastasen. In all diesen Fällen ist eine Behandlung durch den Arzt unbedingt notwendig!

Testen Sie Ihre Gesundheit!

Die folgenden vier Programme sollten Sie einmal pro Woche durchführen – sie wirken allerdings nur an den Füßen, nicht an den Händen! Mit dem Gesundheits-Check können Sie schnell eventuelle Beschwerden erkennen und mit der entsprechenden Reflexzonenmassage bekämpfen. Legen Sie vorher Papier und Stift bereit, damit Sie die schmerzhaften (Problem-)Zonen sofort notieren können. Achtung: Es ist nicht nötig, daß Sie den Gesundheits-Check an beiden Füßen machen. Die Untersuchung des rechten Fußes reicht völlig. Sollte er müde werden, nehmen Sie sich einfach den linken Fuß vor.

1. Programm: Wirbelsäule und Schilddrüse
Setzen Sie sich auf einen Stuhl oder eine Bettkante, und legen Sie den rechten Unter- auf den linken Oberschenkel. Halten Sie mit der rechten Hand den

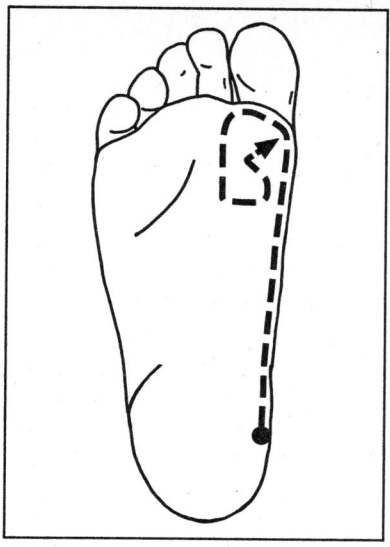

Unterschenkel fest, während Sie mit der linken Hand den rechten Fuß folgendermaßen massieren: Legen Sie Ihren Daumen (Hauptgriff) auf eine
Zone, die zwei Fingerbreit oberhalb der Hacke auf der Innenseite Ihrer Fußsohle liegt. Nun arbeitet sich Ihr Daumen langsam in Richtung großer Zehe
nach oben, wobei Sie bitte keinen Millimeter auslassen. Im „Graben" zwischen großer Zehe und Fußkörper verwenden Sie am besten den Zeige- oder
Mittelfinger (Hilfsgriff), und sobald dieser unterhalb des Zwischenraums
zwischen großer und zweiter Zehe angekommen ist, massieren Sie per
Hauptgriff wieder in Richtung Ferse. Aber nur zwei Fingerbreit tief, dann
biegen Sie um 90 Grad zur Fuß-Innenseite ab – und machen etwa einen Zentimeter davor wieder eine Kurve in Richtung zweite Zehe. Wenn Sie etwa
einen Fingerbreit unterhalb des „Zehengrabens" angekommen sind, haben
Sie die Schilddrüsen-Zone erreicht und massieren anschließend bis zur Fuß-
Innenseite unterhalb der großen Zehe. Wiederholen Sie den Test zweimal.

2. Programm: Kopf und Nacken

Die Reflexpunkte für diesen Test liegen hauptsächlich an den Außenrändern
aller Zehen und auf der Unterseite der großen Zehe.

Bearbeiten Sie die Zonen mit dem Hilfsgriff – besser mit einem der genannten Hilfsmittel. Und achten Sie darauf, daß kein Millimeter ausgelassen
wird! Wenn Sie unterhalb der großen Zehe angekommen sind, wird es wahrscheinlich ein bißchen weh tun. Das ist kein Grund zur Beunruhigung, denn
Sie haben den hochempfindlichen Reflexpunkt der Hirnanhangdrüse berührt.
Diesen Test müssen Sie ebenfalls zweimal wiederholen.

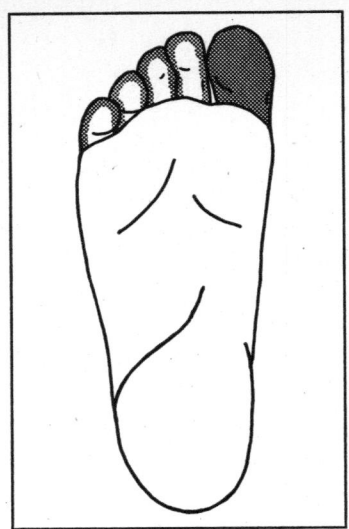

3. Programm: Drüsen, Organe, Nerven

Dieser Test ist am schwierigsten, weil er große Genauigkeit verlangt: Den-
ken Sie sich eine Linie in Höhe des Knöchelmittelpunkts auf der Fußsohle.
Und eine Linie etwa einen Zentimeter unterhalb des „Grabens" Ihrer Zehen.
Nun massieren Sie eine gedachte Linie, die etwa zwei Zentimeter von der
Fuß-Innenseite entfernt liegt, mit dem Hauptgriff von der unteren Querlinie
zur oberen. Sind Sie dort angekommen, fangen Sie etwa einen Zentimeter

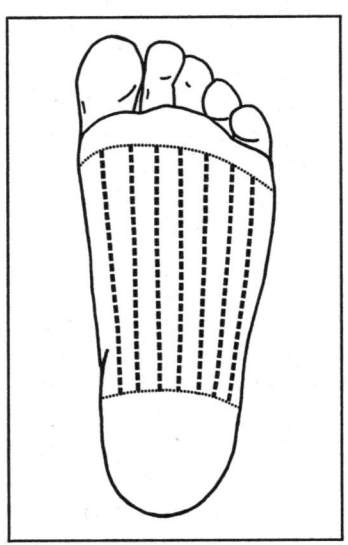

von der ersten Linie entfernt wieder an und massieren nach oben. So geht es weiter, bis Sie sieben, acht Linien „vollbracht" haben. Und obwohl sie recht schwierig ist, müssen Sie diese Übung zweimal machen.

4. Programm: Vor- und Rückseite des Unterleibs sowie Keimdrüsen
Hier müssen Sie die etwa einen Zentimeter große Zone unterhalb des Innenknöchels mit dem Hauptgriff massieren. Dreimal hintereinander ziemlich kräftig. Anschließend suchen Sie auf dem Fußrücken die Region, wo der Fuß ins Bein übergeht. Von dieser Stelle aus denken Sie sich eine Linie zu den Mittelpunkten von Innen- und Außenknöchel. Massieren Sie die Linie – aber ganz sanft – dreimal hintereinander.

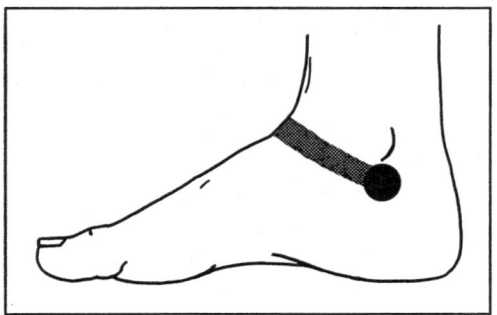

Nach Abschluß der vier Programme machen Sie den Entspannungsgriff wie oben beschrieben. Hinterher stellen Sie sich aufrecht hin und atmen mindestens zehnmal tief durch, so daß Ihre Lunge mit viel frischer Luft gefüllt wird. Und jedesmal müssen Sie vollständig durch den Mund ausatmen.

Ist Ihr Gesundheitstest problemlos verlaufen? Dann vergessen Sie nicht, ihn in einer Woche zu wiederholen. Sie wissen ja: Vertrauen ist gut, Kontrolle ist besser! Bis dahin können Sie sich und Ihrem Partner etwas Gutes tun:

Machen Sie die Wellness-Massage!

Die Reflexzonenmassage hat etwas Wunderbares. Denn sobald Sie den Fuß Ihres Partners mit beiden Händen umfassen, umarmen Sie seinen ganzen Körper! Nutzen Sie also abends vor dem Fernseher die Gelegenheit, und massieren Sie sich gegenseitig die Füße. Eine halbe Stunde genügt und ist herrlich entspannend nach einem streßreichen Tag.

Beginnen Sie mit einem sanften Streicheln der rechten Fußsohle, und tasten Sie mit den Fingerspitzen vorsichtig Zehen, Ballen und Ferse ab. Anschließend setzen Sie den Hauptgriff ein und massieren mit Ihrer Daumenseite kräftig die genannten Regionen – falls Ihr Partner einen Schmerz spürt, ist das „zuständige" Organ in seiner Funktion gestört. Beenden Sie nach einer Viertelstunde die Massage des rechten Fußes mit sanftem Streicheln, und ziehen Sie über ihn eine wärmende Wollsocke.

Danach massieren Sie genauso den linken Fuß.

Wundern Sie sich nicht, wenn nach der Behandlung ein starker Drang zum Wasserlassen entsteht; auch Hitzewellen, leichtes Schwindelgefühl oder eine extreme Müdigkeit können auftreten. Das sind natürliche, positive Reaktionen: Sie zeigen, daß der körpereigene Selbstheilungs-Mechanismus funktioniert. Selbstverständlich können Sie die Wellness-Massage auch selbst an Ihren Füßen durchführen. Erst rechts, anschließend kommt der linke Fuß dran. Bald spüren Sie eine wohltuende Ruhe und fallen vermutlich wenig später in einen tiefen, erholsamen Schlaf. Gute Nacht!

Die Behandlung
von Beschwerden und
Krankheiten

Akne

Viele junge Menschen in der Pubertät stehen eines Tages vor dem Spiegel und starren sich entsetzt an. Gestern noch war ihre Gesichtshaut glatt und straff. Und nun auf einmal sieht die Haut irgendwie unansehnlich aus. Sie glänzt fettig, die Poren sind vergrößert, was der Haut ein etwas schrumpeliges Aussehen gibt.

Aber das ist erst der Anfang. Im Laufe der nächsten Zeit bilden sich Mitesser – häßliche schwarze Punkte, die nicht durch Unsauberkeit, sondern durch das Hautpigment Melanin entstehen. Wenn sie ausgedrückt werden, bilden sich rundherum ebenso häßliche rote Flecken.

Vom Gesicht aus dehnt sich dann diese Verunstaltung der Haut auf die Brustpartie und den Rücken aus. Oft bleibt auch der Kopf nicht verschont. Das Haar wird strähnig, und beim Kämmen fallen Schuppen herunter.

Wer an Akne leidet, hört von den Eltern oft: „Mach dir nichts draus. Wenn du älter wirst, geht es von selber weg." Das ist nur zum Teil richtig. Wenn auch der Hautausschlag nach der Pubertät verschwindet, so kann er doch üble Nachwirkungen haben. Denn die Akne bricht bei den jungen Leuten gerade in den Jahren aus, in denen sie ihrem Äußeren die größte Bedeutung beimessen. Und sie stoßen dann wegen ihrer unreinen Haut oft auf Ablehnung, was sie schüchtern und unsicher macht. Häufig hinterläßt die Akne, selbst wenn sie ausgeheilt ist, nicht nur äußere, sondern auch innere Narben. Die Folge sind Kontaktstörungen, denn viele fühlen sich wegen ihres Aussehens gehemmt und minderwertig, sind tiefunglücklich.

Die Akne ist nicht nur eine Erkrankung der Haut, sondern eine auf komplexen chemischen Vorgängen beruhende allgemeine Störung. Sie ist sozusagen ein chemischer Aufruhr des Organismus und eine so weit verbreitete Begleiterscheinung der Entwicklungsjahre, daß kaum jemand gänzlich davon verschont bleibt.

Im Blut befindliche Sexualhormone, die sich während der Pubertät stark vermehren und die Wandlung vom Mädchen zur Frau und vom Jungen zum Mann bewirken, sind die eigentliche Ursache dieser Hauterkrankung. Der zeitweilige Hormonüberschuß verursacht eine Überproduktion der winzigen unterhalb der Haarfollikel befindlichen Talgdrüsen – vor allem im Gesicht und in der Brust- und Rückenregion.

Der überschüssige Talg, gemischt mit den Überbleibseln abgestorbener Zellen, trocknet an der Hautoberfläche, verstopft die Poren und bildet die sogenannten Mitesser, die die ersten unauffälligen Anzeichen für das Entstehen des roten Akneausschlags sind. Unterhalb der Mitesser dringt der Talg weiter in die bereits verstopften Haarfollikel vor; körpereigene Chemikalien, die nicht mehr durch die Poren ausgeschieden werden können, reizen die bereits erweiterten Follikelwände; an sich ganz harmlose Hautbakterien, die in den verklebten Follikeln eingeschlossen sind, schaffen Infektionsherde.

Das Ergebnis ist, daß Pickel, Pusteln und kleine Geschwüre aus der Haut hervorbrechen. Bei jungen Leuten, deren Talgdrüsen besonders empfindlich sind, kommt es zum hartnäckigen, entstellenden Ausschlag.

Um ihn zu beseitigen oder zu vermeiden, werden in Apotheken und Drogerien Dutzende von Salben und Pasten angeboten. Aber die meisten Mittel haben einen entscheidenden Nachteil: Sie übertünchen nur, heilen das Übel nicht. Es ist also gleichgültig, ob man sie anwendet oder nicht.

Es gibt aber auch noch andere, von der Wachstumsphase unabhängige Formen der Akne:
- die medikamentös verursachte Akne. Sie kann durch Kortison, Jod, durch in manchen Schlafmitteln vorkommende Bromverbindungen, durch die Vitamine B6 und B12 oder durch eine gestagen-betonte Antibabypille verursacht werden.
- die durch Hautcreme hervorgerufene Akne. Sie wird auch Pomadenakne genannt.
- die „seelische" Akne. Sie kann bei psychischen Belastungen auftreten, wobei der schlechte Hautzustand allerdings durch Kratzen und Drücken bewirkt wird.

Der erste Schritt zur richtigen Bekämpfung der Akne ist eine systematische, gründliche Reinigung des Gesichts. Eine rasche morgendliche Katzenwäsche reicht auf keinen Fall. Die Haut muß mehrmals täglich mit einem mit warmem Wasser und Seife getränkten Frottierwaschlappen kräftig abgerieben und anschließend mit einem alkoholhaltigen Gesichtswasser behandelt werden. Diese systematischen Waschungen weichen die Mitesser auf, entfernen den überschüssigen Talg und bewirken eine leichte Schälung der Haut, wodurch die Poren wieder frei werden.

Die zweite Akne-Behandlung scheint noch einfacher zu sein, aber wie schwer ist es doch, sich nicht im stillen Kämmerlein vor dem Spiegel die widerwärtigen Mitesser und Pickel auszudrücken oder gar mir der Nadel aufzustechen! Doch Vorsicht: Weil dabei die Gefahr besteht, daß bereits beschädigte Haarfollikel gänzlich zerstört werden, sollte man derartige Eingriffe lieber dem Arzt überlassen.

Kurz gesagt: Gründliches Waschen der Haut und die strikte Beachtung der Vorschrift „Hände Weg vom Gesicht!" bewirken in vielen Fällen eine Besserung oder gar Heilung.

Aber selbst wenn die Akne verschwunden ist, kommt es manchmal zu Rückschlägen. Dieses rätselhafte „Wiederaufflackern" kann durch Jod, den Genuß von Meeres- und Schalentieren wie Muscheln, Hummer und Krebsen verursacht werden. Auch Schokolade sorgt zuweilen für einen neuen Akneausbruch. Übermäßiger Genuß von Süßigkeiten, Fett, Erdnüssen oder scharfem Käse kann ebenfalls schuld daran sein.

Jeder Arzt wird seinem Akne-Patienten erklären, wie wichtig es für ihn sei, gesund zu leben. „Sie brauchen viel frische Luft und Sonne, auch eine geregelte Verdauung ist wichtig", wird er sagen. Eine Anti-Akne-Diät gibt es nicht, zu empfehlen sind Früchte, frisches Gemüse und kräftiges Brot. Genußmittel wie Alkohol, Kaffee und Zigaretten lassen sich nicht immer für eine Akne verantwortlich machen, sie können jedoch in manchen Fällen zu einer Verschlimmerung führen. Die Behandlung mit den Vitaminen A, B und C scheint dagegen günstig zu wirken. Und dann gibt es noch eine Methode, die viele Akne-Patienten in kurzer Zeit und ohne jedes Medikament von ihrem Kummer befreien kann: die Reflexzonentherapie!

Fußmassage: Bearbeiten Sie mit dem linken Daumen auf Ihrer rechten Fußsohle die Nierenzone, die vier Fingerbreit in einer geraden Linie unter der Lücke zwischen großer und zweiter Zehe liegt. Massieren Sie diese Region

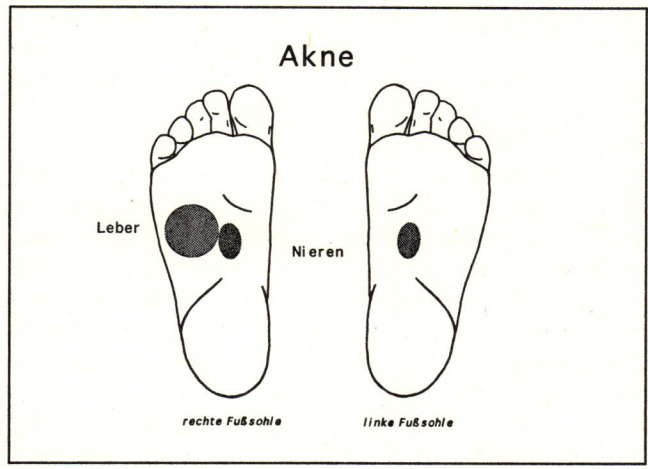

mit dem Hauptgriff in kreisförmigen Bewegungen unter starkem Druck mindestens drei Minuten lang. Anschließend rutschen Sie mit dem Daumen nach links zur Leberzone. Sie liegt drei Fingerbreit unter der dritten und vierten Zehe und muß zwei Minuten lang mit dem Hauptgriff kreisförmig und kräftig massiert werden. Wenn Sie damit fertig sind, behandeln Sie auf Ihrer linken Fußsohle die Nierenregion (links gibt's keine Leberzone). Machen Sie diese Übungen mindestens dreimal am Tag.

Handmassage: Sie ist eine Notlösung und sollte nur angewandt werden, wenn eine Behandlung der Füße wirklich nicht möglich ist. Massieren Sie auf der rechten Handfläche die Nierenzone – sie liegt zweieinhalb Fingerbreit direkt unter dem Zeigefinger – mit dem linken Zeige- oder Mittelfinger drei Minuten lang unter kräftigem Druck in kreisförmigen Bewegungen. Hinterher machen Sie die gleiche Übung auf der linken Handfläche, und wenn Sie später ein ruhiges Plätzchen gefunden haben, massieren Sie Ihre Fußsohlen wie oben angegeben.

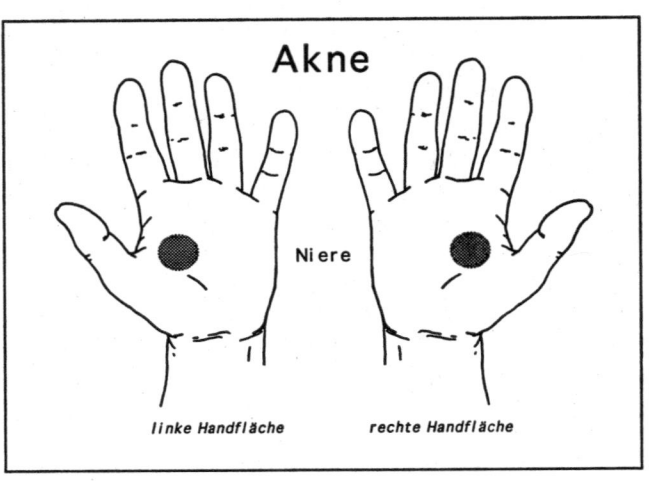

Allergien

Rund 20 Millionen Menschen in Deutschland sind Allergiker. Einige bekommen nur juckende Hautrötungen, wenn sie Erdbeeren essen oder sich mit einer Primel im selben Zimmer aufhalten. Schlimmstenfalls kann eine Allergie über akutes Kreislaufversagen zum Tod führen.

Wie entsteht die tückische Krankheit?

„Allergie" ist griechisch und heißt „Andersverhalten". Wenn in einen normalen, gesunden Organismus ein Allergen eindringt, erkennt er es als körperfremd, schickt seine „Polizei" aus und macht es unschädlich.

Beim Allergiker funktioniert die körpereigene Abwehr nicht. Statt dessen erzeugt das Allergen ein sogenanntes „Antigen", verbindet sich mit ihm und produziert Histamine oder histaminartige Substanzen, die Fieber, Asthma, Jucken und andere Symptome hervorrufen. Gegen sie gibt es Medikamente, die „Antihistaminika", aber die helfen nicht gegen die Überempfindlichkeit. Es entsteht ein Zustand, den der Mediziner „Anaphylaxie" nennt, zu deutsch: „Schutzlosigkeit".

Alle Nahrungsmittel, Kleidungsstücke, Stoffe, Metalle (zum Beispiel Nickel) und Parfüm können eine Allergie hervorrufen. Je nach Art der allergischen Reaktion und nach der Geschwindigkeit, mit der sich bei dem Betroffenen nach dem Kontakt mit einem unverträglichen Stoff Entzündungen, Ausschläge, Hautjucken oder Quaddeln entwickeln, unterscheidet man bei den Antigenen „Frühzünder" oder „Spätzünder". Auf viele Eiweißstoffe wie etwa Blütenstaub reagieren bereits vorhandene Antikörper sofort und rufen sehr schnell allergische Reaktionen hervor. Auf Metalle, Haare, Kunststoffe, Kosmetika antwortet der Körper meistens langsamer. Als Zeichen der Abwehrschlacht zwischen den Reizstoffen und den Antikörpern reagiert der Organismus am häufigsten dort mit Schwellungen, wo er gereizt wurde: mit Entzündungen, Pickeln, Bläschen.

Die Reizstoffe (Antigene) werden folgendermaßen unterteilt:
- Kontakt-Antigene sind Fremdstoffe, die mit der Haut in Berührung kommen.
- Inhalations-Antigene gelangen mit der Atemluft in Nase, Luftröhre und Lunge.
- Nahrungsmittel-Antigene sind Fremdstoffe, die durch Speisen und Getränken eingenommen werden.
- Arzneimittel-Antigene sind Medikamente, die eingenommen, gespritzt oder als Zäpfchen eingeführt werden.
- „Innere" Antigene sind Fremdstoffe, die im Körper selbst über längere Zeiträume hinweg vorhanden sind, zum Beispiel Bakterien.

Kommt ein Allergiker mit dem Fremdstoff in Berührung, antworten die Organe mit einer allergischen Entzündung. Sie unterscheidet sich meist nicht von Entzündungen, die am gleichen Organ etwa durch Bakterien hervorgerufen werden. So kann der Arzt bei einer Leberentzündung oder einer Nierenentzündung nicht von vornherein sagen, ob die Erkrankung eine Infektion oder eine Allergie ist. Denn eine Allergie kann in das Gewand vieler organischer Krankheiten schlüpfen und ist dadurch manchmal sehr schwer zu erkennen.

Tatsächlich muß der Arzt oft über geradezu kriminalistische Fähigkeiten verfügen, um herauszufinden, ob eine Allergie vorliegt oder nicht. Als Beispiel sei der Patient genannt, dessen Magenbeschwerden über Wochen andauerten und den Verdacht auf eine bösartige Magenerkrankung aufkommen ließen. Später stellt sich heraus, daß es eine Allergie gegen Fisch war. Übrigens: Wer beispielsweise gegen Fisch allergisch ist, muß nicht einmal Fisch essen, um darauf zu reagieren. Schon der Kuß von einem Menschen, der mehrere Stunden zuvor Fisch gegessen hat, kann an den geküßten Lippen allergische Schleimhautentzündungen hervorrufen!

Warum aber nahmen die allergischen Erkrankungen in den letzten zwanzig Jahren so sprunghaft zu?

Darauf gibt es zwei mögliche Antworten: Entweder kommen wir mit erheblich mehr Allergenen als früher in Berührung, oder unser Abwehrsystem funktioniert schlechter. Oder beides.

Unsere heutigen Lebensmittel enthalten einige hundert Zusatzstoffe, die vor einer Generation praktisch unbekannt waren. Luft und Wasser sind mit Fremdstoffen belastet, an die sich der Organismus nicht schnell genug gewöhnen kann. Zwar wird alles streng kontrolliert und durch gesetzlich festgelegte Grenzwerte eingedämmt, doch für einen überempfindlichen, „schutzlosen" Menschen kann jede dieser Chemikalien zum Allergen geraten. Ebenso jeder von den zahlreichen Stoffen, die in Textilien, Waschmitteln, kosmetischen Produkten und Medikamenten enthalten sind.

Andererseits fehlen unserer Durchschnittskost einige natürliche Stoffe, die der Körper braucht. So kommt es zu Mangelerscheinungen, durch die vermutlich auch ein Nachlassen der Abwehrkräfte unseres Organismus hervorgerufen wird.

Gibt es eine Reflexzonenmassage gegen Allergie?

Ja! Allerdings genügt sie nicht allein, es muß einiges hinzukommen: der Abbau seelischer Belastungen und eine allgemeine Abhärtung durch Luftbäder, Atemübungen, Kneipp-Anwendungen und eine möglichst reizfreie, schadstoffarme Diät, bei der alles weggelassen wird, wovon der Patient aus Erfahrung weiß, daß es seinen Zustand verschlimmert.

In einer akuten Phase – bei Fieber oder einem Asthma-Anfall – bietet sich folgende Reflexzonenbehandlung als „Erste Hilfe" an.

Fußmassage: Zunächst behandeln Sie mit dem linken Daumen (Hauptgriff) auf der rechten Fußsohle Ihre Nebennierenzone, die auf einer gedachten Linie dreieinhalb Fingerbreit unter der zweiten Zehe liegt. Massieren Sie diese Stelle drei Minuten lang kreisförmig, wobei Sie kräftig aufdrücken, anschließend reiben Sie die einen Fingerbreit hohe Nebenschilddrüsenzone,

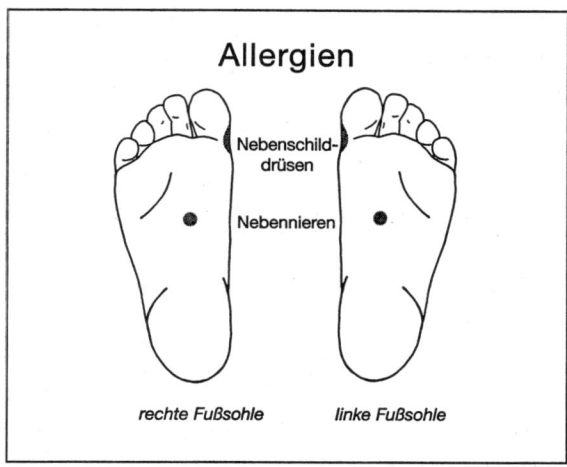

Allergien

Nebenschild-
drüsen

Nebennieren

rechte Fußsohle   *linke Fußsohle*

die sich oberhalb der Wurzel Ihrer großen Zehe an der Fußsohlen-Außenkante befindet, zwei Minuten lang, wobei Sie nicht zu stark aufdrücken. Bearbeiten Sie mit dem Hauptgriff auf Ihrer rechten Fußsohle ein Gebiet, das sich in der Mitte des Fußes zwei Fingerbreit von der Innenseite entfernt befindet. Wenn Sie auf dem rechten Fuß alles geschafft haben, machen Sie das gleiche auf der linken Fußsohle. Führen Sie diese Übung möglichst dreimal am Tag zur Vorbeugung durch.

Handmassage: Suchen Sie auf der rechten Handfläche einen Fingerbreit unter der Lücke Zeige-Mittelfinger die Nebennierenzone, und bearbeiten Sie diese mit dem linken Zeige- oder Mittelfinger, indem Sie stark aufdrücken und dabei kreisende Bewegungen machen. Zwei Minuten lang, anschließend behandeln Sie Ihre Nebenschilddrüsenzone, die knapp unter der Falte Daumen/Zeigefinger liegt. Massieren Sie diese Region zwei Minuten lang kreisförmig, indem Sie nicht zu stark aufdrücken. Sind Sie mit der rechten Handfläche fertig, bearbeiten Sie die gleichen Stellen auf der linken. Massieren Sie die genannten Reflexpunkte nach Möglichkeit dreimal täglich zur Vorbeugung.

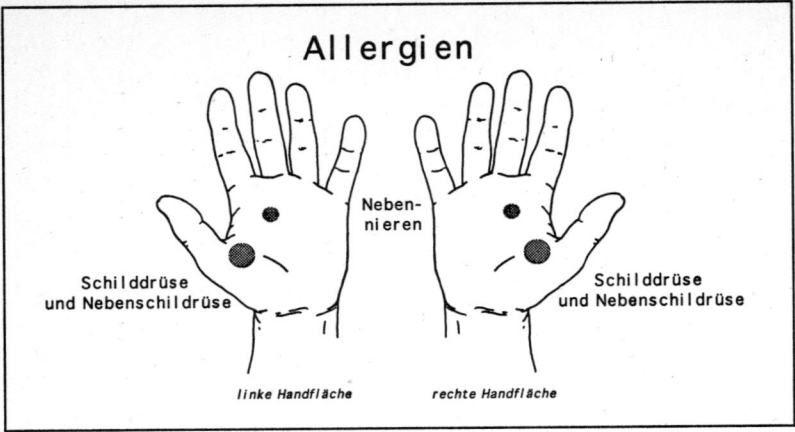

Eines muß betont werden: Im akuten Fall ersetzt die hier beschriebene Massage nicht den Arzt, sie ist eine hilfreiche zusätzliche Maßnahme. Allerdings sollten Sie einen Arzt wählen, der nicht nur die Allergie behandelt, sondern die Ursache. Und das nicht mit Kortison, sondern mit naturgemäßen Methoden. Solche Ärzte gibt es in wachsender Zahl.

Angst

Ängste gehören zu unserem täglichen Leben. Jeder hat schon einmal Angst gehabt, jeder hat noch viele Ängste vor sich. Angst ist praktisch immer gegenwärtig, wird aber gerade in unserer Zeit häufig verdrängt und ins Unterbewußtsein abgeschoben. Angst gab es zu allen Zeiten, bei allen Völkern und in allen Kulturen. Das Phänomen der Angst gehört zum menschlichen Leben wie die Freude oder die Trauer. Wollen wir die Angst definieren, so ist das nicht einfach. Grundsätzlich hat man sich darauf geeinigt, daß es sich dabei um einen Gefühlszustand handelt, bei dem eine Gefahr erwartet wird, auf die man sich innerlich schon vorbereitet hat. Angst ist ein beengendes Gefühl einer existentiellen Bedrohung durch Gefahren oder unbestimmte Dinge und kann häufig mit körperlichen Begleiterscheinungen verbunden sein:

Schweißausbrüche, Zittern, Herzklopfen, weite Pupillen, der berühmte Kloß im Hals oder das Druckgefühl in der Herzgegend sind typische körperliche Reaktionen. Die Darmmuskeln erschlaffen, wir haben das Gefühl von „Schmetterlingen im Bauch". Manchmal kommt Durchfall hinzu – vor Angst haben wir „die Hosen voll". Der Atem geht schneller und tiefer, damit wir genügend Sauerstoff aufnehmen. Wir schnappen nach Luft, bis uns schwindlig wird.

Unsere behaarten Vorfahren konnten durch ein aufgestelltes Fell größer und wehrhafter erscheinen, um Feinde abzuschrecken; uns stehen auch die Haare zu Berge, wir bekommen eine Gänsehaut. Der Mund wird trocken, die Hände werden feucht, die Muskeln unter Hochspannung gesetzt, um zuzuschlagen oder abzuwehren. Und zur Anspannung gesellt sich ein Zittern.

Wird aber diese Leistungsbereitschaft des Körpers nicht genutzt, dann schädigt dieses „Vollgasgeben im Leerlauf" auf Dauer die Gesundheit. Die Folgen können erhöhter Blutdruck, erhöhte Blutfettwerte oder sogar ein Herzinfarkt oder Schlaganfall sein. Und natürlich werden diese Vorgänge von dem unangenehmsten Gefühl begleitet, das der Mensch kennt: die Angst.

Wichtig ist nun die Unterscheidung zwischen normaler Angst und krankhafter Angst. Die normale Angst wird auch als Furcht bezeichnet und ist immer auf bestimmte Objekte gerichtet. Sie wirkt zum Beispiel in Form der Signal-Angst wie ein Alarmsystem auf unseren Körper, um uns bei Gefahr vor unüberlegtem Handeln zu warnen und zu schützen. Auch die Gewissens-Angst, quasi unsere innere Stimme, oder die Angst vor schwerwiegenden Nachrichten zählt zur normalen Angst. Normale Angst oder Furcht kann von anderen nachempfunden werden; sie kann bewußt erkannt und analysiert werden. Eine verbreitete Furcht ist die Furcht vor Kriegen, vor der Umweltverschmutzung, vor Atomkatastrophen, aber auch vor dem Versagen am Arbeitsplatz oder im Examen. Weil man nun diese normale Angst bewußt verarbeiten kann, kann man sich auch mit ihr arrangieren und sie in ein normales Leben einbeziehen. Erfolgt die Angstverarbeitung aber unbewußt, können Abwehr und Umwandlungsmechanismus einsetzen, die möglicherweise zu krankhaften Angstzuständen führen.

Krankhaft wird Angst dann, wenn der Gefühlszustand häufiger, in ungewohnter Heftigkeit oder anhaltend auftritt und die gewöhnliche seelische Reaktion auf eine reale Gefahr wesentlich überschreitet. Die Angst ist der Situation einfach unangemessen groß. Häufig fehlt den krankhaften Ängsten der konkrete Bezug zu einer bestimmten Situation oder Sache. Sie bleiben diffus, sind nicht faßbar, und die wirkliche Ursache wie zum Beispiel die Furcht vor Versagen oder vor Armut ist nicht zu erkennen. Die Angst wird deutlich gespürt, der Zusammenhang bleibt aber im verborgenen.

In Deutschland leiden etwa acht bis neun Millionen Menschen unter Angstattacken, die ihnen die Teilnahme am normalen Leben nahezu unmöglich macht. Frauen sind ebenso häufig betroffen wie Männer. Die Panik erfaßt sie wie der Blitz aus heiterem Himmel, die Betroffenen sind starr vor Schreck und zu keinem klaren Gedanken mehr fähig.

Diese Anfälle zählen zu den krankhaften Angstzuständen, die sich auf bestimmte Situationen, bestimmte Dinge oder auch häufig Lebewesen beziehen. Wenn ein Mensch nicht mehr über einen großen Platz geht, nachts immer das Licht brennen läßt, fremde Menschen meidet, dann leidet er unter der krankhaften Angst, der Phobie. Sie engt den persönlichen Lebensraum ein, vermittelt das Gefühl der Unfreiheit und kann zum zentralen Gedanken werden. Allerdings muß die ausgeprägte krankhafte Angst nicht nur „neurotisch" bedingt sein. Sie kann auch Ausdruck gravierender nervlicher Erkrankungen oder das Begleitsymptom einer körperlichen Erkrankung wie zum Beispiel einer Herzkranzgefäßverengung sein.

Eine genaue Differenzierung zwischen der normalen Angst – also der Frucht – oder krankhaft gesteigerten Ängsten ist häufig nicht einfach. Ein erster Schritt dazu ist immer ein Gespräch mit einem vertrauten Menschen, das helfen kann, die Ängste bewußt zu machen und einen Schritt zur Verarbeitung zu tun.

In vielen Fällen wird der Betroffene dann schon einen gewissen Abstand von seiner Angst gefunden haben. Er kann bereits offen darüber reden und fühlt sich freier und entspannter. Er hat das Gefühl, als könne man sich neben seine Angst stellen und sie genau betrachten. Weiter unterstützen läßt sich dieser Selbsthilfe-Prozeß durch gezielte Entspannung von Körner und Seele. Dazu gehört neben dem geistigen Sich-laufen-Lassen auch die Bewegung. Körperliche Aktivität eignet sich nämlich sehr gut, um seelische Spannungen zu lösen. Lange Spaziergänge durch die Natur, allein oder mit Freunden, befreien ungemein. Dazu zählen auch Hobbys, besonders wenn man sie mit anderen Menschen zusammen ausübt.

Damit wir die Angst in den Griff bekommen und nicht die Angst uns, gibt es verschiedene Behandlungsmöglichkeiten, die je nach der Schwere der Angstzustände unterschiedlich angewandt werden. Bei starken, das normale Leben beeinflussenden Angstzuständen werden während der akuten Hilfsphase Medikamente (Psychopharmaka) eingesetzt. Sie dienen aber nur der kurzfristigen Unterstützung von anderen Therapie-Formen:

Bei der Psychotherapie sollen unbewußte Konflikte offengelegt werden. Dadurch werden psychische Veränderungen herbeigeführt, die ein besseres Eigenverständnis und größere Widerstandsfähigkeit gegenüber angstauslösenden Situationen bewirken.

Die Verhaltenstherapie nimmt dem Betroffenen die Anfälligkeit für die angstauslösende Situation, indem sie ihn zur Auseinandersetzung mit der ihn ängstigenden Situation zwingt. Gleichzeitig werden Entspannungstechniken bis hin zur Hypnose angewandt.

Eine immer beliebtere und einfach zu erlernende Methode der Angstbewältigung ist auch die Reflexzonentherapie.

Fußmassage: Behandeln Sie zunächst auf der rechten Fußsohle die Lungen- und Bronchienzone. Sie liegt einen Daumenbreit unter der zweiten, dritten und vierten Zehe und muß mit dem linken Daumen (Hauptgriff) zwei Minuten lang mit drehenden Bewegungen und unter mäßigem Druck geknetet werden. Anschließend nehmen Sie nacheinander jede Zehe zwischen Daumen und Zeigefinger, und zwar so, daß der Daumen auf den Zehenunterseiten liegt. Kneten Sie diese Regionen je eine Minute lang kreisförmig. Hinterher führen Sie die gleichen Massagen auf der linken Fußsohle aus. Bitte dreimal täglich!

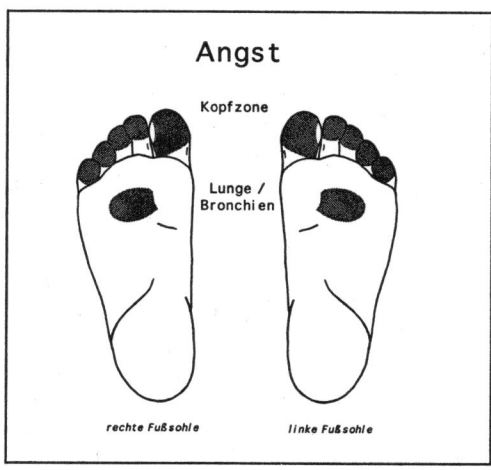

Handmassage: Die Lungen- und Bronchienzone befindet sich auf der rechten Handfläche einen Fingerbreit unter dem Mittel- und Ringfinger und reicht etwa eineinhalb Fingerbreit nach unten. Reiben Sie diese Fläche mit dem linken Zeige- und Mittelfinger zwei Minuten lang kräftig und kreisförmig. Danach nehmen Sie die Gehirnzone – sie befindet sich auf der fleischigen Daumenspitze – zwischen Daumen und Zeigefinger und massieren diese Stelle drei Minuten lang kreisförmig. Anschließend behandeln Sie die gleichen Regionen auf der linke Handfläche. Ebenfalls dreimal am Tag.

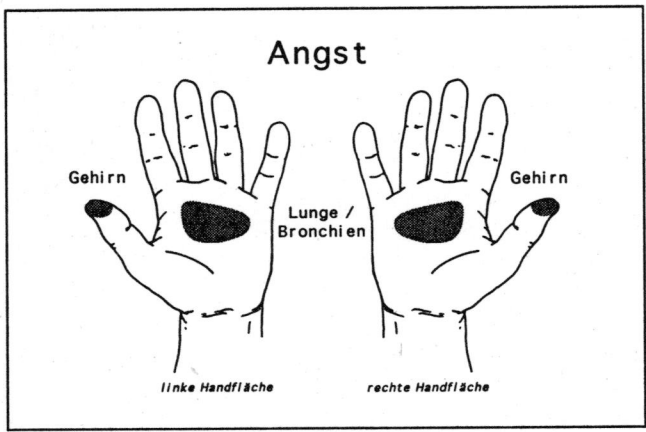

Ärger

Ärger, nichts als Ärger. Am Arbeitsplatz, hinter dem Lenkrad oder in der Familie gibt es täglich mehr als genug Situationen, die das Blut in Wallung bringen. Und das nicht nur im sprichwörtlichen Sinn. Oft leidet die Gesundheit wirklich darunter.

Ein wichtiger Begleitumstand für die Entstehung von Herz-Kreislauf-Erkrankungen ist häufige Aufregung und die Art, wie mit ihr umgegangen wird. Dabei ist wichtig, den Ärger von anderen ähnlichen Emotionen wie Gereiztheit, Aggression oder Feindseligkeit abzugrenzen.

Psychologen unterscheiden zwischen vier Ärger-Gründen, die uns „sauer" machen: Frustrationen, Irritationen, Provokationen, Ungerechtigkeit. Werden wir mit einem oder mehreren dieser Verursacher konfrontiert, verlieren wir die Ruhe. Unser Blutdruck steigt, und wir möchten spontanen Impulsen nachgeben.

Sätze wie: „Ich könnte vor Wut explodieren" oder: „Ich koche innerlich" beschreiben sehr gut, was in uns vorgeht: Unser Körper ist aktiviert, die Muskeln sind angespannt. Häufig spüren wir ein Gefühl von Enge in der Brust, manchmal sogar starke Kopfschmerzen. In dieser Situation fehlt nur noch der berühmte Tropfen, der das Faß zum Überlaufen bringt. Streß am Arbeitsplatz, Lärm, Verkehrschaos sind nur einige Faktoren, die uns in diesen angespannten Zustand versetzen können.

Doch Ärger ist nicht gleich Ärger. Jeder zeigt auf seine Art, wie er mit der Erregung umgehen kann. Das kann man vor allem im Beruf erleben. Hier gibt es viele Gründe für den Zorn, und wenn dem Ärger unüberlegt und sogar auf aggressive Weise Luft gemacht wird, kann es schon mal passieren, daß das Gegenüber ebenfalls wütend und angriffslustig reagiert. Dann ist eine weitere Eskalation durchaus möglich.

Aber auch der Rückzug oder die Unterdrückung des Ärgers haben negative Auswirkungen. Denn durch das „Kneifen" ändert sich nichts an der Situation, die Provokation bleibt bestehen.

Welchen Zweck aber hat der Ärger überhaupt? Und warum kann er Herz-Kreislauf-Erkrankungen bewirken?

Wie jedes Gefühl hat auch der Ärger positive wie negative Funktionen. Zu den positiven gehören:
- Ärger ist ein Energie-Lieferant. Die Energiereserven des Körpers werden zur Selbstverteidigung mobilisiert, um mit schwierigen Situationen zurechtzukommen und Konflikte durchzustehen.
- Ärger ist ein Signal dafür, daß etwas nicht in Ordnung ist. Dieser Hinweisreiz soll dazu führen, daß wir über gewisse Situationen nachdenken. Und der Ärger beweist auch, wie sehr wir im Streß sind, sobald wir aus einer Mücke einen Elefanten machen.

– Ärger ist eine Methode, den Mitmenschen negative Gefühle und Spannungen mitzuteilen. Oft stauen sich in uns viele Dinge auf, bis wir aufgebracht oder richtig „stinkwütend" sind. Wichtig ist dann, daß wir den Zorn nicht in uns „hineinfressen", sondern ihn konstruktiv mitteilen und so den Konflikt lösen.
– Ärger vermittelt ein Gefühl von Kontrolle. Wir glauben, Herr über die Situation oder das Problem zu sein, was aber nicht bedeutet, daß wir der Lösung des Problems nähergekommen sind.

Diesen positiven Aspekten stehen eine Reihe von negativen psychologischen gegenüber, die den Ärger zum Problem machen:
– Ärger kann einen zerstörerischen Einfluß auf unser Denken und Verhalten haben. Er bewirkt, daß wir keine klaren Gedanken fassen können und zu impulsiven Reaktionen neigen.
– Ärger dient auch der Verteidigung. Wenn wir uns beleidigt und angegriffen fühlen, verführt er dazu, die Schuld bei anderen zu suchen, um den eigenen Stolz nicht zu verletzen.
– Zwischen Ärger und Aggression gibt es eine Verbindung. Richtig in Wut, haben manche Menschen den Drang, sie an Dingen, im Extremfall an Personen auszulassen. Viele gewalttätige Auseinandersetzungen haben ihren Ursprung in unbändiger Raserei.
– Ärger kann dazu führen, daß Menschen in eine bestimmte soziale Rolle gedrängt werden. Wer sich schnell ärgert oder sogar als jähzornig gilt, wird abgelehnt, gerät in die Isolierung.

Und welche körperliche Reaktionen laufen gleichzeitig mit den seelischen Vorgängen ab?
Ist der Mensch in Rage, setzt sein Körper Energie frei. Die Aktivität des symphatischen Nervensystems wird erhöht, die Konzentration von Noradrenalin im Blut heraufgesetzt. Dadurch wird der Blutdruck erhöht, Puls- und Atemfrequenz steigen an, die Muskeln spannen sich an, die Blutgefäße werden enger. Gleichzeitig verlangsamen sich die Magen- und Darmkontraktionen. Es wird Energie für Kampf und Verteidigung bereitgestellt.
Außerdem bewirkt der erhöhte Blutdruck, daß sich das Gehirn von Außenreizen abschottet. So lassen sich Kurzschlußhandlungen im Ärger erklären, ebenso die Tatsache, daß Argumente dann nicht mehr wirken, und seien sie – für andere – noch so überzeugend.
Die psychologische Ursachenforschung bestätigt, daß vor allem die Art und Weise, wie ein Mensch mit dem Ärger umgeht, zur Erkrankungen des Herz- und Kreislaufsystems führen kann. Sehr schädlich ist es, die Wut in sich hineinzufressen und nicht zu äußern. Besonders Menschen mit Blut-

hochdruck neigen dazu, ihren Ärger zu unterdrücken. Falls sie ihm doch einmal freien Lauf lassen, führt das häufig zu Schuldgefühlen, die fast die gleiche Wirkung haben.

Tatsächlich ist ein „gepflegter" Wutausbruch am gesündesten. Doch hin und wieder gibt es Situationen, wo es nicht möglich ist, den Ärger-Verursacher zur Rede zu stellen. Was dann? Für Sie ist das kein Problem, weil Ihnen die Reflexzonentherapie aus der Notlage helfen kann!

Fußmassage: Nachdem Sie beide Füße mit dem großen Entspannungsgriff gelockert haben, legen Sie den rechten Fuß auf Ihren linken Oberschenkel und legen die Außenseite Ihres linken Daumens auf die Nebennierenzone, die vier Fingerbreit unter der zweiten Zehe liegt. Massieren Sie nun diese

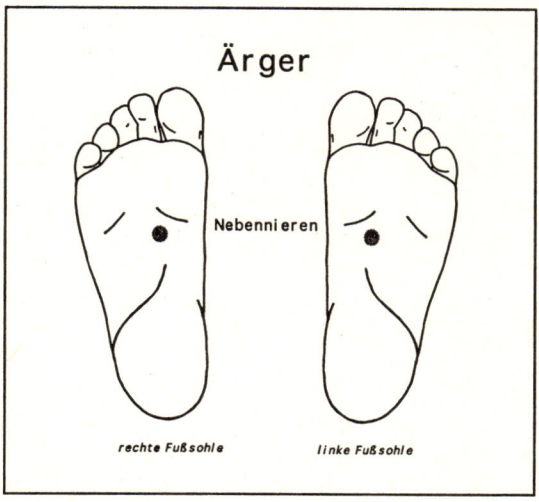

Stelle kreisförmig unter kräftigem Druck mit dem Hauptgriff. Bitte drei Minuten lang, anschließend machen Sie das gleiche auf der linken Fußsohle. Sicherlich wird Ihr Zorn bald verraucht sein, vielleicht fühlen Sie sich sogar so beschwingt, daß Sie über den vorangegangenen Ärger lachen müssen.

Handmassage: Befinden Sie sich in einer Situation, wo Sie kurz vor einer Explosion stehen, dann zwingen Sie sich nicht mit Gewalt dazu, den Ärger zu unterdrücken. Suchen Sie lieber auf Ihrer rechten Handfläche die Nebennierenzone, die sich etwa eineinhalb Fingerbreit unter dem Zeigefinger befindet. Diese Region müssen Sie nun drei Minuten lang mit dem linken Zeige- oder Mittelfinger mit drehenden Bewegungen unter kräftigem Druck massieren. Anschließend führen Sie die gleiche Massage auf der linken Handfläche durch – und Sie können den, der Sie kurz zuvor auf die Palme gebracht hat, sogar anlächeln (worüber der sich wahrscheinlich ärgert).

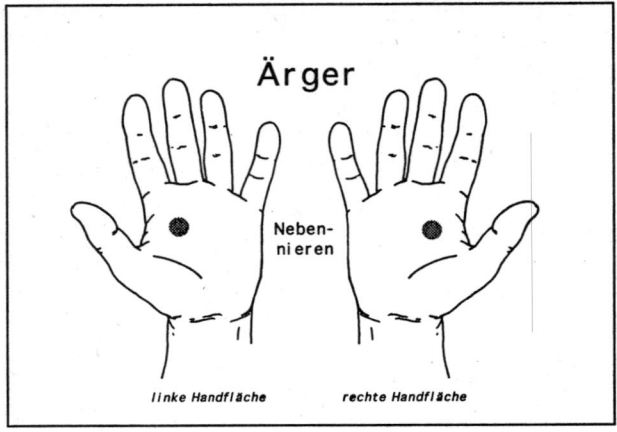

Arthritis

Arthritis – Millionen Menschen leiden unter dieser Krankheit, denn sie sucht fast jeden heim, wenn er alt genug wird. Aber nicht nur bei den über 50jährigen ist Arthritis die häufigste Ursache von Schmerzen und Steifheit, auch Sportler jeden Alters können ihr zum Opfer fallen. In seiner akuten Form macht das Leiden die Betroffenen – unter ihnen Hunderttausende von Jugendlichen unter 16 Jahren – zu Teilinvaliden.

Trotz ihrer Verbreitung ist über Arthritis in der Öffentlichkeit wenig bekannt. In dem Irrglauben, man könne sowieso nichts dagegen tun, unterlassen oder verzögern viele Patienten wirksame Gegenmaßnahmen, verschlimmern damit ihren Zustand und machen sich auf Dauer zum Krüppel. Andere werden falsch behandelt oder fallen auf Quacksalber herein. In Amerika werden jährlich umgerechnet fast sechs Milliarden Mark für Wundermittelchen ausgegeben – vom Kupferarmband über Schlangengift bis zu absonderlichen Diäten und chinesischen Kräutern, die keinerlei nachweisbaren Nutzen haben.

So kommt es, daß mehr als zehn von hundert Arthritikern kein normales Leben mehr führen können. Dabei hätten viele eine Chance, wenn sie sich selbst aktiv an der Behandlung beteiligten. Medikamente sind zwar wichtig, aber allmählich setzt sich die Erkenntnis durch, daß eines der wirksamsten Mittel zur Bekämpfung – und Verhütung – schwerwiegender Folgen „Bewegung" heißt.

Wie verläuft die Krankheit eigentlich? „Arthritis" bedeutet „Gelenkentzündung". Jedes Gelenk hat einen normalen Bewegungsspielraum, den der Körperbau festlegt. Zum Beispiel kann man das Ellbogengelenk um fast 180 Grad bewegen, das Daumengelenk um 90 Grad.

Die Gelenke werden durch Spannen und Entspannen von Muskeln betätigt, die durch Sehnen und Bänder sowohl untereinander als auch mit den zugehörigen Knochen verbunden sind. Gegeneinander arbeitende Muskeln verhindern, daß ein Gelenk über den normalen Bereich hinaus bewegt wird.

Bei einem arthritischen Gelenk führen Schwellungen und Gewebeschäden zu Schmerzen und Steifheit. Meist tritt der Schmerz erst auf, wenn ein Gelenk sich dem Grenzbereich seiner Beweglichkeit nähert (etwa wenn man beim Gehen ein Bein voll ausstreckt), worauf die Muskeln die Bewegung stoppen.

Mit Fortschreiten der Krankheit wird der Bewegungswinkel immer kleiner und das Gelenk immer steifer. Da die Muskeln, die das Gelenk betätigen, weniger aktiviert werden, bilden sie sich zurück und werden schwach. Muskelschwäche erhöht aber das Verletzungsrisiko für das Gelenk und verschlimmert die Krankheit. Auch kann die Unbeweglichkeit zu Knochenschwund und -brüchigkeit führen.

Die häufigsten Formen der Arthritis sind die Arthrose, die vorwiegend im Alter auftritt, und die rheumatoide Arthritis, vor der nicht einmal Kleinkinder sicher sind.

Die Arthrose entsteht gewöhnlich infolge zerstörter Knorpelkissen an den Knochenenden. Dort können sich Sporne bilden, dann knarrt das Gelenk wie eine eingerostete Türangel. Betroffen sind davon – meist erst mit Ende Fünfzig – vor allem die Knie- und Hüftgelenke sowie das Rückgrat. Manchmal bilden sich auch schon früher knochige Auswüchse an den Finger-Endgelenken. Die Folgen sind in der Regel Schmerzen und Unbeweglichkeit.

Die rheumatoide Arthritis ist schlimmer und befällt den ganzen Körper. Außer steifen und entzündeten Gelenken gehören zu den Symptomen Übermüdung, Muskelsteifheit, Appetitlosigkeit und Gewichtsverlust. Gelenkschäden entstehen nach einer längeren Entzündung der Synovialis, einer dünnen Haut, die die Synovia oder Gelenkschmiere produziert. Dadurch werden der Knorpel zerstört und die Bänder und Sehnen geschwächt, was in den dazugehörigen Muskeln schmerzhafte Krämpfe auslösen kann. Am häufigsten sind Finger-, Zehen-, Hand- und Kniegelenke betroffen, aber auch Schulter-, Hüft-, Ellbogen und Fußgelenke können befallen werden. In fortgeschrittenen Fällen verformen sich die Gelenke oft grotesk und werden unbrauchbar. Bindegewebe, Herz, Lungen, Nerven und Augen sind ebenfalls gefährdet.

Bei beiden Arten treten die Symptome gewöhnlich schubweise auf. Meist sind sie morgens am schlimmsten und an manchen Tagen heftiger als an anderen. Eine Zeitlang können sie sogar ganz ausbleiben, aber Wochen später flammen sie wieder auf.

Ob gegen die Krankheit noch etwas auszurichten ist, hängt oft von der rechtzeitigen Diagnose eines Facharztes ab. Mit einer prompten fachgerechten Behandlung läßt sich in der Mehrzahl der Fälle eine Invalidität vermeiden. Über zwei Drittel aller Kinder mit rheumatoider Arthritis werden vor dem Erwachsenwerden von der Krankheit erlöst.

Medikamente spielen im Kampf gegen die Arthritis zwar eine große Rolle, aber inzwischen weiß man, daß auch Gewichtskontrolle und regelmäßige Bewegung von Bedeutung sind. Überflüssige Pfunde belasten die tragenden Gelenke und beeinträchtigen das reibungslose Zusammenspiel von Sehnen, Bändern und Muskeln.

Regelmäßige Bewegung – sowohl die aktive, bei der man die Gelenke durch Muskelkraft bewegt, als auch die passive, bei der die Gelenke durch andere Kräfte betätigt werden – kann die Degeneration der Gelenke verhindern und die Begleiterscheinungen der rheumatoiden Arthritis lindern. Als aktive Bewegungsarten empfehlen Experten Spaziergänge, Wandern, Schwimmen und Radfahren – oder, wenn man sich fit genug fühlt, Joggen und Tennis. Von Gewichtheben, tiefen Kniebeugen und kampfbetonten Sportarten raten sie ab.

Passive Bewegungsübungen sind eine weitere Möglichkeit, ohne Einsatz der beteiligten Muskeln und trotz schmerzhafter Arthritis das Gelenk zu betätigen. Zum Beispiel kann man ein durch Schleimbeutelentzündung (eine Form der Arthritis) versteiftes Schultergelenk passiv bewegen, indem man sich in der Hüfte vorbeugt und den Arm wie ein Pendel schwingen läßt.

Nehmen Sie sich an mindestens fünf Tagen in der Woche jeweils eine Viertelstunde Zeit für geeignete Übungen. Sie werden Ihnen helfen, Ihre Bewegungsfreiheit wiederzugewinnen, denn sie verbessern die Versorgung des betroffenen Gelenks mit Blut und Lymphe, wirken Gelenkkontraktionen und Muskelverkürzungen entgegen. Außerdem werden Sie weniger häufig von Muskelkrämpfen geplagt.

Dabei sollen Sie stets mit Aufwärmübungen beginnen, weil die Muskeln dann lockerer und weniger leicht zu verletzen sind. Arthritiker nehmen am besten ein warmes Bad oder duschen lange heiß. Oft hilft es auch, wenn man Hände und Füße in warmem Wasser badet, Heizlampen oder Heizkissen benutzt, heiße, feuchte Tücher auflegt oder sich mit einer durchblutungsfördernden Salbe einreibt.

Die Art der Übung hängt davon ab, welches Gelenk wie stark betroffen ist. Vielleicht sollten Sie einen Physiotherapeuten zu Rate ziehen, der auf Bewegungstherapie spezialisiert ist, und sich erklären lassen, wie Sie bei möglichst geringer Ermüdung und wenig Schmerzen den größten Nutzen erzielen können. Da Arthritisschmerzen oft – und unnötigerweise – das Sexualleben eines Paares beeinträchtigen, könnte sich für manche Patienten auch der Weg zu einem Sexualberater lohnen.

Isometrische Übungen wie Anspannen und Entspannen der Gesäßmuskeln oder wiederholtes Gegeneinanderpressen der Hände sind für Arthritiker sehr interessant, weil sie die Muskeln betätigen, ohne daß die entzündeten Gelenke nennenswert beteiligt sind. Auch Bewegung im Wasser (Hydrotherapie) ist zu empfehlen, weil das Wasser 90 Prozent des Körpergewichts trägt, was eine größere Bewegungsfreiheit ergibt und die Verletzungsgefahr verringert.

Eine erhebliche Linderung der Beschwerden läßt sich aber auch mit der Reflexzonenbehandlung erzielen.

Fußmassage: Wenn Ihnen die Halswirbel zu schaffen machen, müssen Sie zunächst die Außenseite Ihrer rechten großen Zehe behandeln – und zwar dort, wo die Zehe aus dem Fuß „herauswächst". Massieren Sie diese Region mit dem Daumen oder Zeigefinger (Haupt- oder Hilfsgriff) kreisförmig unter kräftigem Druck drei Minuten lang, danach behandeln Sie die gleiche Stelle genauso am linken Fuß. Sollten Sie von Schulterschmerzen geplagt werden, behandeln Sie mit dem linken Daumen (Hauptgriff) eine Zone, die sich auf der rechten Fußsohle unterhalb der kleinen Zehe befindet. Mindestens fünf

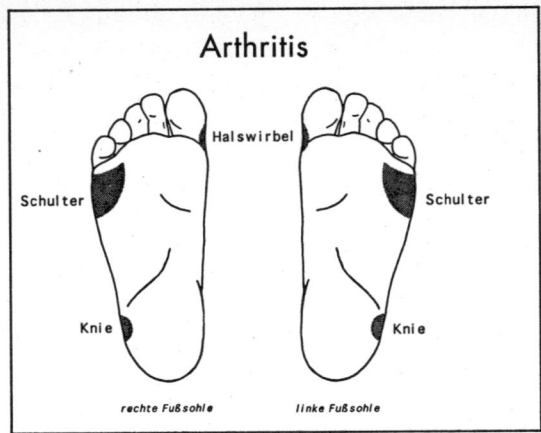

Minuten mit drehenden Bewegungen unter kräftigem Druck, wobei Sie keinen Millimeter auslassen. Anschließend wird die gleiche Region auf der linken Fußsohle genauso massiert. Knieschmerzen lassen sich mit der Fußreflexzonenmassage folgendermaßen behandeln: Suchen Sie auf der rechten Fußsohle eine Stelle, die an der Fersenbein-Außenseite zweieinhalb Fingerbreit über dem Fußende liegt. Diese Knie-Zone müssen Sie mit dem Haupt- oder Hilfsgriff (Daumen bzw. Zeige- oder Mittelfinger) fünf Minuten lang kreisförmig kneten. Hinterher machen Sie das gleiche am linken Fuß. Alle vorgenannten Massagen sollten mindestens dreimal täglich durchgeführt werden.

Handmassage: Diese Behandlung hat lange nicht die gleiche Wirkung wie die Fußreflexzonenmassage und sollte nur in Notfällen angewandt werden. Legen Sie bei Halswirbelschmerzen Ihren rechten Daumen auf den gebeugten linken Zeigefinger, und massieren Sie mit dem linken Daumen die Zone

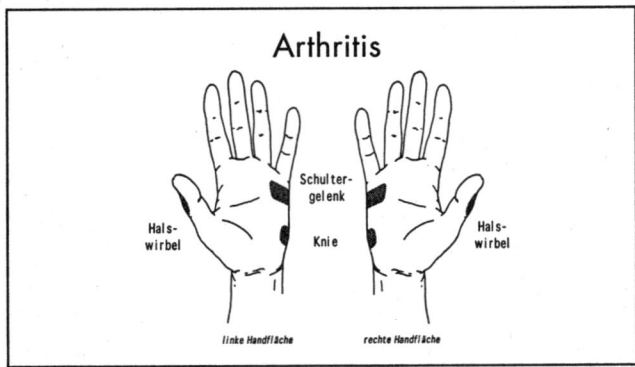

auf dem rechten Daumen-Nagelbett drei Minuten lang kreisförmig unter mittelstarkem Druck. Anschließend machen Sie das gleiche auf dem linken Daumen. Bei Beschwerden in den Schultern massieren Sie zunächst auf der rechten Handfläche eine Region einen halben Fingerbreit unter dem kleinen Finger – zwei Minuten lang unter kräftigem Druck kreisförmig, danach kommt die gleiche Zone auf der linken Handfläche dran. Wenn Sie Schmerzen in den Knien haben, müssen Sie auf der rechten Handfläche eine Zone behandeln, die auf der Handkante zwei Fingerbreit oberhalb des Handgelenks liegt. Massieren Sie diese Stelle mit dem linken Daumen fünf Minuten lang mit drehenden Bewegungen unter mittelkräftigem Druck, anschließend machen Sie die gleiche Übung ebenfalls fünf Minuten lang auf der gleichen Region auf der linken Handfläche. Diese Handreflexzonenmassage ist – wie gesagt – nur ein „Notnagel", daher sollten Sie Ihre Arthritisbeschwerden bei günstigeren Gelegenheiten eher mit der Fußreflexzonenmassage zu lindern versuchen.

Asthma

Asthmatiker leiden unter einer chronischen entzündlichen Erkrankung der Atemwege, bei der eine anfallartig auftretende Atemnot entsteht. Verschiedene Gründe führen bei den Betroffenen dazu, daß in den Bronchialinnenwänden bestimmte Stoffe, „Mediatoren" genannt, freigesetzt werden. Sie greifen die Muskelzellen der Bronchialwände an, so daß sich diese verengen. Außerdem entsteht durch die Reizung eine örtliche Entzündung an den Bronchialwänden.

So eine Entzündung hat böse Folgen. Sie sorgt nämlich dafür, daß sich die Schleimhäute, mit denen die Innenseiten der Bronchien versehen sind, verdicken und gleichzeitig zuviel zähes grünlich-gelbes, glasiges Sekret produzieren. Diese klebrige Absonderung kann ab einer bestimmten Menge von den feinen Flimmerhärchen in den Bronchien nicht mehr weggeschafft werden. Es läßt sich nur unter großer Anstrengung, in schweren Fällen überhaupt nicht mehr, abhusten.

Diese drei Ursachen – Verengung der Bronchialmuskeln, Verdickung der Bronchialschleimhäute und die übermäßige Produktion von Schleim – verengen die Bronchien, wodurch die Atmung außerordentlich erschwert wird. Der Betroffene leidet unter Atemnot, wobei besonders das Ausatmen große Mühe macht, weil die Luft mit Hilfe der Atemmuskulatur zwar inhaliert wird, aber nicht mehr restlos ausgeatmet werden kann. Oft entsteht beim Atmen ein pfeifendes Geräusch.

Ein Asthma-Anfall tritt häufig zwischen Mitternacht und den frühen Morgenstunden auf. Er kann nach kurzer Zeit vorbei sein, aber auch stunden-, ja tagelang anhalten. Dieser Dauerzustand ist lebensbedrohlich und bedarf dringend ärztlicher Behandlung, weil sich der zähe Schleim nicht mehr aus den Bronchien heraushusten läßt. Obendrein können Herz und Kreislauf durch die mangelnde Sauerstoffzufuhr in Mitleidenschaft gezogen werden.

Für die Asthma-Erkrankung sind verschiedene Gründe verantwortlich. Voraussetzung ist aber stets ein überempfindliches Bronchialsystem. Die Neigung zu dieser Hypersensibilität ist erblich. Zudem wird die Erkrankung in drei Gruppen unterteilt:

1. Das allergische Asthma beginnt meist schon im Kindesalter. Schuld sind bestimmte Stoffe, die eingeatmet werden. Durch einen plötzlichen Kontakt mit Blütenpollen, Kräutern und Gräsern, mit Hausstaub, Haaren, Federn und Schimmelpilzen kann eine Allergie ausgelöst werden. Im Beruf führen z. B. Mehl- oder Holzstaub zu Allergien. Ebenso kann sich aus einem Heuschnupfen ein allergisches Asthma entwickeln. Man spricht dann von einem „Etagenwechsel", weil sich die allergische Reaktion vom Nasenbereich in die Bronchien verlagert hat. Auch die Reizung der Bronchien durch das Ein-

atmen aggressiver chemischer Substanzen zählt zu den Ursachen des Asthmas, obwohl es sich hier um keine Allergene handelt.

2. Das Anstrengungs-Asthma tritt sehr häufig und meist bei Kindern auf. Bei dieser Form werden die Anfälle durch körperliche Anstrengung, oft in Verbindung mit großer Kälte, ausgelöst.

3. Das Intrinsec-Asthma meldet sich normalerweise erst im Erwachsenenalter. Seine Ursachen sind noch unbekannt. Auffällig bei dieser Erkrankung ist, daß die Betroffenen oft an Atemwegsinfekten leiden.

Ob diese oder jene der genannten Gruppen – oft läßt sich ihnen die Erkrankung nicht eindeutig zuordnen. Vielmehr handelt es sich um eine Mischform. Außerdem leiden etwa zehn Prozent aller Asthmatiker zusätzlich an einer Überempfindlichkeit gegenüber bestimmten Medikamenten. Andere bekommen einen Anfall, wenn sie Tabakrauch, Parfümgeruch, Benzindämpfen oder Küchendünsten ausgesetzt sind. Ebenso kann das Einatmen kalter Luft nach dem Verlassen der geheizten Wohnung zu einem Anfall führen.

Wann muß Asthma unbedingt vom Arzt behandelt werden?
– Wenn Sie beim Sprechen oder auch bei völliger Entspannung unter andauernder Atemnot leiden.
– Falls eine bereits bestehende Atemnot plötzlich stark zunimmt.
– Wenn Sie übermäßig stark husten müssen und dabei ein zunehmendes Engegefühl in der Brust verspüren.

Wie kann sich der Asthmatiker selbst Linderung verschaffen?

Beim allergischen Asthma sollte das entsprechende Allergen möglichst gemieden werden. Manchmal ist sogar ein Berufswechsel notwendig, es kann aber auch bedeuten, daß man sich von einem Haustier trennen muß. Pollenallergiker müssen natürlich „ihrem" Pollenallergen so weit wie möglich aus dem Wege gehen und den Urlaub im Gebirge beziehungsweise am Meer verbringen.

Jede zusätzliche Reizung des sensiblen Bronchialsystems, vor allem durch Tabakrauch (auch durch „Passivrauchen"), muß vermieden werden.

Sport und körperliche Betätigung sind gesund – auch für Menschen, die am Anstrengungs-Asthma leiden. Die Betroffenen sollten bei der körperlichen Anstrengung allerdings maßhalten.

Ebenso wichtig ist die richtige Kleidung, so seltsam das auch klingen mag. Denn ein Asthmatiker sollte sich möglichst immer in der gleichen Temperatur aufhalten. Er sollte stets eine Jacke oder einen Pullover dabei haben, wenn er aus dem warmen Zimmer nach draußen geht, wo es kälter ist. Denn Temperaturschwankungen bewirken, daß die Anfälle häufiger auftreten.

Von besonderer Bedeutung ist auch die richtige Ernährung, weil bestimmte Gifte aus dem Darm einen Asthma-Anfall auslösen können. Besonders zu empfehlen sind Hirse, Reis, Gemüsesuppen, Weiß- und Rotkrautsalat sowie junge Kartoffeln (möglichst mit Schale). Gut ist auch Meerrettich,

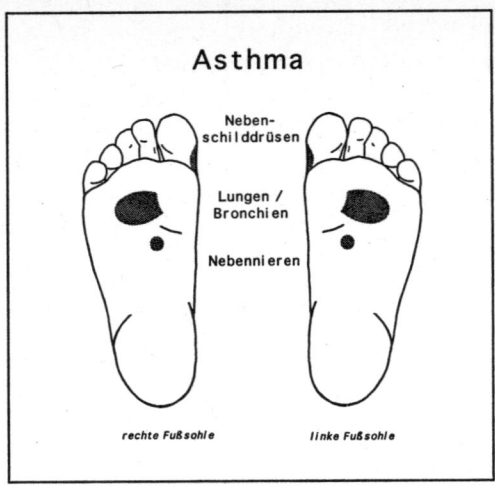

weil er Natron, Zucker und vor allem ein scharfes Öl enthält, das schleimlösend wirkt.

Sehr wichtig sind auch regelmäßige Atemübungen. Das erfordert zunächst etwas Geduld, denn normalerweise ist man daran gewöhnt, nur durch die Lunge und mit dem Brustkorb zu atmen. Asthmatiker sollten jedoch versuchen, auch mit dem Bauch zu atmen. Um zu prüfen, wie das geht, legt man sich auf den Rücken und entspannt alle Muskeln. Dann legt man eine Hand auf den Bauch und atmet so, daß sich die Bauchdecke hebt und senkt. Das erfordert eine gewisse Konzentration, doch nach einiger Zeit funktioniert es. Und wer es einmal geschafft hat, schafft es immer wieder.

Um einen Asthma-Anfall zu bekämpfen, sollte der Betroffene heißen Dampf einatmen. Dazu nimmt man eine Schüssel mit heißem Wasser und legt möglichst ein Handtuch über Kopf und Schüssel, damit von den Dämpfen nichts verlorengeht. Zusätze werden bei dieser Inhalation normalerweise nicht gebraucht. Es gibt aber noch eine weitere und schnellere Möglichkeit, einem Anfall entgegenzuwirken: die Reflexzonentherapie.

Fußmassage: Zunächst behandeln Sie auf der rechten Fußsohle mit dem linken Daumen (Hauptgriff) die Lungen- und Bronchienzone. Sie liegt zwei Fingerbreit unter der zweiten, dritten und vierten Zehe und muß drei Minuten lang mit kreisförmigen Bewegungen unter kräftigem Druck gerieben werden. Danach gehen Sie mit dem Daumen einen Fingerbreit tiefer zu einer Stelle, die auf einer gedachten Linie exakt unter der zweiten Zehe liegt. Diese Nebennierenzone massieren Sie unter mäßigem Druck nur zwei Minuten lang, anschließend nehmen Sie sich die Nebenschilddrüsenzone vor.

Sie befindet sich am Beginn der Außenseite der großen Zehe und muß mit dem Zeige- oder Mittelfinger zwei Minuten lang ganz sanft (!) gerieben werden. Wenn Sie mit der rechten Fußsohle fertig sind, nehmen Sie sich die linke vor, wo Sie die gleichen Flächen genauso behandeln. Weil Sie die Massage auch vor einem Asthma-Anfall schützen kann, sollten Sie die Übung mindestens dreimal am Tag zur Vorbeugung machen.

Handmassage: Sie sollte nur bei einem akuten Asthma-Anfall angewandt werden, deshalb müssen Sie Ihr Augenmerk zum Teil auf andere Reflexzonen richten. Zunächst massieren Sie mit dem linken Daumen auf der rechten Handfläche die Lungen- und Bronchienzone. Sie liegt einen Fingerbreit unter den Fingerwurzeln, reicht bis zur Handmitte und erstreckt sich in der

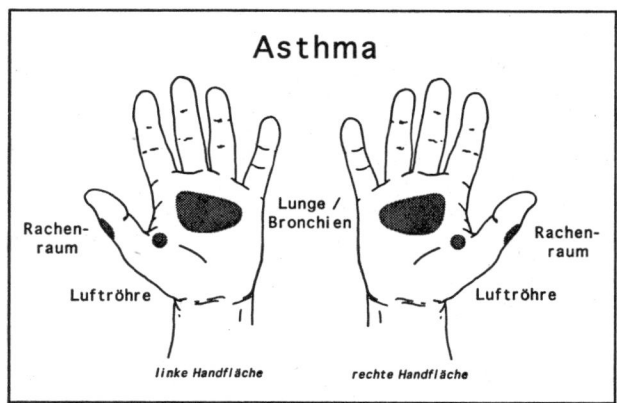

Breite von der Lücke Zeige-/Mittelfinger bis zur Lücke Ringfinger/kleiner Finger. Diese Fläche muß mit dem linken Zeige- oder Mittelfinger unter kräftigem Druck zwei Minuten lang kreisförmig gerieben werden. Anschließend nehmen Sie sich die Luftröhrenzone – sie liegt knapp unter der Falte zwischen Daumen und Zeigefinger – vor und behandeln diese drei Minuten lang ebenfalls unter kräftigem Druck. Aber das ist noch nicht alles, denn nun massieren Sie mit dem linken Daumen kräftig die Rachenraumzone, die vom oberen Rand des rechten Daumennagelbetts bis zum ersten Gelenk reicht. Behandeln Sie die Fläche zwei bis drei Minuten lang. Sicherlich werden Sie anschließend feststellen, daß sich Ihr Zustand gebessert hat. Und damit Sie nicht so bald wieder von einem Asthma-Anfall geplagt werden, machen Sie nun dreimal täglich die Fußreflexzonenmassage zur Vorbeugung.

Augenpflege

Die Augen sind der Spiegel unserer Seele, heißt es, und tatsächlich: Sie glänzen, wenn wir glücklich sind. Haben wir dagegen Kummer, ist auch unser Blick trübe.

Weil unsere Augen hochempfindlich sind, liegen sie gut geschützt in den trichterförmigen Augenhöhlen. Den größten Teil des Augapfels bildet der sogenannte Glaskörper, der aus einer durchsichtigen, geleeartigen Masse besteht. Diese weiche Kugel wird von drei Hüllen umgeben. Ganz innen liegt die Netzhaut, in der Mitte die Gefäßhaut, außen wird der Glaskörper von einer kräftigen Lederhaut in Form gehalten. An ihr sind auch die Augenmuskeln befestigt, mit denen wir unsere Augäpfel bewegen können. Im vorderen Teil des Auges liegt die Linse.

Die Lederhaut bildet das Weiße im Auge. Vor der Linse geht sie in die durchsichtige Hornhaut über. Wenn nun Licht auf das Auge trifft, fällt es zunächst durch die Hornhaut. Diese bündelt das Licht, das von entfernt liegenden Gegenständen kommt, und streut das Licht von nahen Objekten. Hierbei bekommt die Hornhaut Unterstützung von der vorderen Augenkammer und der Linse. Sie bündelt die ankommenden Lichtstrahlen und leitet das Bild des betrachteten Gegenstandes weiter durch den Glaskörper. Im hinteren Teil des Auges vereinigen sich die Lichtstrahlen auf der Netzhaut. Hier entsteht eine scharfe Abbildung des Gegenstands. Allerdings ist dieses Bild verkleinert und seitenverkehrt und steht zusätzlich auch noch auf dem Kopf.

Während die Linse des Fotoapparats zum Scharfstellen nach vorn oder nach hinten verschoben wird, verändert die Linse des Auges ihre Form. Wenn wir zum Beispiel ein Buch dicht vor unseren Augen lesen wollen, wölbt sich die Linse stärker. Die Lichtstrahlen werden dadurch stärker gebrochen. Jetzt erscheinen uns die Buchstaben scharf. Wenn wir jedoch wissen wollen, welcher Vogel oben auf dem Baum sitzt, verflacht sich die Linse.

Mit zunehmendem Lebensalter verliert die Linse an Flüssigkeit. Sie wird weniger elastisch und kann sich nicht mehr so gut dem Nahsehen anpassen. Weitentfernte Gegenstände werden noch immer normal scharf gesehen. Dieser Zustand wird Altersweitsichtigkeit genannt.

Auf der Netzhaut erscheint also eine Abbildung des betrachteten Gegenstandes. Hier liegen die eigentlichen Sehzellen, und zwar rund 400.000 auf einem Quadratmillimeter. Die meisten Sehzellen sind wie Stäbchen oder Zäpfchen geformt. Mit Hilfe der etwa 120 Millionen Stäbchen können wir auch in der Dämmerung recht gut sehen – allerdings nicht mehr farbig. In der Mitte der Netzhaut hingegen liegt der sogenannte gelbe Fleck, in dem sich die Stelle des schärfsten Sehens befindet. Hier gibt es nur Zapfen und keine Stäbchen.

Diese etwa 6 Millionen Zäpfchen sind für das Sehen am Tage und für das Farbensehen verantwortlich. Außerdem gibt es unter den Zäpfchen verschiedene Spezialisten, die rote, grüne und blaue Farben empfangen. Sie arbeiten zusammen und erzeugen ein vollständiges, farbiges Bild.

Sowohl Zäpfchen wie auch Stäbchen enthalten den sogenannten Sehpurpur. Wenn Licht auf die Sehzellen fällt, wandelt sich der Sehpurpur chemisch um. Der Sehpurpur wird aus Vitamin A gebildet. Das ist der Grund, warum ein Mangel dieses Vitamins zur Nachtblindheit führt.

Die Sehfelder des rechten und linken Auges unterscheiden sich geringfügig voneinander. Ihre Meldungen werden zu einem räumlichen Eindruck zusammengesetzt, und das vom Gehirn errechnete Bild verknüpfen wir mit unseren gespeicherten Erfahrungen. Erst jetzt können wir das Gesehene deuten und reagieren.

Das fällt heute allerdings vielen Menschen nicht leicht, weil ihnen juckende, brennende und extrem lichtempfindliche Augen zu schaffen machen. Meistens ist das auf eine mangelnde Tränenflüssigkeit zurückzuführen, oder die Zusammensetzung des Tränenfilms stimmt nicht mehr.

Die häufigsten Ursachen für diese Beschwerden sind veränderte Umwelt- und Arbeitsbedingungen. Besonders das stundenlange Starren auf den Bildschirm veranlaßt die Augen zur Schwerstarbeit. Auch die trockene Luft in klimatisierten Räumen belastet die Augen.

Auch Frauen nach den Wechseljahren sind häufig von trockenen Augen betroffen. Die hormonellen Veränderungen lassen bei ihnen die Schleimhäute trockener werden und beeinflussen die Tränenproduktion. Ebenso klagen Frauen, die die Pille nehmen, oft über trockene Augen. Sie können sich mit folgenden Tips behelfen:
– Sorgen Sie für genügend Luftfeuchtigkeit in den Räumen.
– Trinken Sie mindestens zwei Liter Flüssigkeit am Tag.
– Setzen Sie Ihre Augen nicht direkten Luftströmungen wie Fahrtwind oder Lüftungsgebläsen aus.
– Meiden Sie verrauchte und staubige Räume.

Der Mensch kann selbst relativ wenig für die Gesunderhaltung seiner Augen tun. Er braucht in der Regel die Hilfe eines Facharztes, allein schon deswegen, weil man die eigenen Augen nicht so inspizieren kann, wie es erforderlich ist. Jedoch kann jeder etwas für die Pflege seiner Augen tun. Auch die Reflexzonenbehandlung verschafft den richtigen „Durchblick":

Fußmassage: Die Augenzonen sind leicht zu finden – sie liegen an der zweiten und dritten Zehen-Unterseite zwischen dem „Graben" zur eigentlichen Fußsohle und den oberen Zehengelenken. Massieren Sie jede dieser Regionen drei Minuten lang mit kräftigen Auf- und Abbewegungen, wobei Sie die fleischige Unterseite des linken Daumens benutzen. Zuerst am rechten Fuß,

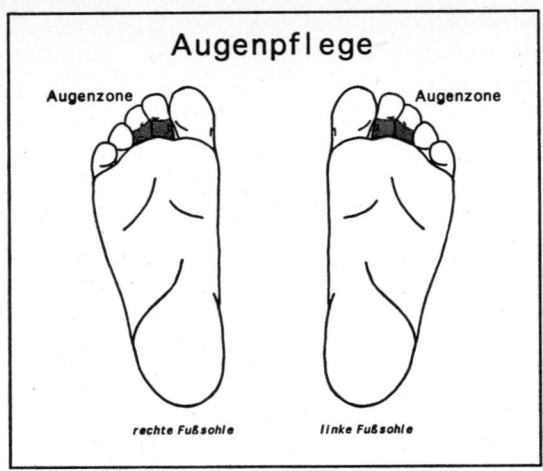

dann am linken. Machen Sie diese Übung zweimal täglich – am besten morgens und abends.

Handmassage: Hier liegen die Augenzonen an der Unterseite von Zeige- und Mittelfinger. Sie reichen von der Fingerwurzel bis zum nächsten Gelenk. Am besten bearbeiten Sie diese Regionen mit dem Daumen der anderen Hand, deren Zeigefinger den zu behandelnden Finger abstützt. Auch an den

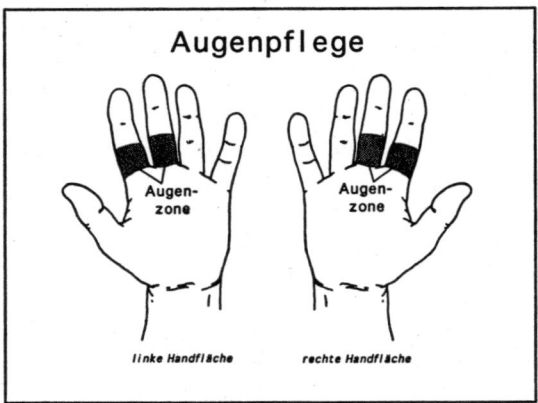

Händen (zuerst wird die rechte, dann die linke bearbeitet) muß jede Region mit kräftigen Auf- und Abbewegungen massiert werden – drei Minuten lang. Diese Massage sollte ebenfalls zweimal am Tag – möglichst morgens und abends – durchgeführt werden.

Bandscheibenbeschwerden

Das Rückgrat besteht, allgemein dargestellt, aus knöchernen Wirbelkörpern und elastischen Bandscheiben. Dieses Rückgrat ermöglicht dem Menschen einen aufrechten Gang und eine große Beweglichkeit: Er kann sich in alle Richtungen drehen, beugen und bücken. Wie empfindlich aber gerade die elastischen Bandscheiben sein können, zeigt die Tatsache, daß jährlich über 50.000 Patienten an der Bandscheibe operiert werden. An etwa der Hälfte aller vorzeitig gestellten Rentenanträge haben Wirbelsäulenerkrankungen – in erster Linie Bandscheibenschäden – die Schuld.

Wo liegen die Ursachen?

Keiner weiß es, selbst die Ärzte tappen im dunkeln. Am zunehmenden Alter liegt es nicht, denn: „Degenerative Abnutzungen der Wirbelsäule sind nicht die Ursache", haben Mediziner erkannt. Dabei wäre die Abnutzung einleuchtend, weil Knochen und Knorpel wie die Muskulatur, Sehnen und Bandscheiben altern.

Das harmonische Zusammenspiel von Wirbelsäule und Rückenmuskulatur ermöglicht die aufrechte Haltung des Menschen und sorgt gleichzeitig für die notwendige Beweglichkeit von Kopf und Rumpf. Daran beteiligt sind 23 Wirbel, die abgepuffert werden durch die Bandscheiben, Wirbelsäulengelenke, Bänder und Muskeln. Ohne Bandscheiben wäre die Wirbelsäule steif wie ein Stock.

Werden aber Teile dieses komplizierten Haltungs- und Bewegungsapparates übermäßig beansprucht oder ständig falsch belastet, können Verschleißerscheinungen auftreten. Jedoch entsteht ein Bandscheibenschaden nicht nur durch schwere körperliche Belastung. Eher noch sind Menschen gefährdet, die den größten Teil ihrer Zeit im Sitzen verbringen. Das fängt schon bei den Kindern in der Schule an, und später im Büro wird es immer schlimmer. Andauernd in derselben Haltung. Andauernd mit einem gekrümmten Rücken. Und das nicht nur am Schreibtisch, auch im Auto und zu Hause.

Das sind die häufigsten Gründe für Bandscheibenschäden:

– Ständiger Druck auf die Bandscheiben als Folge einer verspannten Muskulatur oder einer gebeugten Haltung.
– Ungleichmäßige Belastungen (Drehbewegungen bei gleichzeitiger Biegung der Wirbelsäule) oder Bewegungsabläufe, die die Wirbelsäule zusammenstauchen, schädigen die Bandscheiben. Über längere Zeit werden sie dadurch unelastisch, Risse können entstehen, so daß es zum sehr schmerzhaften Bandscheibenvorfall kommt.

Denn die Bandscheiben sollen ja die Belastungen zwischen den Wirbeln abfangen. Sie müssen Druck vertragen und sich danach wieder ausdehnen können. Dies wird durch einen im Innern gelegenen Gallertkern gewährleistet, der die Fasern des umliegenden Bindegewebsgürtels in einem bestimmten Spannungszustand hält und sich bei Bewegungen der Wirbelsäule und den sich dadurch ändernden Druckverhältnissen auch verschieben kann.

Jedoch ist die ungestörte Funktion der Bandscheiben nur möglich, wenn das „Puffersystem" genügend versorgt wird: Bei einer Belastung werden Flüssigkeit und damit Stoffwechselabfallprodukte herausgepreßt, bei Entspannung die Flüssigkeit und Nährstoffe ähnlich wie bei einem Schwamm aufgenommen.

Wie aber soll ein Schwamm neue Flüssigkeit aufsaugen, wenn er andauernd zusammengepreßt wird? Dies geschieht, wenn wir zum Beispiel lange am Arbeitsplatz oder vor dem Fernseher sitzen. So wird die Bandscheibe im Laufe der Zeit geschädigt; im schlimmsten Fall durchbricht ihr Gallertkern an einer Stelle den Faserring und „fällt vor".

Einen restlos zerstörten Faserring kann man nicht mehr erneuern. Da hilft nur noch eine Operation, bei der die beiden Wirbelkörper darunter und darüber miteinander verschweißt werden. Wenn man jedoch bei den ersten Anzeichen die richtigen Maßnahmen trifft, können weitere Schäden vermieden und vor allem die Schmerzen beseitigt werden.

Als erstes ist die Behandlung durch einen Chiropraktiker notwendig. Der packt den Patienten meist am Kopf und zieht ihn mit einem Ruck in die Höhe. Diese Behandlung ist nicht mit Schmerzen, aber mit einem unangenehmen Knacken verbunden. Das soll so sein, weil die Wirbelsäule durch das Hochziehen entlastet wird – und der hervorgequollene Bandscheibenkern kann wieder an seinen Platz zurückrutschen.

Ist der Faserring aber zerstört, muß der Neurochirurg die Muskeln und Bänder durchtrennen, um an die Bandscheibe heranzukommen. Früher entstanden dabei Schnitte von 14 Zentimeter Länge, auch heute geht es beim Einsatz von Operationsmikroskopen nicht ohne Narben ab. Doch einige Ärzte verzichten mittlerweile ganz auf das Skalpell und arbeiten mit dem Laserstrahl.

Dabei wird das starke, scharf gebündelte Licht durch ein sechs Millimeter dickes Metallrohr ohne Verletzung des Wirbelkanals an die kranke, „vorgefallene" Bandscheibe herangebracht. In wenigen Sekunden verdampft das überschüssige Gewebe. Der unter örtlicher Betäubung vorgenommene Eingriff dauert etwa 50 Minuten, drei Stunden später darf der Patient aufstehen, nach drei Tagen das Krankenhaus verlassen. Die Erfolgsquote liegt bei 80 Prozent – etwa doppelt so hoch wie bei herkömmlichen Bandscheibenoperationen.

Wenn Sie Probleme mit der Bandscheibe haben, müssen Sie natürlich einen Arzt aufsuchen. Jedoch wird es ihm kaum gelingen, Sie sofort von den

Schmerzen zu befreien – Sie aber können die Beschwerden mit der Reflexonentherapie lindern!

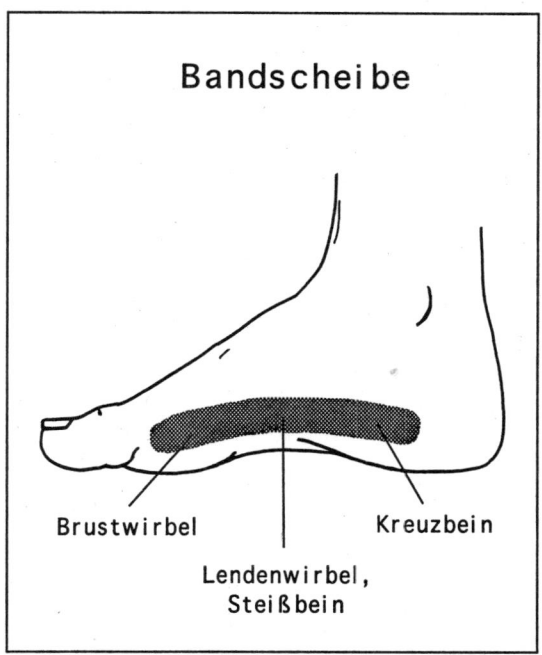

Fußmassage: Stellen Sie den rechten Fuß auf einen Stuhl, und legen Sie die rechte Hand auf den Fußrücken, so daß der Daumen auf der Fuß-Innenseite liegt. Nun massieren Sie mit dem linken Daumen (Hauptgriff) eine Region, die sich etwa einen halben Zentimeter oberhalb der Fußsohle vom Ende der großen Zehe bis zu einer gedachten Linie unterhalb der Knöchelmitte erstreckt. Kneten Sie diese Brust- und Lendenwirbel- sowie Steiß- und Kreuzbeinzone von vorne nach hinten und kräftigem Druck, und wenn der Daumen unter dem Knöchel angekommen ist, fangen Sie wieder vorne an. Bearbeiten Sie Ihren rechten Fuß so fünf Minuten lang, wobei der aufgepreßte Daumen gleichzeitig ringförmige Bewegungen macht. Danach behandeln Sie die gleiche Strecke genauso am linken Fuß. Führen Sie diese Fußreflexzonenmassage nicht nur bei Schmerzen, sondern auch morgens und abends zur Vorbeugung durch.

Handmassage: Hier zieht sich die Brust- und Lendenwirbel- sowie Steiß- und Kreuzbeinzone auf der Daumenoberseite vom Gelenk bis zur Handwurzel. Massieren Sie diese Strecke an der rechten Hand fünf Minuten lang unter

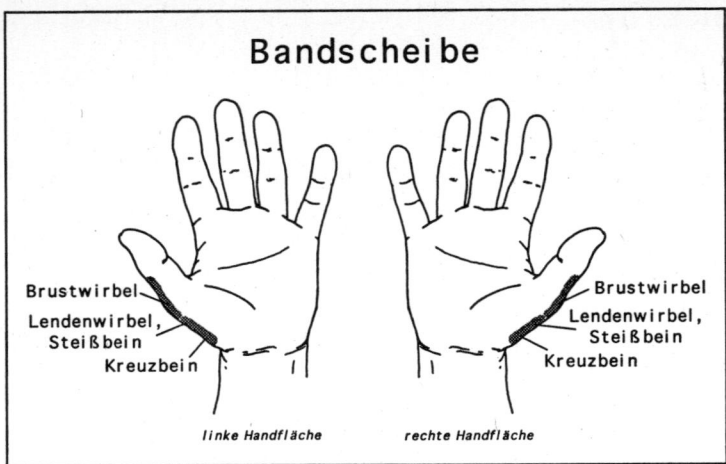

kräftigem, kreisförmigen Druck immer wieder von oben nach unten, anschließend behandeln Sie die gleiche Zone auf dem Daumen der linken Hand. Die Handmassage sollten Sie nur dann durchführen, wenn Sie von Bandscheibenschmerzen gepeinigt werden. Zur Vorbeugung empfielt sich eher die Fußmassage wie oben angegeben.

Kalte Beine

Viele Menschen haben „Eisbeine" – dabei handelt es sich um kalte Füße oder Beine, die sich nicht durch dicke Strümpfe „aufheizen" lassen und auch im warmen Zimmer oder Bett eisig bleiben. Und sie fühlen sich nicht nur kalt an, sie sind auch kühler als andere Körperteile.

Wenn Sie auch unter solchen kalten Beinen leiden, sollten Sie die Beschwerden nicht mit einem Achselzucken abtun. „Eisbeine" sind zwar keine eigentliche Krankheit, doch weisen sie auf Störungen oder Erkrankungen im Körper hin, die die kalten Füße verursachen. Zu solchen Krankheiten gehören zum Beispiel Durchblutungsstörungen, Blutarmut, hormonelle Störungen, Veränderung der Wirbelsäule und der Bandscheiben sowie Mangelerkrankungen durch jahrelange falsche Ernährung.

Es ist also Sache des Arztes, die Gründe der kalten Beine oder Füße herauszufinden. Und nur wenn die wahren Ursachen richtig behandelt werden, können auch die lästigen Symptome verschwinden. Achten Sie also darauf, daß sich der Arzt die Mühe macht, Sie gründlich zu untersuchen.

Dazu gehört auch eine Blutuntersuchung. Durch sie läßt sich nämlich feststellen, ob ein Mangel an Mineralien oder Vitaminen besteht. Ob ein Risiko für Arterienverkalkung vorhanden ist – zum Beispiel eine Erhöhung des Cholesterins im Blut –, oder ob Sie an einer Allergie erkrankt sind. Darüber hinaus läßt sich durch einen „Hormonstatus" im Blut erkennen, ob Hormonstörungen auftreten, die gezielt behandelt werden müssen. Des weiteren sollte der Arzt durch Abtasten oder Abhorchen prüfen, ob die Beindurchblutung noch in Ordnung ist. Dazu kann der Doktor die Pulse an den Fußrücken, der Fußseite und an der Leistenarterie abtasten. Bestehen hier auffällige Störungen, so ist mit einer Durchblutungsstörung der Beinarterie zu rechnen, von der besonders die starken Raucher befallen werden.

Hat der Arzt eine Erhöhung der Blutfettwerte und damit auch die Gefahr einer Arteriosklerose (Arterienverkalkung) festgestellt, ist eine entsprechende Diät notwendig, mit der die Blutfette gesenkt werden. Unterstützend dazu können naturkundliche Präparate genommen werden, wie zum Beispiel Knoblauch-Extrakt oder Kapseln mit der blutfettsenkenden Omega-3-Fettsäuren.

Liegt dagegen eine hormonelle Störung vor, ist nicht immer gleich eine Hormontherapie notwendig. Die Naturheilkunde kennt eine ganze Reihe von homöopathischen Präparaten, die auf natürliche und nebenwirkungsfreie Weise die körpereigene Hormonproduktion regelt. Und natürlich können Sie mit der Reflexzonenmassage (siehe Kapitel „Hormone", Seite 120) Ihren Hormonhaushalt normalisieren.

Wenn der Arzt eine Störung an der Wirbelsäule festgestellt, zum Beispiel verschmälerte Bandscheiben und damit eine Störung der aus der Wirbelsäule austretenden Nerven oder Blutgefäße, ist als „Erste Hilfe" eine chiropraktische Maßnahme nötig. Damit können die von den schiefstehenden Wirbeln gequetschten Nerven oder Blutgefäße wieder freigelegt werden, weil die Wirbel in ihre richtige Position zurückgebracht werden. Injektionen rechts und links entlang der Wirbelsäule sorgen dann dafür, daß die Wirbel in der gewünschten Position bleiben und sich die abgenutzten Bandscheiben wieder allmählich regenerieren können. Bestehen Vitamin- oder Mineralienmangelerscheinungen, kann dies mit den entsprechenden Präparaten abgestellt werden.

Doch egal, ob diese oder jene Krankheit – auf jeden Fall können Sie Ihren „Eisbeinen" mit einer Reflexzonentherapie entgegenwirken.

Fußmassage: Zunächst behandeln Sie die Gehirn- und Nierenzone auf der rechten Fußsohle, wie im Kapitel „Durchblutungsstörungen" beschrieben. Anschließend stellen Sie den Fuß auf einen Stuhl und massieren auf dem Fußrücken mit dem Zeige- oder Mittelfinger (Hilfsgriff) vier Lymphzonen, die in den Lücken zwischen den Zehen beginnen und sich etwa eineinhalb

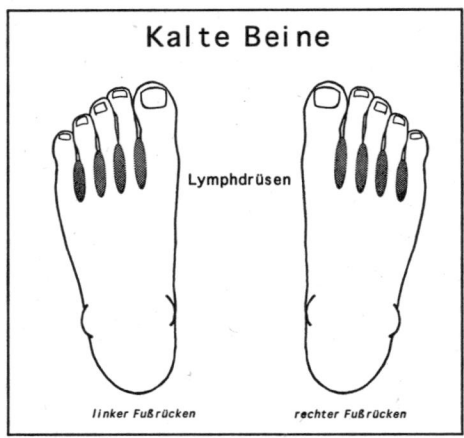

Fingerbreit bis zur Fußmitte hinziehen. Bearbeiten Sie die vier Streifen mit festem Druck und drehenden Bewegungen jeweils zwei Minuten lang, wobei Sie bei der Lücke große/zweite Zehe anfangen und bei der kleinen Zehe aufhören. Sind Sie damit fertig, behandeln Sie wie bei den „Durchblutungsstörungen" die linke Fußsohle (Herzzone nicht vergessen), anschließend den Fußrücken. Machen Sie diese Übung einmal morgens und einmal abends.

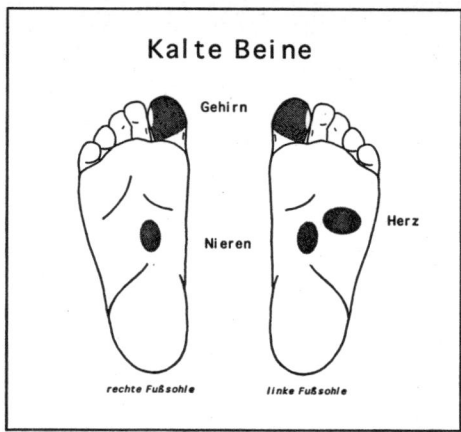

Wenn Sie Ihre Füße mehrmals täglich einen Monat lang so massieren, sind die „Eisbeine" sicherlich verschwunden. Eins ist aber wichtig: daß Sie die Massagen mindestens zweimal pro Tag machen. Und wenn Sie Ihren Füßen noch etwas Gutes tun wollen, dann ergänzen Sie die Reflexzonenmassage abends mit einem Wechselfußbad: Halten Sie Ihre Füße etwa fünf Minuten lang in etwa 37 °C warmes, anschließend fünf Sekunden lang in 15 °C kaltes Wasser. Dann wieder fünf Minuten in warmes und wieder fünf Sekunden in kaltes Wasser. Machen Sie die Übung insgesamt fünfmal. Hinterher werden die Füße gut trockengerieben und gründlich mit einer Bürste massiert, danach bekommen sie wärmende Strümpfe übergezogen.

Dieses Fußbad sorgt dafür, daß der Blut- und Lymphfluß um das Vierfache beschleunigt wird. Dabei wird das in den inneren Organen und größeren Blutgefäßen versackte Blut wieder in Bewegung gebracht und kann sich mit frischem Sauerstoff aufladen. Schon nach einem Monat können die „Eisbeine" verschwunden sein. Allerdings müssen Sie noch auf eines unbedingt achten: Tragen Sie das richtige Schuhwerk! Oft sind kalte Füße nämlich das Ergebnis von Kunstleder-Schuhen oder zu enger Fußbekleidung. Nur natürliches Leder aber läßt die Füße atmen und gewährt damit eine normale Durchblutung. Und nur ein passender Schuh, bei dem zwischen Leder und Fuß noch ein dünnes Luftpolster verbleibt, bietet eine schützende Isolationsschicht zwischen Nässe und Kälte der Straße. Machen Sie also nicht jede Mode-Erscheinung mit, sondern besorgen Sie sich solche Schuhe, die für Ihre Gesundheit am besten sind!

Beinschwere

Viele Frauen, die den ganzen Tag stehen müssen, leiden unter „schweren Beinen". Auch den Männer machen sie zu schaffen, wenn sie auch lange nicht so häufig davon befallen werden. Schuld an den Beschwerden sind in den meisten Fällen venöse Stauungen als Folge einer Bindegewebsschwäche: Die Venen sind zu schwach, um das „verbrauchte" Blut – bis zu 7.000 Liter täglich – zum Herzen zurückzupumpen.

Wenn eine berufstätige Frau, die vielleicht den ganzen Tag als Verkäuferin im Geschäft gestanden hat, abends nach Hause kommt, zieht sie meist die Schuhe aus und reibt sich die geschwollenen, schmerzenden Füße.

„Schwere Beine" sind ein Zivilisationsleiden. Naturvölker, die immer nur barfuß gehen, kennen so etwas nicht. Höchstens als Folge eines Herz- oder Nierenleidens. Denn die beiden Krankheiten können an den geschwollenen Füßen schuld sein. Deshalb sollte jeder, dessen Beine schmerzen, Herz und Nieren untersuchen lassen.

Tatsächlich kann nur jeder siebte Deutsche zwischen 20 und 70 Jahren von sich behaupten, daß er gesunde Venen hat. Rund 13 Prozent leiden sogar unter einer fortgeschrittenen chronischen Venenerkrankung.

Die Ursachen sind vielfältig. Sie können genetisch bedingt sein – das heißt, die Gefahr zu erkranken, wird von den Eltern auf die Kinder vererbt. Aber auch umwelt- und verhaltensbedingte Faktoren spielen eine große Rolle.

Ob im Büro oder hinter der Kasse, ob im Auto, im Zug oder im Flugzeug, ständiges Sitzen oder Stehen geht auf die Beine. Auch mangelnde Bewegung, Übergewicht, falsche Ernährung und der Mißbrauch von Genußgiften wie Alkohol und Nikotin tragen dazu bei.

Fast 90 Prozent der ersten Anzeichen bleiben jedoch unbehandelt – nach dem Motto: Was üblich ist, ist harmlos. Sogar Ärzte und Krankenkassen neigen dazu, Venenerkrankungen im Anfangsstadium nur als „Schönheitsfehler" abzutun. Doch werden Venenleiden ignoriert, kann das schwerwiegende gesundheitliche Folgen für die Betroffenen haben!

Denn langes Sitzen und Stehen ist Gift für unsere Venen! Der Grund: Weil der Blutdruck vom Herzen in die Organe und in die Peripherie steil abfällt, reicht der Restdruck in den Venen für den Rückfluß nicht aus. Er braucht dringend die Unterstützung durch die Muskeln, in denen die Venen liegen. Die Muskulatur leistet ihre Pumparbeit aber nur, wenn sie ausreichend bewegt wird:
– Beim Abrollen des Fußes drückt die Muskelpumpe des Sprunggelenks das Blut zurück.

- Bei jedem Schritt drücken die Wadenmuskeln die Venen des Unterschenkels zusammen.
- Im Oberschenkel arbeitet die Leistenpumpe.
- Mit jedem Atemzug leistet die Zwerchfellpumpe ihren Beitrag.

Bei jeder Muskelbewegung wird das Blut zum Herzen gepumpt. Wird die Muskulatur aber nicht gefordert, verliert die Venenwand ihre Spannkraft, und eine bereits vorliegende Bindegewebsschwäche forciert den Schädigungsprozeß. Die Konsequenz: Das Blut kann nicht mehr richtig zurückfließen, und die Venen leiern aus. Das Blut strömt also langsamer und staut sich dadurch vermehrt im Unterschenkel. Schmerzhafte Stauungen sind die Folge, die, wenn sie nicht frühzeitig und umfassend behandelt werden, zur „Versumpfung" des Gewebes mit Thrombosen oder zum sogenannten offenen Bein führen können.

Wenn sich das Blut in den Beinen staut, schwellen logischerweise die Füße an. Was um so unangenehmer ist, je beengender die Schuhe sind. Deshalb lautet die Regel: nur weiche und bequeme Schuhe tragen, wenn es geht, Sandalen anziehen. Darin bekommen die Füße nicht nur mehr Luft, man kann darin auch die Zehen leichter bewegen.

Das sollten Sie möglichst regelmäßig tun, wenn Sie aus eigener Erfahrung wissen, daß abends die Beine schwer und die Füße geschwollen sind. Immer dann, wenn es Ihnen einfällt. Einfach die Zehen auf und ab bewegen, sie zusammenziehen und wieder ausstrecken. Das kräftigt die Muskeln und das Gewebe.

Außerdem sollten Sie unbedingt einen Sport betreiben, bei dem die Füße bewegt werden. Denn Bewegung hilft am besten gegen Beinschwere. Die einfachste Möglichkeit besteht darin, jeden Tag einen ausgedehnten Spaziergang zu machen. Es gibt Menschen mit geschwollenen Füßen, die sich einen Hund angeschafft haben, weil Sie dann ganz einfach gezwungen sind, mehrmals am Tag mit dem Hund Gassi zu gehen. Auf diese Art wird der innere „Schweinehund" überlistet, wenn man lieber faul und träge bleiben möchte.

Auch sollten Sie jeden Tag zehn Minuten lang eine spezielle Fußgymnastik machen. Die Übungen werden immer barfuß gemacht. Es gibt da eine ganze Menge von Möglichkeiten:

1. Der wippende Zehengang. Mit den Zehen aufsetzen und dann die ganze Fußsohle abrollen lassen.

2. Das Gehen über die große Zehe. Dabei sind die Füße etwas nach innen gerichtet. Setzen Sie mit der Ferse auf und heben Sie mit der großen Zehe ab. Dabei immer langsam und sorgfältig gehen.

3. Der Raupengang. Gehen Sie nur auf dem Außenrand der Füße, setzen Sie mit der Ferse auf und heben mit den Zehen ab. Die Schritte, die Sie dabei machen, sollten nur kurz sein.

4. Wippen mit den Füßen. Sie wippen im Stehen von den Fersen zu den Zehen hin und zurück. Mehrmals hintereinander, aber überanstrengen Sie sich nicht dabei.

Egal, für welche Übung Sie sich entschieden haben – wenn Sie das Training beendet haben, heben Sie die Beine nacheinander hoch und schütteln Sie die Füße tüchtig aus. Und wenn Sie es sich erlauben können, dann legen Sie die Beine auf den Tisch. Auch nachts im Bett sollten die Füße höher liegen als der Kopf. Mit einem Kissen unter den Füßen läßt sich das leicht machen. Und schauen Sie sich immer wieder Ihre Beine ganz genau an: Sind dort etwaige Veränderungen wie zum Beispiel die kleinen bläulich-roten Besenreiser oder erste Krampfadern? Dann sollten Sie Ihren Venen schleunigst Druck machen, was mit der Reflexzonenbehandlung durchaus möglich ist!

Fußmassage: Die Ursache von „schweren Beinen" ist oft eine Schwächung von Herz und Nieren, so daß es zu einem mangelnden Abtransport von Gewebeflüssigkeit kommt. Aber durch die Massage der entsprechenden Zonen können diese Organe wieder auf Trab gebracht werden: Massieren Sie

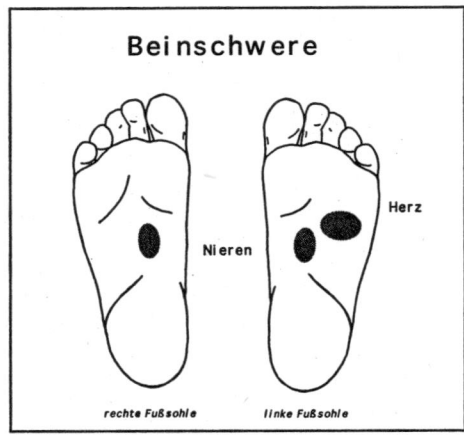

zunächst in der Mitte der rechten Fußsohle die einen Finger breite und eineinhalb Fingerbreit hohe Nierenzone. Sie befindet sich vier Fingerbreit unter der zweiten Zehe und muß fünf Minuten lang kreisförmig mit dem linken Daumen (Hauptgriff) unter kräftigem Druck gerieben werden. Hinterher machen Sie das gleiche am anderen Fuß. Aber das ist noch nicht alles, denn nur auf der linken Fußsohle liegt auch die Herzzone – drei Fingerbreit unter der vierten und kleinen Zehe. Massieren Sie jetzt diese eineinhalb Finger breite und einen Fingerbreit hohe Region ebenfalls kreisförmig, aber nur sanft zwei Minuten lang.

Handmassage: Hier liegt die Nierenzone in einer gedachten Linie zweieinhalb Fingerbreit unter dem Zeigefinger. Massieren Sie diese Region auf der
rechten Handfläche mit dem linken Zeige- oder Mittelfinger unter kräftigem
Druck kreisförmig fünf Minuten lang. Danach machen Sie die gleiche Übung
auf der linken Handfläche – und legen anschließend den rechten Zeigefinger
auf einer Stelle Ihrer linken Hand, die sich ein halben Fingerbreit unter der
Lücke zwischen Ringfinger und kleinem Finger befindet. Das ist die Herzzone, die Sie nur sanft und zwei Minuten lang reiben.

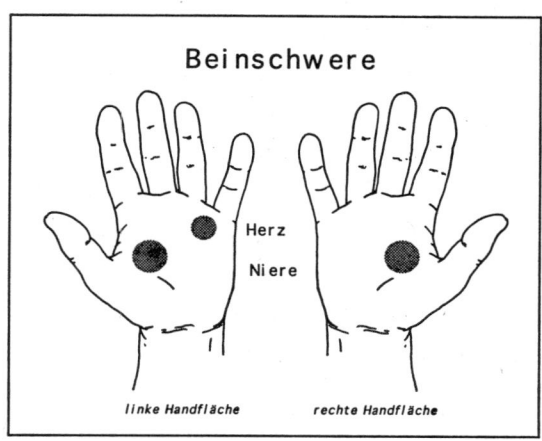

Beide Behandlungen – Fuß- oder Handreflexzonenmassage – sollten Sie
dreimal täglich durchführen. Es ist nicht nötig, daß Sie sich auf eine Form
festlegen – wenn die Situation keine Fußmassage erlaubt, behandeln Sie
eben Ihre Hände. Erwarten Sie bitte keine Wunderwirkung. Doch wenn Sie
die Massagen konsequent durchziehen, dürfte sich nach etwa einem Monat
eine Besserung einstellen.

Blähungen

Dieses Kapitel ist anstößig. Oder nicht? Immerhin hat jeder Mensch Blähungen, jedoch kann ein unerwarteter „Pups" sehr peinlich sein. Oder zur allgemeinen Erheiterung der Mitmenschen beitragen. Wenn da bloß nicht die Begleiterscheinungen wären...

Dabei ist das eine ganz natürliche Angelegenheit, denn bei jeder normalen Verdauung entwickeln sich Gase im Magen und Darm. Die Menge dieser Gase ist von der Art der Nahrungsstoffe abhängig und von der Dauer, die sie im Darm verweilen, ehe sie ausgeschieden werden.

Die Hauptursache der lästigen Blähungen ist aber weniger die Verdauung, sondern die verschluckte Luft. Wer ißt oder trinkt, schluckt gleichzeitig Luft – und zwar um so mehr, je hastiger die Nahrungsstoffe eingenommen werden und je mehr Luft oder Kohlenwassersäure darin enthalten sind.

Nun könnte die Luft einfach „herausgerülpst" werden, aber bei vielen Menschen ist der starke Verschluß des Mageneingangs so verkrampft, daß sie nicht mehr aufstoßen können. Deshalb muß die geschluckte Luft durch den Darm entweichen. Bis es soweit ist, dauert es normalerweise eine halbe bis eine Stunde.

Eine zu starke Gasbildung kann dem Betroffenen sehr zu schaffen machen. Nicht nur, daß es im Leib heftig grummelt, der Bauch tut auch schrecklich weh und wird aufgebläht. Manchmal entstehen schmerzhafte Windkoliken, das Zwerchfell wird hochgedrängt, wodurch das Herz als auch die Atmung in Mitleidenschaft gezogen werden.

Bei allen Blähungen spielt die Tätigkeit des Darms eine wichtige Rolle. Die Darmmuskeln sind kraftlos oder sie arbeiten zu langsam. Oder sie sind verkrampft oder erschlafft, so daß der Darminhalt nicht mehr zügig vorangeschoben wird.

Wie stürmisch es im Bauch zugeht, hängt auch von den Nahrungsstoffen ab. Hülsenfrüchte, einige Kohlarten, Pflaumen, Birnen, Gurkensalat, Zwiebeln, Hefekuchen, Bier und Most können ein heftiges Rumoren im Leib bewirken. Bilden sich zu viele Gase oder wird ihr Entweichen gestört, wird es lästig: Der Mensch spürt einen starken Druck oder ein Völlegefühl, sein Bauch bläht sich auf, im Darm rumpelt es lebhaft. Kommt es zu kolikartigen Schmerzen und einem verstärkten Abgang von Winden (Flatulenz), ist das ein Zeichen von Blähsucht (Meteorismus). Die Schmerzen entstehen vor allem dann, wenn die Gase heftig gegen die Magen- und Darmwände drücken.

Normalerweise sind Blähungen harmlos, sie melden sich auch nur sporadisch, zum Beispiel nach einer üppigen Mahlzeit oder dem Genuß bestimmter Nahrungsmittel. Sollten die Blähungen allerdings öfter auftreten, können sie durch bestimmte Verhaltensmaßnahmen eingedämmt werden:

– Nehmen Sie sich viel Zeit für die Mahlzeit. Wenn Sie zu hastig und unter Zeitdruck essen, schlucken Sie leicht zuviel Luft. Essen Sie willentlich, damit Sie auch merken, wann Sie satt sind. Wenn Sie dieses Signal nämlich nicht beachten, wird sich das lästige Völlegefühl bald einstellen.

– Meiden Sie alle Speisen, die Blähungen verursachen. Trinken Sie auch keine kohlensäurehaltigen Limonaden oder Mineralwässer und keinen Sekt. Vertragen Sie keinen Milchzucker, reagieren Sie auch bei Milchprodukten mit Blähungen.

– Wenn Sie die Ernährung auf Vollwertkost umstellen, dann gehen Sie langsam vor. Der Darm braucht nämlich eine gewisse Zeit, um sich an die ballastreiche Kost zu gewöhnen – sonst reagiert er vermehrt mit Blähungen. Auch Ballaststoffpräparate oder Leinsamen sorgen für „windige Geräusche", wenn sie plötzlich in größeren Mengen verspeist werden.

– Werden Sie bereits von akuten Blähungen geplagt, hilft Ihnen Wärme am besten: Legen Sie sich ein Heizkissen oder eine Wärmflasche auf den Bauch. Das entspannt und beruhigt. Bei kolikartigen Beschwerden müssen Sie einen Arzt zu Rate ziehen.

Ideale Windbeschleuniger sind auch natürliche Mittel: Die ätherischen Öle von Anis, Fenchel, Kamille, Koriander, Kümmel und andere Heilkräuter wirken blähungslindernd und krampflösend. Allgemein verdauungsfördernd wirken auch Drinks, die mit Bitterstoffen gemixt werden, zum Beispiel aus Wermut, Pomeranzenschale, Tausendgüldenkraut, Bitterklee oder Enzianwurzel.

Die Chinesen empfanden schon vor Jahrtausenden jede Blähung als höchst verdrießlich. Deshalb entwickelten sie die entsprechenden Gegenmaßnahmen – mit Hilfe der Reflexzonentherapie:

Fußmassage: Suchen Sie auf der rechten Fußsohle eine drei Fingerbreit hohe und zweieinhalb Finger breite Fläche, die sich von der Fußmitte in

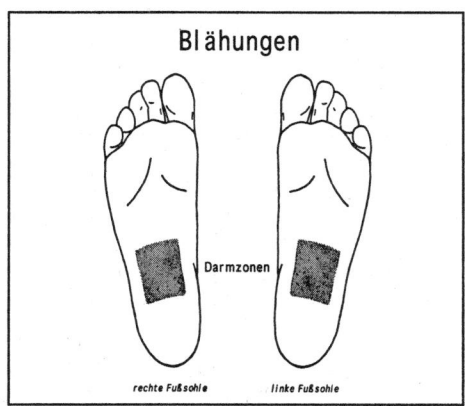

Richtung Ferse erstreckt. In dieser Region befinden sich die Dick- und Dünndarmzonen, die Sie mit dem linken Daumen (Hauptgriff) fünf Minuten lang kräftig und kreisförmig massieren. Anschließend behandeln Sie die gleichen Zonen auf der linken Fußsohle ebenso.

Handmassage: Die eineinhalb Fingerbreit hohen und zwei Finger breiten Darmzonen liegen auf der rechten Handfläche auf einer gedachten Linie unter den Lücken Zeige/Mittelfinger und Ringfinger/kleiner Finger und beginnen auf der Höhe, wo die Innenseite des Daumens beginnt. Reiben Sie

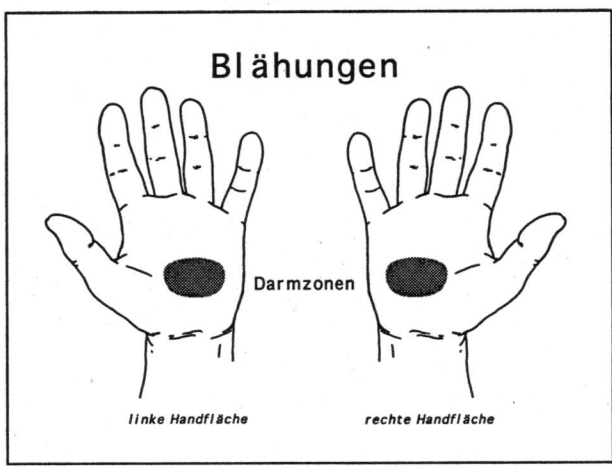

diese Fläche mit dem linken Zeige- oder Mittelfinger fünf Minuten lang mit kreisenden Bewegungen unter kräftigem Druck und machen Sie anschließend das gleiche auf der linken Handfläche.

Wenn Sie unter starken Blähungen leiden, müssen Sie ihre Füße oder Hände morgens und abends behandeln. Sollte es dabei zu Begleiterscheinungen wie Blähungen, Rülpsen, Wärme im Bauch, Hunger kommt, oder Sie sogar einen Drang zur Blasen- oder Darmentleerung haben, sind das ganz normale Reaktionen.

Blasenschwäche

Die Harnblase ist ein muskulöses Hohlorgan, dessen Aufgabe es ist, den fortlaufend rhythmisch aus den Harnleitern abtropfenden Urin zu sammeln, bis er willentlich durch die Harnröhre abgelassen wird. Die Blase liegt in einem kleinen Becken hinter den Schambeinen, deren oberen Rand sie im vollen Zustand überschreitet. Sie unterscheidet sich in ihrem Aufbau vom Harnleiter durch netzartig angeordnete Muskeln und elastische Fasern, die sich bei der Entleerung kräftig zusammenziehen. Die Form wechselt mit dem Füllungsgrad: Ist die Blase leer, ähnelt sie einer Birne. Gewöhnlich nimmt sie bis zu einem halben Liter Urin auf – im Notfall sogar einen Liter und mehr.

Und gar nicht so selten entleert sich die Blase von selbst. Der Urin entweicht, ohne daß ihn der Betroffene unter Kontrolle hat. Aber das ist nicht nur ein körperliches Problem. Für viele Menschen bedeutet die Blasenschwäche ein Rückzug aus ihrer Umwelt. Sie trauen sich kaum noch aus dem Haus, aus Angst, andere Leute könnten etwas von ihrem Leiden merken.

Eines der häufigsten Vorurteile lautet: Blasenschwäche ist eine unvermeidliche Alterserscheinung. Das ist falsch. Harninkontinenz ist an kein Alter gebunden, etwa fünf Prozent der 20- bis 60jährigen Frauen in Deutschland leiden darunter. Männer unter 60 trifft es deutlich seltener, aber auch bei ihnen kann es zum Nachtröpfeln kommen.

Der Begriff „Blasenschwäche" ist eigentlich irreführend, denn an dem unkontrollierten Harnverlust ist nicht immer die Blase schuld. Mediziner unterscheiden deswegen verschiedene Formen der Inkontinenz:

Die *Streßinkontinenz* kann bei Frauen jeden Alters auftreten. Sobald sie lachen, niesen, husten, schwere Lasten heben oder sich übermäßig anstrengen, geht unwillkürlich der Urin ab. Vor allem Frauen, die auf natürlichem Weg – also nicht durch Kaiserschnitt – entbunden haben, sind von der Streßinkontinenz betroffen, weil es nach der Geburt zu einer Schwächung der Beckenbodenmuskulatur gekommen ist. Die Muskulatur ist aber sehr wichtig für den sicheren Verschluß der Harnröhre.

Die *Überlaufinkontinenz* tritt dagegen ausschließlich bei Männern auf, die unter einer Vergrößerung der Prostata, also unter einer dadurch bedingten Verengung der Harnröhre leiden, so daß der Abfluß behindert wird. In seiner Not preßt dann der pralle Blasenmuskel unkontrolliert kleine Urinmengen ab, ohne sich wirklich entleeren zu können. Bei dieser Form der Inkontinenz kann auch eine Schwächung des Blasenmuskels schuld sein: Die Blase verliert ihre Kontraktionsfähigkeit und kann den Urin nicht mehr aktiv ausscheiden – das Faß läuft also über und tröpfelt ständig.

Unter der *hormonell bedingten Inkontinenz* können Frauen vor und nach den Wechseljahren leiden. In diesem Zeitraum wird die Produktion der weiblichen Sexualhormone eingeschränkt, die aber sehr wichtig für die Funktion der Blase und die Spannung der Beckenbodenmuskulatur ist.

Als *Dranginkontinenz* wird eine Blasenschwäche bezeichnet, die als Begleiterscheinung der Reizblase (instabilen Blase) auftritt. Dann ist die Abstimmung zwischen Füllmenge der Blase, Harndrang und der Hemmung, Wasser zu lassen, durcheinandergeraten. Der Blasenmuskel zieht sich in periodischen Abständen zusammen, wodurch der Druck in der Harnblase erhöht wird und Harndrang entsteht. So kann sich bei einem plötzlichen Stellungswechsel die Blase „unangemeldet" entleeren, und der Harnfluß hört erst dann auf, wenn der letzte Tropfen Urin entwichen ist.

Was können nun die Betroffenen tun, wenn sie sich trotz Harninkontinenz frei bewegen und ungehindert am öffentlichen Leben teilnehmen wollen? Einfach aufs Trinken verzichten, damit sich weniger Harn bildet, ist falsch, weil die Nieren und die ableitenden Harnwege immer gut durchgespült werden müssen, um funktionstüchtig zu bleiben. Obendrein braucht der Körper stets eine gewisse Flüssigkeitsmenge, weil nur dann der Stoffwechsel richtig arbeitet. Deshalb sollten auch von einer Blasenschwäche betroffene Menschen tagsüber ein ausreichendes Quantum an Flüssigkeit (1,5 bis 2 Liter) zu sich nehmen und erst gegen Abend das Trinken einschränken, damit es zumindestens nicht nachts zu einem unwillkürlichen Harnabgang kommt. Verzichten Sie aber auf Kaffee, schwarzen Tee und Alkohol, denn sie wirken harntreibend.

Außerdem gibt es weitere Verhaltensmaßregeln, die das Leben mit Blasenschwäche erleichtern:
– Ernähren Sie sich ausgewogen und ballaststoffreich, denn Verstopfung und Blähungen engen die Blase ein. Essen Sie wenig Fleisch, dafür um so mehr frisches Obst und Gemüse.
– Bewegen Sie sich. Spaziergänge und leichte Sportarten fördern den Kreislauf und die Verdauung.
– Nehmen Sie überflüssige Pfunde ab, denn Übergewicht belastet den Beckenboden.

Frauen, die unter Streßinkontinenz leiden, können mit einer speziellen Gymnastik ihren Beckenboden stärken, um den unkontrollierten Urinfluß zu verhindern:

1. Entleeren Sie auf der Toilette die Blase nicht gleich vollständig, sondern unterbrechen Sie den Harnstrahl. Die Muskulatur, die Sie dafür brauchen, ist genau die Beckenmuskulatur, die trainiert werden muß. Unterbrechen Sie daher den Harnstrahl immer wieder, und zählen Sie dabei bis fünf. Dabei wird auch Ihr Blasenschließmuskel trainiert. Wichtig ist, daß Sie bei dieser Übung am Schluß die Blase völlig entleeren, damit kein Restharn zurückbleibt.

2. Legen Sie sich morgens im Bett auf den Rücken. Nun beugen Sie die Knie, stellen die Füße auf und schieben eine Hand unter Ihr Becken. Anschließend kneifen Sie die Beckenbodenmuskulatur etwas zusammen, halten die Spannung etwa fünf Sekunden an und lassen dann wieder locker. Entspannen Sie sich zehn Sekunden lang, ehe Sie die Übung wiederholen. Achten Sie darauf, daß Sie während des Trainings stets gleichmäßig atmen.

Diese Gymnastik sollten Sie so lange regelmäßig durchführen, bis der Beckenboden und Blasenschließmuskel wieder normal funktionieren.

Was können aber die Menschen tun, die unter den anderen Formen der Blasenschwäche leiden? Sind sie dazu verdammt, Windeln oder Einlagen tragen zu müssen, damit es nicht zu peinlichen Situationen kommt?

Die Antwort: nein! Denn auch die Reflexzonentherapie bietet eine Möglichkeit, den lästigen Urinfluß abzustellen.

Fußmassage: Reiben Sie mit dem linken Daumen (Hauptgriff) auf der rechten Fußsohle die zwei Fingerbreit hohe und einen Finger breite Harnblasenzone, die an der Fuß-Innenseite zweieinhalb Fingerbreit über der Ferse liegt. Die Massage muß drei Minuten lang mit kreisförmigen Bewegungen unter starkem Druck erfolgen. Anschließend behandeln Sie die gleiche Zone auf der linken Fußsohle. Massieren Sie Ihre Fußsohlen so mindestens drei-, besser fünfmal täglich.

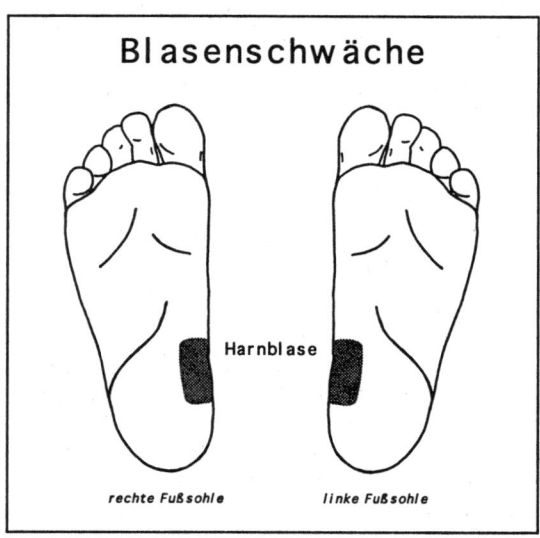

Blasenschwäche

Harnblase

rechte Fußsohle   linke Fußsohle

Handmassage: Die Harnblasenzone befindet sich auf der rechten Handfläche auf dem Daumenballen an der Kante direkt neben der Handwurzel. Massieren Sie diese Region mit dem linken Zeige- oder Mittelfinger drei Minuten lang mit drehenden Bewegungen, wobei Sie fest aufdrücken. Anschließend behandeln Sie die gleiche Stelle ebenso auf der linken Handfläche. Führen Sie diese Übung mindestens drei-, besser fünfmal am Tag durch.

Hoher Blutdruck

Viele Menschen haben einen zu hohen Blutdruck und wissen es nicht. Das ist eine ernst zu nehmende Sache, denn selbst eine mäßige, jedoch nicht behandelte Blutdruckerhöhung – Hypertension – kann die Lebensdauer erheblich verkürzen.

Glücklicherweise sieht es da nicht hoffnungslos aus. Den Ärzten steht heute eine Unzahl immer wirksamerer Arzneimittel zur Verfügung, so daß die meisten Patienten bei richtiger Behandlung ein normales Leben führen können.

Blutdruck bedeutet nichts anderes als Druck des strömenden Blutes gegen die Arterienwände. Wie in jedem Röhrensystem, durch das unter Druck eine Flüssigkeit gepumpt wird, fließt auch das Blut unter einem bestimmten Druck durch die Blutgefäße. Dieser ist in den ganz großen Gefäßen, etwa in der Aorta, höher als in den ganz kleinen, beispielsweise an der Fingerspitze. Der Blutdruck wird durch die Pumptätigkeit des Herzens erzeugt und erreicht bei jedem Zusammenziehen des Herzmuskels – dem „Herzschlag" oder der „Systole" – seine größte Höhe. Zwischen den Herzschlägen, während der „Diastole", fällt er auf schien niedrigsten Wert. Meist wird bei der Blutdruckbezeichnung der höhere, systolische, und der niedrigere, diastolische, Wert angegeben – zum Beispiel 120/80.

Normalerweise schwankt der Blutdruck bei jedem Menschen. Er nimmt vorübergehend zu nach Anstrengung oder Erregung und fällt im Schlaf ab. Der durchschnittliche Blutdruckwert steigt mit den Jahren. Für Jungen zwischen 15 und 19 beträgt er im Mittel 117/71. Allmählich klettert er dann auf 132/80 für die Jahrgänge zwischen 60 und 64. Beim weiblichen Geschlecht reicht der Anstieg derselben Altersklassen von 114/70 bis 134/81. Frauen unter 40 haben im Mittel zwar einen niedrigeren Blutdruck als Männer unter 40, nach dem 55. Lebensjahr aber neigen sie zu höheren Blutdruckwerten als gleichaltrige Männer.

Tatsächlich hat ein hoher Blutdruck erheblichen Einfluß auf die Lebenserwartung: Je höher der Druck, desto kürzer das Leben. Ein andauernder Blutdruck von 160/100 vermehrt das Risiko eines vorzeitigen Todes bis zu 200 Prozent. Selbst mäßige Druckerhöhungen haben schon eindeutige Wirkungen. Bei einer wissenschaftlichen Untersuchung lag die Sterblichkeitsziffer bei 35jährigen Männern mit einem Blutdruck von 142/85 um das Anderthalbfache über dem Mittelwert ihrer Altersklasse, wenn der Blutdruck 142/95 betrug, war die Sterblichkeitsziffer sogar $2\,^{1}/_{4}$ mal höher als der Durchschnittswert.

Frauen sind widerstandsfähiger, und ihre relative Sterblichkeit auf Grund gleicher Druckanstiege ist erheblich geringer als die der Männer. Dennoch kann die nicht behandelte Blutdruckerhöhung bei der Frau das Leben ebenfalls wesentlich verkürzen.

Auch das Übergewicht spielt eine große Rolle. Treffen Fettleibigkeit und überhöhter Blutdruck zusammen, nimmt die Sterblichkeit weit schneller zu, als jeder dieser beiden Faktoren für sich allein zuwege gebracht hätte. Übergewicht verstärkt offenbar die schädliche Wirkung zu hohen Blutdrucks.

Wodurch wird hoher Blutdruck schädlich? Indem er den Kreislauf abnutzt. Das Herz muß ja die zusätzliche Arbeit leisten, Blut unter hohem Druck hinauszupumpen. Es wird allmählich erweitert und versagt schließlich aus Überlastung.

Auch die Blutgefäße können durch ständige Druckanspannung geschädigt werden. Ob sie die ständige Mehrbelastung auf Dauer aushalten, läßt sich nicht vorhersagen. Es gibt Menschen mit sehr belastungsfähigen Blutgefäßen und andere, deren Blutgefäßwände durch eine Überbelastung ziemlich bald abgenutzt werden. Und das kann sehr gefährlich sein, denn sind beispielsweise die Netzhautgefäße im Auge betroffen, dann kann die Sehkraft verlorengehen. Eine Schädigung der Nierengefäße kann die Ausscheidung von Abfallstoffen des Körpers beeinträchtigen und schließlich zur Harnvergiftung des Blutes führen. Die Abnutzung jener Arterien, die das Gehirn mit Blut versorgen, ist oft die Ursache von Hirnblutung und Schlaganfall. Nachweislich beschleunigt der Hochdruck den arteriosklerotischen Prozeß – die Verhärtung und Verstopfung von Arterien – und verursacht dadurch den schweren Herzanfall, der Patienten mit hohem Blutdruck vier- bis fünfmal häufiger trifft als solche mit normalem. (Frauen mit überhöhtem Blutdruck erleiden zwanzigmal häufiger einen Herzschlag als Frauen mit normalem.)

Gibt es Hochdruck, der keine nennenswerten Symptome hervorruft? Die Ärzte stellen immer wieder fest, daß selbst sehr hoher Blutdruck oft gar keine Beschwerden macht. Im allgemeinen wird der erhöhte Blutdruck vom Hausarzt bei einer Routineuntersuchung festgestellt. Höchstwahrscheinlich ist der Patient zu diesem Zeitpunkt noch völlig beschwerdefrei. Und sollte der Hochdruck Ursache von Kopfschmerzen, von Ermüdung, Schwindel, Herzklopfen, Schlaflosigkeit, Abgeschlagenheit oder heftigen Wallungen sein, dann werden derartige Symptome vielleicht nicht als das erkannt, was sie wirklich sind. Denn so vage Beschwerden sind auch Symptome vieler anderer Erkrankungen.

Was ist die Ursache des hohen Blutdrucks? Hier liegt auch für die Ärzte noch vieles im dunkeln. Nur selten ist es eine spezifische Organstörung – die Verengung einer einzelnen Nierenarterie etwa oder eine Geschwulst der oberhalb der Nieren gelegenen Nebennieren. Aber in wenigstens 90 Prozent aller Fälle ist eine organische Ursache nicht zu erkennen. Man spricht dann von „primärem" oder „essentiellem" Hochdruck. Schwangerschaft und Wechseljahre – einst für begünstigende Faktoren gehalten – sind auf Grund neuer Untersuchungen wohl auszuschließen.

Allerdings spielt die Vererbung eine große Rolle. Wenn der Vater oder die Mutter an hohem Blutdruck leiden, kann man ziemlich sicher sein, daß aus einer größeren Nachkommenschaft zumindest ein Kind ebenfalls an hohem Blutdruck erkranken wird. Und sind gar beide Eltern hochdruckkrank, wird es auch die Mehrzahl ihrer Kinder sein.

Hilft Diät? Setzt man hochdruckkranke Patienten rigoros auf salzarme Kost, die nicht mehr als 1/10 Teelöffel Kochsalz pro Tag erlaubt, fällt der Blutdruck schrittweise, manchmal sogar bis zur Norm. Führt man ihnen Salz wieder in größeren Mengen zu, steigt der Blutdruck erneut. Leider reagiert nur ein Viertel aller Hochdruckkranken so schön planmäßig auf Diätkuren.

Wie sind die Aussichten bei extrem hohem Blutdruck? Zunehmend besser – selbst bei dem bösartigen Hochdruck, der als die ernsteste Krankheitsform gilt. Wenn sich heute ein Patient früh genug behandeln läßt, das heißt, noch bevor die Nieren völlig zerstört sind, und wenn jede therapeutische Möglichkeit erschöpft wird – Senkung des Blutdrucks und Erhaltung des so erreichten Niveaus – darf der Patient damit rechnen, noch zehn oder zwanzig Jahre ohne Beschwerden leben zu können. Das entspricht schon fast der normalen Lebenserwartung (viele Patienten mit bösartigem Hochdruck befinden sich im vorgerückten Alter.)

Was sollte jedermann hinsichtlich seines Blutdrucks beachten? Lassen Sie sich in regelmäßigen Abständen von Ihrem Hausarzt untersuchen; er wird auch immer den Blutdruck kontrollieren. Bestätigt sich der Verdacht, daß Sie einen zu hohen Blutdruck haben, wird er gleich mit der Behandlung beginnen, die Sie mit der Reflexzonentherapie unterstützen können.

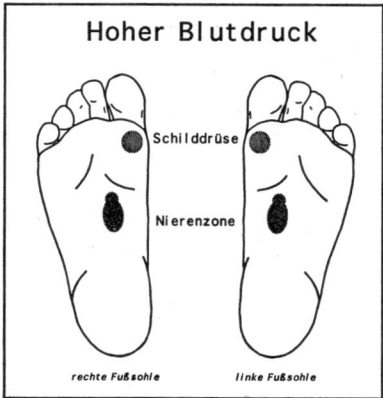

Fußmassage: Bearbeiten Sie zunächst mit dem linken Daumen (Hauptgriff) auf der rechten Fußsohle die eineinhalb Fingerbreit hohe und einen Finger breite Nierenzone. Sie befindet sich auf einer gedachten Linie vier Fingerbreit unter der zweiten Zehe und muß fünf Minuten lang mit kräftigem Druck und mit drehenden Bewegungen massiert werden. Dann kommt die einen Fingerbreit hohe und dicke Schilddrüsenzone dran. Sie liegt auf der Fußsohle knapp unter der Wurzel Ihrer großen Zehe und muß ebenfalls mit dem Daumen in kreisenden Bewegungen massiert werden. Aber nur zwei Minuten lang und ganz sanft – die Schilddrüse ist sehr empfindlich und muß vorsichtig behandelt werden. Sobald Sie mit dem rechten Fuß fertig sind, behandeln Sie die Nieren- und Schilddrüsenzone auf der linken Fußsohle und führen diese Behandlung einmal morgens und einmal abends durch.

Handmassage: Reiben Sie mit dem linken Zeige- oder Mittelfinger auf der rechten Handfläche die Nierenzone, die auf einer gedachten Linie zweieinhalb Fingerbreit unter dem Zeigefinger liegt. Diese Region muß mit dem linken Zeige- oder Mittelfinger (Hilfsgriff) fünf Minuten lang mit kräftigem

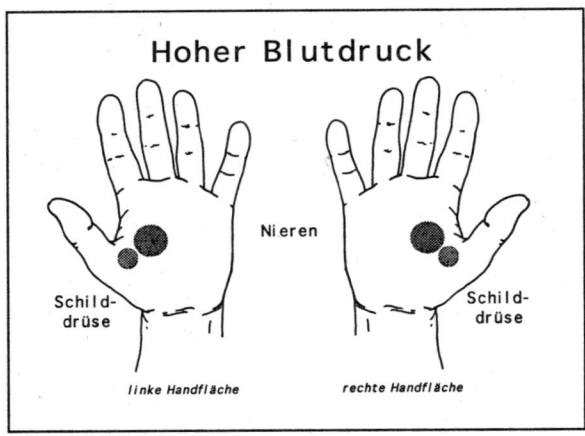

Druck und drehenden Bewegungen massiert werden. Danach behandeln Sie zwei Minuten lang die Schilddrüsenzone. Sie befindet sich auf der Handfläche einen halben Fingerbreit von der Lücke Daumen/Zeigefinger entfernt und muß sanft und kreisförmig massiert werden. Anschließend behandeln Sie genauso die Nieren- und Schilddrüsenzone auf Ihrer linken Handfläche. Machen Sie diese Übungen morgens und abends.

Niedriger Blutdruck

Ein niedriger Blutdruck ist die beste Lebensversicherung. Wer einen niedrigen Blutdruck hat, ist vor einem Herzinfarkt so gut wie sicher. Mit niedrigem Blutdruck lassen sich auch große Aufregungen und seelische Belastungen leichter überwinden.

Das sind Sätze, die man immer wieder hört, wenn es um den Blutunterdruck (Hypotonie) geht. Sie sind richtig. Aber jede Sache hat ihre zwei Seiten. Auch die Sache mit dem niedrigen Blutdruck.

Die Kehrseite sieht nämlich so aus: Die Betroffenen sind andauernd müde. Auch morgens, wenn sich aus dem Bett quälen. Sie sind aber nicht müde, weil sie zu wenig geschlafen haben, sondern weil der Kreislauf keinen Schwung hat.

Der ideale Blutdruckwert liegt bei 120 zu 80. Die erste Zahl gibt den systolischen Wert an, die zweite Zahl den dialostischen. Von Hypotonie spricht man, wenn der Blutdruck bei Männern unter einem Wert von 110 zu 60, bei den Frauen unter 100 zu 60 liegt.

Liegt der Blutdruck nur etwas unter dem Idealwert, ist das nicht weiter schlimm. Wenn er aber unter hundert liegt, dann schlafen die Lebensgeister tatsächlich ein. Man ist bei einem zu niedrigen Blutdruck nicht nur körperlich, sondern auch geistig müde. Der Betroffene spürt einen Druck in der Herzgegend und fühlt, wie das Herz klopft. Schmerzen im Hinterkopf stellen sich ein. Man neigt zu Schwindel- und Ohnmachtsanfällen. Die Hände und Füße sind kalt. Das gesamte vegetative Nervensystem gerät durcheinander, und man leidet auch seelisch.

Oft ist bei Frauen der systolische Druck einigermaßen normal, der dialostische aber zu gering. Daß das Blut unter diesen Voraussetzungen nicht ausreichend überall hinfließen kann, zeigt am deutlichsten die Haut. Sie ist bleich, grau, unrein. Kopfschmerzen weisen ebenfalls drauf hin, daß die Gehirnzellen nicht ausreichend durchblutet werden. Außerdem sind Menschen mit zu niedrigem Blutdruck öfter erkältet als andere, Krankheiten verlaufen bei ihnen langwieriger und schwieriger.

Am häufigsten werden sehr große und schlanke Menschen von der Hypotonie betroffen. Auch eine psychische Belastung oder langes Stehen kann den Blutdruck senken. Zu den ernsteren Ursachen, die den Blutdruck unter das Normalmaß senken, gehören ein Blut- oder Flüssigkeitsverlust. Außerdem sind die meisten Menschen mit einem zu niedrigen Blutdruck gleichzeitig Hypochonder: Sie befürchten, beim kleinsten Wehwehchen von einer lebensgefährlichen Krankheit befallen zu sein.

Die Ursache des niedrigen Blutdrucks ist meist im Bewegungsmangel zu suchen. Wird dem Herz zuwenig Leistung abverlangt, bildet sich seine

Muskulatur langsam zurück – es wird kleiner, muß aber die gleiche Blutmenge pumpen. Deshalb erhöht sich der Puls bei der kleinsten Belastung erheblich, und der betroffene Mensch glaubt, sein Herz sei sehr schwach. Also legt er sich ins Bett. Aber das ist ein Irrtum, denn das Herz ist nicht krank. Es wurde nur zuwenig trainiert. Daher können Bettruhe und Schonung diesen Zustand nur noch verschlimmern!

Auch den Venen kann ein zu niedriger Blutdruck sehr zu schaffen machen. Die Hypotonie wird nämlich durch die „ungünstige" Verteilung des Blutes im ganzen Körper noch gefördert. Etwa 85 Prozent des Blutes befinden sich in den Venen, die das Blut zum Herzen zurücktransportieren sollen. Und nur 15 Prozent befinden sich in den Arterien, jenen Gefäßen, die das Blut vom Herzen weg zu den einzelnen Körperzellen führen. Bei einer plötzlichen Lageveränderung, zum Beispiel beim schnellen Aufstehen, steigt der Blutdruck normalerweise kurzfristig an, damit die Blutverteilung schnell reguliert wird. Bei Menschen mit niedrigem Blutdruck findet diese Regulierung aber nur unzureichend oder gar nicht statt. Daher kann es passieren, daß ein großer Teil des Blutes in die Beinvenen absinkt und kurzfristig zu wenig Blut zum Herzen zurückfließt. Obendrein „versackt" im Stehen das Blut in den Beinvenen, so daß der Rücktransport des Lebenssaftes negativ beeinträchtigt wird.

Trotz dieser Beschwerden handelt es sich beim niedrigen Blutdruck nicht um eine Krankheit, sondern um eine Befindlichkeitsstörung, die nicht unbedingt vom Arzt behandelt werden muß. Es sei denn, es steckt eine innere Krankheit als Ursache dahinter.

Sollten Sie unter einem zu niedrigen Blutdruck leiden, müssen Sie ihn nicht als gegeben ansehen. Sie können ihn nämlich mit einigen Selbsthilfemaßnahmen anheben. Hier ein paar Tips:
- Stellen Sie den Wecker so, daß er morgens fünf Minuten vor dem Aufstehen läutet. So können Sie noch etwas liegen bleiben und sich mit der Tatsache anfreunden, daß Sie sich erheben müssen.
- Stehen Sie langsam auf, damit Ihr Kreislauf „mitkommt", und machen Sie bei geöffnetem Fenster fünf Minuten lang gymnastische Übungen.
- Beenden Sie die morgendliche warme Dusche mit einem kurzen Guß kalten Wassers. Diese kleine Abkühlung kann Sie fit für den ganzen Tag machen. Sollten Sie zwischendurch einen „Durchhänger" haben, helfen gezielt eingesetzte Armgüsse. Dabei müssen Sie sich mit dem kalten Wasserstrahl vom herzfernen Bereich in Richtung Herz vorarbeiten.
- Wecken Sie Ihre Lebensgeister mit einer Tasse Kaffee oder Tee. Allerdings hält die Wirkung dieser Getränke nur kurz an.
- Bewegung hebt den Kreislauf an. Daher sollten Sie täglich und bei jedem Wetter einen Spaziergang an der frischen Luft machen.
- Ein idealer Muntermacher ist der regelmäßige Gang in die Sauna.

– Hören Sie auf zu rauchen! Zwar dürften die meisten nikotinabhängigen Menschen mit Hypertonie immer wieder zur Zigarette greifen, weil das Nikotin eine blutdrucksteigernde Wirkung hat. Aber die belebende Wirkung hält nicht lange an, denn der Körper muß das Nikotin wieder abbauen, also ein Gegengift herstellen. Und je mehr man raucht, desto mehr wird das Blut mit „Antinikotin" angereichert, das ermüdend und erschlaffend wirkt. Schließlich raucht der Betroffene nur noch, um diese Gegenaktion zu bekämpfen. Jedoch wird er die aufbauende Wirkung des Nikotins immer seltener und immer schwächer verspüren. Eine ähnliche Wirkung kann bei blutdruckhebenden Medikamenten eintreten, die man regelmäßig und über einen längeren Zeitraum einnehmen soll.

Eine viel bessere – und preiswertere – Möglichkeit, um die lästigen Beschwerden zu lindern, bietet da die Reflexzonenbehandlung.

Fußmassage: Reiben Sie zunächst mit dem linken Daumen (Hauptgriff) auf der rechten Fußsohle die zwei Fingerbreit hohe und einen Finger breite Nierenzone. Sie liegt auf einer gedachten Linie vier Fingerbreit unter der zweiten Zehe und muß fünf Minuten lang mit kräftigem Druck und kreisförmig massiert werden. Dann rücken Sie einen halben Fingerbreit nach oben und behandeln zwei Minuten lang ebenso die dort liegende Nebenierenzone. Anschließend machen Sie das gleiche auf der linken Fußsohle – und behandeln hinterher noch die Herzzone. Sie befindet sich nur unter Ihrem linken Fuß neben der Nebennierenzone und beginnt auf einer gedachten Linie unter dem Mittelpunkt der Mittelzehe und endet unter der Mitte der kleinen Zehe. Massieren Sie diese etwa einen Fingerbreit hohe und eineinhalb Finger breite Region zwei Minuten lang mit kreisenden Bewegungen unter mittelstarkem Druck. Führen Sie diese Übung drei-, besser fünfmal am Tag durch.

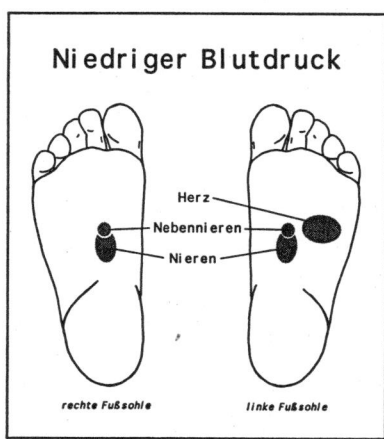

Handmassage: Zuerst bearbeiten Sie mit dem linken Zeige- oder Mittelfinger die Nierenzone auf der rechten Handfläche. Sie liegt zweieinhalb Fingerbreit auf einer gedachten Linie direkt unter dem Zeigefinger. Massieren Sie diese fingerdicke Fläche fünf Minuten lang mit kreisenden Bewegungen

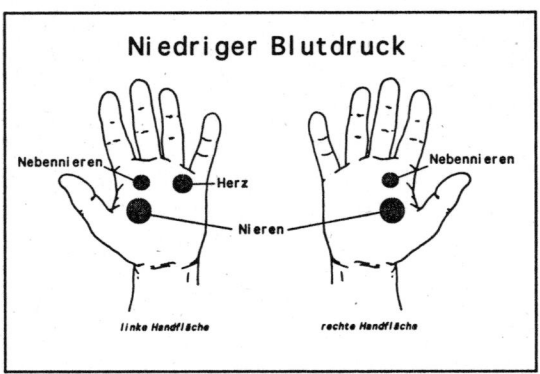

und kräftigem Druck. Dann rücken Sie eineinhalb Fingerbreit hoch unter die Lücke zwischen Zeige- und Mittelfinger und reiben die dortige Nebennierenzone wie oben angegeben, allerdings nur zwei Minuten lang. Danach behandeln Sie die gleichen Regionen auf der linken Handfläche und rücken hinterher zur Herzzone. Sie befindet sich nur auf der linken Hand einen Fingerbreit unter der Lücke Ringfinger/kleiner Finger und muß mit drehenden Bewegungen unter mäßigem Druck zwei Minuten massiert werden. Machen Sie diese Übung nur, wenn es Ihnen nicht möglich ist, die Fußreflexzonenmassage durchzuführen, weil letztere eine bessere Wirkung hat.

Bronchitis

Wollen Sie einmal prüfen, ob Ihre Lunge gesund ist? Dann machen Sie folgenden kleinen Test: Halten Sie ein brennendes Streichholz etwa 30 Zentimeter vor Ihr Gesicht und versuchen Sie, die Flamme mit einem kurzen Atemstoß auszublasen (ohne vorher tief Luft zu holen!). Gelingt Ihnen das ohne große Mühe, ist Ihre Lunge in Ordnung (soweit man das nach diesem laienhaften Test sagen kann).

Können Sie die Flamme nicht ausblasen, sollten Sie unbedingt einen Facharzt für Lungen- und Bronchialheilkunde aufsuchen: Es könnte leicht sein, daß Sie an chronischer Bronchitis erkrankt sind, einer immer wiederkehrenden Entzündung der Atemwege, deren unangenehmste Symptome Husten, Auswurf und schließlich Atemnot sind.

Wie verbreitet die chronische Bronchitis in Deutschland ist, beweist die Tatsache, daß bei jedem dritten Patienten, der heute wegen irgendeines Leidens ins Krankenhaus kommt, darüber hinaus chronische Bronchitis diagnostiziert wird. Das Tückische an ihr ist, daß sie ganz harmlos beginnt – häufig mit einer Grippe.

Durch die Grippe können die Schleimhäute der Bronchien derart geschädigt werden, daß sie sich nicht mehr völlig erholen und anfälliger für andere Schädigungen sind, wie Infektionen durch Bakterien oder Reizstoffe im Tabakrauch. Und natürlich spielt dabei auch die Luftverschmutzung eine große Rolle.

Auf diese Schädigungen reagiert die Schleimhaut äußerst empfindlich: Sie entzündet sich, schwillt an und produziert viel mehr Schleim als gewöhnlich. So viel Sekret können aber die feinen Flimmerhaare, die normalerweise die Atemwege von allen Fremdkörpern reinigen, nicht mehr wegschaffen. Der Schleim kann deshalb nur noch durch starkes Husten „ausgeworfen" werden

Diese Beschwerden verschwinden zwar nach einigen Wochen von selbst, kommen aber in jedem Jahr wieder: Die Bronchitis ist chronisch geworden. Deshalb sollte jeder, der wiederholt länger als drei Wochen unter Husten leidet, unbedingt zum Arzt gehen.

Wer tut das aber schon? Normalerweise versucht noch jeder, sich mit Hustensaft und Hausmitteln selber zu kurieren. Das ist nicht nur aussichtslos, sondern auch lebensgefährlich. Ohne Behandlung wird eine chronische Bronchitis immer schlimmer: Der Schleim kann nicht mehr völlig ausgehustet werden und verstopft die Atemwege; zudem können sich die Muskeln in den Bronchien verkrampfen und die Luftwege noch weiter einengen.

Spätestens zu diesem Zeitpunkt beginnt der Kranke unter Atemnot zu leiden; er kann nicht mehr richtig ausatmen. Die Folgen: Der Bronchitiker wird kurzatmig, vor allem bei körperlichen Anstrengungen bleibt ihm buchstäb-

lich die Luft weg. Im Lauf der Zeit kommt es zu einer echten Belüftungs-
störung der Lunge, so daß die Lungenbläschen nicht mehr so viel Sauerstoff
aufnehmen können, wie der Körper braucht.

Durch den Husten werden viele Lungenbläschen überdehnt und später
zerstört; es entsteht eine Blählunge (Lungenemphysem, sagen die Ärzte) mit
unerträglicher Atemnot. Der Sauerstoffmangel zieht alle Organe des Körpers
in Mitleidenschaft, vor allem das Gehirn und die rechte Hälfte des Herzens,
die das Blut in die Lunge pumpt: Sie wird ständig überfordert, so daß sie
schließlich „ausleiert" und der Bronchitiker an Herzversagen sterben kann.

An chronischer Bronchitis und ihren Folgekrankheiten sterben in jedem
Jahr in Deutschland etwa 20.000 Menschen. Etwa ebensoviel müssen vor-
zeitig pensioniert werden, weil sie zu schlapp für die Arbeit geworden sind.
Besonders betroffen sind Männer über fünfzig.

Es gibt nur ein Mittel dagegen: ärztliche Behandlung. Im Anfangsstadium
– selbst noch bei beginnender Atemnot – ist etwa die Hälfte aller Fälle von
chronischer Bronchitis heilbar.

Grundlagen der Therapie sind Antibiotika gegen die Infektion der Atemwege, das Einatmen salzhaltiger Aerosole, die den Schleim verflüssigen,
damit er besser ausgehustet werden kann, sowie entzündungshemmende und
krampflösende Medikamente.

Selbst wenn die chronische Bronchitis nicht mehr zu heilen ist, können die
Beschwerden weitgehend gelindert werden. Dazu dienen neben den Medi-
kamenten physiotherapeutische Maßnahmen, also Inhalationen, spezielle
Atemgymnastik, Bäder, Massagen.

Das beste Mittel gegen die chronische Bronchitis ist natürlich wie bei vielen anderen Erkrankungen – die Vorbeugung. Dafür gibt es einen ganzen Ka-
talog von Möglichkeiten:
- Etwa zwei bis drei Wochen nach einer schweren Grippe sollte man sich
  vom Lungen-Spezialisten untersuchen lassen. Nur er kann feststellen, ob
  die Bronchien geschädigt worden sind.
- Vorbeugend gegen Bronchitis wirken auch alle Maßnahmen zur Abhärtung: Sauna, Hautbürsten, Wechselbäder, Kneipp-Kuren und Sport.
- Die Zimmertemperatur sollte nicht höher als 20 °C sein und die Luftfeuchtigkeit zwischen 50 und 60 Prozent liegen; in wärmerer und
  trockenerer Luft werden die Abwehrkräfte der Bronchien geschwächt, so
  daß sie eingedrungene Krankheitserreger nicht mehr unschädlich machen
  können.
- Bei Anfälligkeit für chronische Bronchitis herrscht ein striktes Rauchver-
  bot.

Wer diese Möglichkeiten der Vorbeugung befolgt, hat große Chancen,
nicht an chronischer Bronchitis zu erkranken. Das ist allerdings keine Garantie gegen die akute Bronchitis! Sie tritt besonders im Frühjahr und Herbst

auf und sorgt für schmerzhaften Reizhusten, Fieber, Abgeschlagenheit, Heiserkeit und Schnupfen.

Die Beschwerden der akuten Bronchitis lassen sich mit der Reflexzonenmassage lindern! Sie müssen sich nur etwas Zeit nehmen und Ihre Füße oder Hände an den richtigen Stellen behandeln.

Fußmassage: Bearbeiten Sie mit dem linken Daumen (Hauptgriff) eine etwa 3 cm breite Zone, die sich auf der rechten Fußsohle einen Fingerbreit unter den Lücken großer/zweiter Zehe und vierter/kleiner Zehe hinzieht und etwa eineinhalb Fingerbreit hoch ist. Massieren Sie diese Region zunächst sehr kräftig mit dem Daumen, und drehen Sie ihn dabei kreisförmig, wobei Sie unter der zweiten Zehe beginnen. Danach wandert Ihr Finger weiter in Richtung Fuß-Außenseite, wobei Sie jeden Millimeter reiben müssen. Jedoch dürfen Sie die Zone unterhalb der vierten und kleinen Zehe nur mit leichtem Druck bearbeiten.

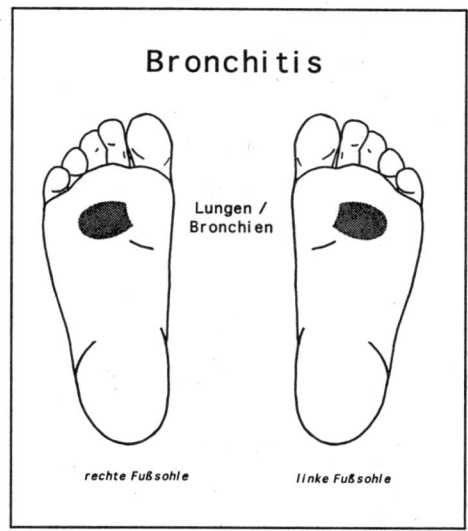

Die Behandlung des rechten Fußes kann fünf Minuten und länger dauern – aber Sie werden bald eine Linderung Ihrer Beschwerden feststellen. Hören Sie dann aber nicht auf, sondern massieren Sie den linken Fuß genauso wie oben beschrieben. Erst die Region unter der zweiten und dritten Zehe mit starkem Druck, anschließend den Bereich unter den restlichen Zehen, wobei Sie weniger kräftig pressen. Und damit die Beschwerden möglichst schnell verschwinden, machen Sie diese Übung mindestens alle drei Stunden.

Handmassage: Suchen Sie auf Ihrer rechten Handfläche eine Region, die einen Fingerbreit unter der Lücke Mittel-/Ringfinger liegt, dort etwa einenhalb Fingerbreit hoch ist und sich bis zur Lücke Ringfinger/kleiner Finger hinzieht, wo ihre Höhe nur noch einen Fingerbreit beträgt. Massieren Sie mit dem linken Zeige- oder Mittelfinger jeden Millimeter dieser Lungen-/Bronchienzone unter kräftigem Druck kreisförmig. Das Ganze muß mindestens fünf Minuten dauern. Anschließend machen Sie das gleiche auf der linken Handfläche und wiederholen die Übung alle drei Stunden.

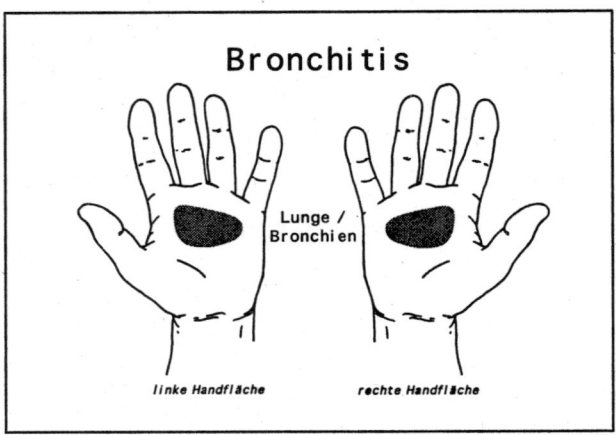

Depressionen

Zum Wesen des Menschen gehört es, daß er wechselnde Stimmungen hat. So sehr wir eine übersteigerte „Launenhaftigkeit" als ein Zuviel an Stimmungswechsel auch verurteilen – das andere Extrem, eine völlig unveränderliche Stimmungslage, würde uns zu Recht als „unmenschlich" erscheinen. Eine gemütsarme Person, deren Stimmung immer gleich bleibt, die von keinem Ereignis bewegt wird, wirkt wie ein Roboter. Dieser Typ ist übrigens bei bestimmten Gewaltverbrechern zu finden.

Die normalen Stimmungen des Menschen haben einen tiefen biologischen Sinn. Am deutlichsten ist das bei der Angst, die ja auch eine Stimmung ist. Man kann mit Bestimmtheit sagen, daß die Menschheit längst ausgestorben wäre, wenn nicht jeder einzelne – gesunde! – Mensch Angst vor dem Tode hätte. Diese Angst hindert ihn nämlich daran, sich in Gefahren zu begeben, in denen er umkommen könnte.

Auch der Wechsel der Alltagsstimmungen ist ein Schutzmechanismus, den die Natur dem Menschen mitgegeben hat. Jeder Mensch hat gute und schlechte Tage. Tage, an denen er mit „dem linken Bein aufgestanden" ist, und andere, an denen er sich topfit fühlt. Und tatsächlich: Untersuchungen haben gezeigt, daß der menschliche Organismus an schlechten Tagen nicht so leistungsfähig ist wie an guten Tagen.

Der Stoffwechsel in den Muskeln, das komplizierte Regulationssystem des Kreislaufs, das vielfältig aufeinander abgestimmte System der Drüsen – sie alle sind nicht alle Tage harmonisch, auch dann, wenn der Mensch kerngesund ist. Das ist verständlich, denn er ist keine Maschine. Deshalb hat seine pessimistische Stimmung an einem „schlechten" Tag, an dem er glaubt, daß eine bevorstehende Aufgabe ein schier unüberwindliches Problem sei, auch einen Sinn: Sie soll den Menschen daran hindern, sich an einem solchen Tag, an dem sich der Organismus in keinem optimalen Funktionszustand befindet, zuviel vorzunehmen.

Dieselbe Aufgabe kann ihm vielleicht schon am nächsten Tag als „kinderleicht" erscheinen – nämlich dann, wenn er wieder gute Laune hat. Oft ist ihre Realisierung dann auch tatsächlich eine Kleinigkeit. Denn gute Laune ist nichts anderes als die Meldung des Organismus an das Gehirn, daß alle Teile gut funktionieren, daß sich der Mensch also in einem Zustand großer Leistungsfähigkeit befindet.

Die Depression ist ein Leiden, bei dem dieses Hin- und Herschwingen der Stimmungen plötzlich blockiert ist und sich die Laune des Menschen im Zustand einer mehr oder weniger tiefen Niedergeschlagenheit befindet. Die Betroffenen leiden an unbewußten aggressiven Gefühlen, wissen aber nicht, an wem sie sich abreagieren können. Verzweiflung, Wut, Enttäuschung, Ärger oder Wut finden keinen „Schuldigen". Damit schieben sie den Schmerz oder die Anklage der eigenen Person in die Schuhe. Weil sie es verlernt haben, die negativen Gefühle dort abzuladen, wohin sie eigentlich gehören. Also kann die Aggression nicht ausgelebt werden, und es kommt zu folgenden Symptomen:

– Schwermut und Rückzug in sich selbst.
– Abkapselung nach außen, verbunden mit Selbstanklagen, Selbstzweifel und Unsicherheit.
– Gefühl der Leere und Sinnlosigkeit. Diese Empfindungen sind oft mit Abgeschlagenheit sowie Schlafstörungen (auch zuviel Schlaf) verbunden. Ebenso kann es zu Eßlust und Gewichtszunahme oder zu Appetitlosigkeit und Gewichtsverlust kommen.
– Mangelnde Konzentrationsfähigkeit und Interesselosigkeit.
– Mehr oder weniger ausgeprägte Selbstmordgedanken oder Todeswünsche.

Eine Depression kann Tage, Wochen, Monate, sogar Jahre andauern. Sie kann abklingen und später wieder auftauchen. Manchmal vermischt sie sich mit der Melancholie, eine Unterform der Depression.

Etwa fünf Prozent aller Deutschen leiden unter saisonbedingten depressiven Verstimmungen, die von den Ärzten „Winterdepression" genannt wird. Sie stellt sich regelmäßig ein, wenn die Tage kürzer werden, die Außenwelt trübe und grau erscheint.

Trotz der Bezeichnung „Winterdepression" ist diese Niedergeschlagenheit nicht nur an die kalte Jahreszeit gekoppelt – oft stellt sie sich schon zu Beginn des Herbstes ein. Die ersten Anzeichen sind oft ein großes Schlafbedürfnis und ein Heißhunger auf Kohlehydrate, was eine Gewichtszunahme des Menschen nach sich zieht.

Wissenschaftler vermuten, daß an der Entstehung von Depressionen das Hormon Melatonin beteiligt ist. Es entsteht in der Zirbeldrüse (Epiphyse) und regelt den Wach- und Schlafrhythmus des Menschen. Melatonin wird abhängig von der Helligkeit beziehungsweise Dunkelheit aus der Zirbeldrüse ausgeschüttet – seine Konzentration im Organismus ist in der Nacht am höchsten, in den frühen Morgenstunden fällt der Melatoninspiegel ab und ist bei Tage niedrig.

Tests haben ergeben, daß die nächtliche Ausschüttung von Melatonin durch die Einwirkung starken künstlichen Lichts (1.000 bis 2.000 Lux) unterdrückt werden kann. Auch auf depressiv veranlagte Menschen wirkt sich das helle Licht günstig aus: Ihnen geht es besser, wenn Sie sich täglich etwa ein bis vier Stunden lang in sehr hellem Licht aufhalten.

Aber so eine „Lichttherapie" mit einer ungewöhnlich starken Beleuchtung kann kaum jemand selbst zu Hause durchführen. Auch die zweite Möglichkeit – ein Langzeiturlaub in südlichen Ländern, während es in Mitteleuropa trübe und dunkel ist – kommt für die meisten depressionsgeplagten Menschen kaum in Frage. Muß man also die schwermütige Zeit mit ihrer Bedrücktheit über sich ergehen lassen? Lieber nicht, denn wer Depressionen, Angst und immer nur schlechte Laune hat, verkrampft sich, altert vorzeitig, wird das Opfer seiner negativen Gedankenwelt.

Wie aber soll man aus diesem Schlamassel herausfinden?

Die Lösung: Seien Sie nett – und zwar in erster Linie zu sich selbst! Machen Sie sich Gedanken darüber, was für ein großartiger Mensch Sie sind, und sagen Sie sich immer wieder: „Ich bin glücklich! Ich bin stark und liebenswert!" Und wenn Sie morgens in den Spiegel blicken, dann suchen Sie nicht nach neuen Falten, sondern sagen Sie: „Ich mag mich! Ich bin die Macht in meinem Leben! Heute ist ein schöner Tag, an dem ich mich ändern und lernen kann!" Das stärkt die seelischen Kräfte und hilft Ihnen, kritische Situationen zu meistern.

Allerdings ist es damit nicht getan. Für Ihre „Wende" brauchen Sie noch mehr als ein paar positive Aussagesätze. Lassen Sie aber die Finger von allen Psychopharmaka: Pillen und Tropfen, die eine gute Laune herbeizaubern – und bei übermäßigem Konsum süchtig machen können. Viel gesünder ist die Reflexzonentherapie!

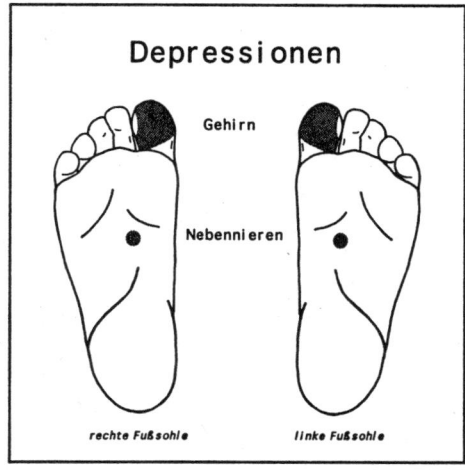

Fußmassage: Als erstes behandeln Sie mit dem linken Daumen (Hauptgriff) auf der rechten Fußsohle Ihre Nebennierenzone, die auf einer gedachten Linie dreieinhalb Fingerbreit unter der zweiten Zehe liegt. Massieren Sie diese Stelle zwei Minuten lang kreisförmig unter kräftigem Druck, anschließend nehmen Sie sich die Gehirnzone vor, die bis auf eine kleine Region neben der zweiten Zehe die gesamte Unterseite der großen Zehe einnimmt. Reiben Sie diese Fläche zwei Minuten lang mit drehenden Bewegungen, wobei Sie stark aufdrücken. Danach behandeln Sie die gleichen

Zonen auf der linken Fußsohle. Machen Sie diese Übungen, sobald Sie wieder mal alles „so maßlos traurig" finden.

Handmassage: Suchen Sie auf der rechten Handfläche einen Fingerbreit unter der Lücke Zeige-Mittelfinger die Nebennierenzone, und bearbeiten Sie diese mit dem linken Zeige- oder Mittelfinger, indem Sie stark aufdrücken und dabei kreisende Bewegungen machen. Zwei Minuten lang, anschließend

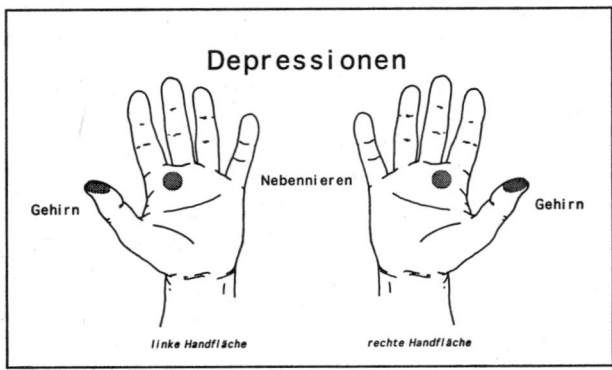

nehmen Sie sich die oberste Daumenfläche vor, auf der sich die Gehirnzone befindet. Am besten legen Sie den rechten Daumen zwischen Ihren linken Daumen und Zeigefinger und massieren dann die Gehirnzone unter kräftigem Druck kreisförmig mit dem Zeigefinger der linken Hand. Hinterher behandeln Sie ebenso die genannten Zonen auf der linken Handfläche. Wenn Sie Ihre Hände bei jedem Anflug einer Depression sofort behandeln, gehen Sie heiter durchs Leben.

Durchblutungsstörungen

Wahrscheinlich werden Sie es nicht glauben, aber es stimmt: Würde man sämtliche Blutgefäße eines menschlichen Körpers lückenlos aneinanderlegen, könnten sie mehrfach um die Erde gewunden werden. Aber das ist gar nicht so erstaunlich, wenn man sich einmal klarmacht, daß das Blut selbst in die entlegensten Winkel unseres Organismus und auch wieder von dort zurück transportiert werden muß.

Der Blutkreislauf sichert in allen Organen und Geweben die Versorgung mit Sauerstoff und Nährstoffen zur Energiegewinnung im Stoffwechsel und den Abtransport von Schlacken; außerdem ist er für die Funktionsmöglichkeit der Hormone und anderer Substanzen zuständig. Blutgefäße befinden sich in nahezu allen Geweben, und die Stärke ihrer Durchblutung wird je nach Sauerstoffbedarf durch hormonelle oder nervale Bedingungen geregelt. Zum Beispiel fließt nach einer Mahlzeit mehr Blut in die Eingeweide, während bei einer Streßsituation oder starker Nervosität das Herz und die Muskulatur vermehrt mit Blut versorgt werden.

Tatsächlich können nicht immer alle Gefäßabschnitte mit Blut gefüllt sein. Dazu reichen die fünf Liter Blut, die der Mensch durchschnittlich besitzt, einfach nicht aus. Einzelne Bereiche müssen deshalb ständig abgeschaltet oder wenigstens erheblich vermindert durchblutet werden.

Das ist auch der Grund für das „schlechte" Aussehen, die graue Blässe mancher Menschen: Der Gefäßbezirk Haut ist bei ihnen zu wenig durchblutet. Die kleinen Hautblutgefäße werden durch die Nerven gesteuert. Sie verengen sich beispielsweise, wenn ein kalter Luftzug den Körper trifft. Auch wenn man sich aufregt, können sie sich verengen – aber auch erweitern. Auf diese Weise werden wir entweder blaß oder rot vor Ärger.

Für die Verteilung des Blutes im Körper ist das Herz verantwortlich. Bei jedem Herzschlag pumpt es das mit Sauerstoff angereicherte Blut über die Arterien durch den Körper. Dieser Teil des Kreislaufsystems wird als arterieller Kreislauf oder als Hochdrucksystem bezeichnet.

Der Zustrom von Blut zu den äußersten Geweben wird behindert, wenn die Arterien der Gliedmaßen verengt sind. Solche Verengungen entstehen durch krankhafte Veränderungen oder einen nervösen Krampf in den Arterienwänden oder durch eine plötzliche Verstopfung der haarfeinen Arterien. Dann treten folgende Beschwerden auf: Kribbeln in den Händen, Absterben der Finger („Totenfinger", „Leichenfinger"), ungerechtfertigt oft kalte Hände und Füße.

Die Folgen solcher Verschlußkrankheiten sind verheerend. Wird eine Gliedmaße, beispielsweise ein Bein, nicht mehr ausreichend mit Sauerstoff und Nährstoffen versorgt, macht sich das zunächst durch ein leichtes

Prickeln, anfangs in den Zehen, später im Fuß und schließlich im gesamten Bein bemerkbar. Auf das Prickeln folgt eine recht schmerzhafte Taubheit beziehungsweise heftige Schmerzen, die anfänglich nur bei Belastung auftreten, zum Beispiel beim Gehen. Bleibt man dann stehen, so läßt der Schmerz nach, und weil die Betroffenen sich in diesen Zwangspausen oft Schaufensterauslagen ansehen, spricht man von der „Schaufensterkrankheit".

Die „peripheren" Durchblutungsstörungen können nur vom Arzt behandelt werden, Vorbeugemaßnahmen sind Verzicht auf Nikotin, Massage, Wasseranwendungen. Doch neben diesen Komplikationen gibt es eine weitere Art von Durchblutungsstörungen, die Sie leicht selbst behandeln können: die „vegetativen" Durchblutungsstörungen.

Bei diesem Leiden kommt es – speziell in schlecht gelüfteten Räumen – zu Hitzewallungen, zu plötzlichen Schwindelanfällen, zum Schwarzwerden vor den Augen, zu kalten Schweißausbrüchen, zu Übelkeit – ja, sogar zu Ohnmachtsanfällen. Diese Störung entsteht durch eine Fehlsteuerung der Blutversorgung und -regulation: Das Gehirn erhält plötzlich zuwenig sauerstoffreiches Blut, und der Blutdruck schafft es nicht, den Lebenssaft mit der notwendigen Geschwindigkeit durch die Gehirngefäße zu pumpen. Dadurch werden die übergeordneten Hirnzentren abgeschaltet – die Ohnmacht ist da!

Leiden Sie hin und wieder unter solchen Beschwerden, so können Sie ihnen mit der Reflexzonentherapie vorbeugen.

Fußmassage: Reiben Sie zunächst mit dem linken Daumen (Hauptgriff) auf der rechten Fußsohle die einen Finger dicke und eineinhalb Fingerbreit hohe Nierenzone. Sie befindet sich auf einer gedachten Linie vier Fingerbreit

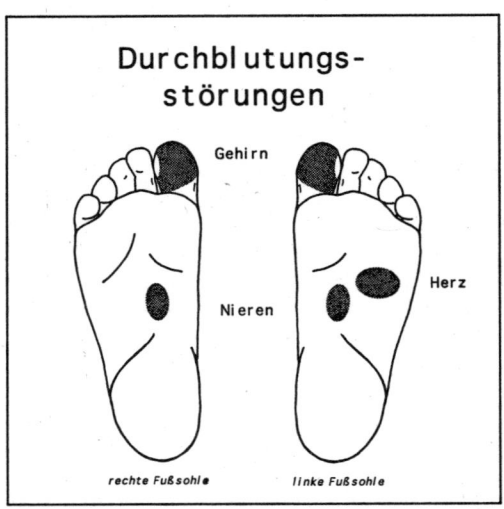

unter der zweiten Zehe und muß fünf Minuten lang mit kräftigem Druck und mit drehenden Bewegungen massiert werden. Gleich darauf behandeln Sie die Gehirnzone. Sie nimmt – abgesehen von einer kleinen Fläche neben der zweiten Zehe – die gesamte Unterseite der großen Zehe ein. Massieren Sie diese Region zwei Minuten lang kreisförmig, wobei Sie stark aufdrücken. Sobald Sie damit fertig sind, behandeln Sie ebenso die gleichen Flächen auf der linken Fußsohle – reiben dort aber noch zwei Minuten lang unter mäßigem Druck und mit kreisenden Bewegungen die Herzzone. Sie liegt drei Fingerbreit auf einer gedachten Linie unter dem Mittelpunkt der Mittelzehe und endet unter der Mitte der kleinen Zehe. Massieren Sie Ihre Füße so dreimal täglich.

Handmassage: Suchen Sie auf der rechten Handfläche die Nierenzone, die auf einer gedachten Linie zweieinhalb Fingerbreit unter dem Zeigefinger liegt. Diese Region muß mit dem linken Zeige- oder Mittelfinger fünf Minuten lang mit kräftigem Druck und mit kreisenden Bewegungen massiert werden. Danach reiben Sie die auf der obersten Daumenfläche befindliche

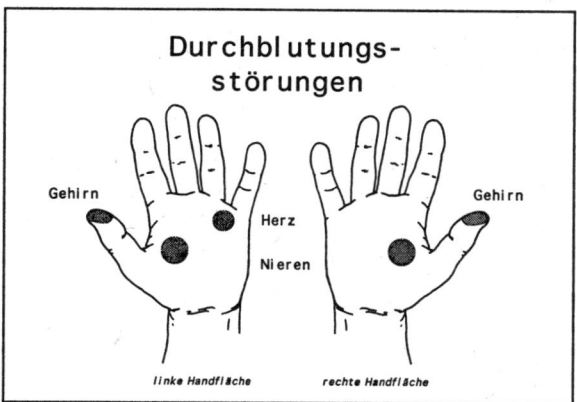

Gehirnzone zwei Minuten lang unter kräftigem Druck und behandeln anschließend die gleichen Regionen auf der linken Handfläche. Aber das ist nicht alles – Sie müssen noch die nur auf der linken Hand liegende Herzfläche (sie liegt einen halben Fingerbreit unter der Lücke Ringfinger/kleiner Finger) bearbeiten. Bitte zwei Minuten lang mit kreisenden Bewegungen, wobei Sie nur mäßig aufdrücken. Führen Sie diese Übung dreimal am Tag durch.

Durchfall

Spaßeshalber wird er „Dünnpfiff", „Montezumas Rache" oder „schnelle Kathrin" genannt, aber wen der Durchfall (Diarrhö) einmal richtig erwischt hat, dem ist zum Scherzen nicht zumute. Normalerweise findet ein- bis zweimal am Tag eine Darmentleerung statt, doch bei Durchfall kann sich die Zahl auf zehn, fünfzehn und mehr steigern. Wenn sich das Übel über Tage hinzieht, wird es höchst lästig. Aber nicht nur lästig. Durchfall ist in den meisten Fällen auch mit mehr oder weniger starken Schmerzen verbunden. Man spürt einen ständigen Druck in der Magengegend. Es kneift und zwickt. Und ständig rumort und blubbert es.

Ein Durchfall entsteht meist, wenn der Speisebrei den Dünndarm nicht genügend vorbereitet erreicht und ihn zu schnell passiert.

Ist der Durchfall chronisch, hält er also lange an, wird dem Körper Flüssigkeit entzogen, bis der Wasser- und Elektrolythaushalt gestört ist. In diesem Fall ist der Besuch eines Arztes unbedingt notwendig, weil der Mediziner die Darmflora in einer sorgfältigen und langwierigen Behandlung erneut aufbauen muß.

Das einmalige Auftreten von dünnem Stuhl ist nicht außergewöhnlich und kein Grund zur Beunruhigung. So ein leichter Durchfall wird manchmal von Erbrechen begleitet und dauert meist nicht länger als ein oder zwei Tage. Er ist fast ausnahmslos eine Folge von Ernährungsfehlern: Der Magen wurde überlastet oder durch Alkohol- oder Nikotinmißbrauch in Mitleidenschaft gezogen. Ebenso können große Angst, ein momentaner Schreck, Wut oder große Sorge die Diarrhö auslösen – das ist sozusagen ein Notruf des Körpers, der in Sekundenschnelle dafür sorgt, daß Schädliches ausgeschieden wird.

Sehr oft bewirkt auch ein plötzlicher Wechsel der Ernährungsform den Durchfall. Zum Beispiel bereitet die Umstellung von mit Butter auf mit Öl zubereitete Kost immer wieder erhebliche Schwierigkeiten, weil die für die neuen Speisen zuständigen Fermente im Magen erst aktiviert werden müssen.

Das ist auch der Grund, warum so viele Leute in den Ferien von „Montezumas Rache" heimgesucht werden. Tatsächlich erkranken rund 60 Prozent aller Urlaubsreisenden in den Ländern der sogenannten dritten Welt am Durchfall, jeder zehnte Tropentourist muß ärztliche Hilfe in Anspruch nehmen. Die häufigsten Krankheitssymptome sind flüssige Stühle, krampfartige Bauchschmerzen und Erbrechen. Kreislaufschwäche und Übelkeit gesellen sich oft hinzu.

Ein besonders hohes Risiko, an Durchfall zu erkranken, besteht in den Urlaubsgebieten Nordafrikas, Mittelamerikas sowie in Ostasien, aber auch in der Türkei. Der Grund: Der Körper wird dort mit bisher unbekannten Bakterien konfrontiert, gegen die er noch keine speziellen Abwehrkräfte besitzt. Kinder und junge Erwachsene sind am meisten gefährdet.

Auch die mangelnden hygienischen Verhältnisse und eine ungenügende Wasseraufbereitung in den jeweiligen Reiseländern gelten als Ursache. Daher gehören zu den wichtigsten Infektionsquellen die mit Fäkalkeimen verunreinigten Speisen und Getränke. Als Hauptübeltäter werden von den Medizinern die Kolibakterien genannt. Durch Klimawechsel, Zeitumstellung und die ungewohnte Kost reagiert das Verdauungssystem besonders sensibel – vor allem in den ersten Tagen. Eine Durchfallerkrankung im Urlaub tritt meist am Ende der ersten Ferienwoche auf.

Wer seine „schönsten Wochen des Jahres" also in tropischen Gefilden verbringen will, sollte das Erkrankungsrisiko so niedrig wie möglich halten. Hier sind die wichtigsten Regeln:

– Nutzen Sie den ersten Urlaubstag zum Ausspannen. Streß macht Sie anfällig für Durchfall.
– Waschen Sie sich immer sorgfältig die Hände.
– Essen Sie Fleisch, Fisch und andere Meerestiere nur gekocht oder gut durchbraten. Lassen Sie die Finger von rohen Meeresfrüchten!
– Meiden Sie Rohkostsalate, Mayonnaisen und kalte Soßen. Essen Sie Früchte nur geschält, Gemüse nur gegart.
– Verzichten Sie auf Milchshakes, offenen Eiscreme, Pudding und unpasteurisierte Milchprodukte.
– Trinken Sie niemals Leitungswasser, und verzichten Sie auch auf Eiswürfel und offene Erfrischungsgetränke von Straßenhändlern. Besorgen Sie sich in Flaschen abgefülltes Mineral- oder Trinkwasser. Benutzen Sie es auch zum Zähneputzen.
– Drehen Sie die Klimaanlage nicht zu hoch. Wenn sich der Bauch verkühlt, ist der Durchfall nicht weit.
– Gleichen Sie den durch Schwitzen entstandenen Salzverlust aus. Er kann nämlich die Säureproduktion im Magen verringern, so daß er auf bestimmte Speisen abträglich reagiert.

Wer – ob zu Hause oder im Urlaub – an Durchfall leidet, sollte sich ins Bett legen und fasten. 24 Stunden lang darf überhaupt nichts gegessen werden. Auch keine medizinische Kohle („Tierkohle"), da sie weder den Wasserverlust verhindert noch die Erreger und Gift unschädlich macht. Das gilt ebenso für Hausmittel wie getrocknete Heidelbeeren oder Johannisbrotmehl. Vielmehr sollen sich in diesen 24 Stunden der Magen und Darm gründlich entleeren und nicht mit neuen Nahrungsstoffen gefüllt werden, die dann wieder zu Durchfall führen. Trinken gegen den Durst ist nicht nur erlaubt, sondern wichtig. Aber nur Pfefferminz- oder Kamillentee, weil sie beruhigend auf die revoltierenden Verdauungsorgane wirken. Der Tee muß warm und schluckweise getrunken werden. Gesüßt wird er nicht.

Auf die Einnahme von irgendwelchen Tabletten sollten Sie allerdings verzichten, weil sie in der Darmflora meist noch mehr Schaden anrichten. Besser ist es, wenn Sie an Händen und Füßen gewisse Stellen behandeln – mit der Reflexzonentherapie!

Fußmassage: Zunächst behandeln Sie die Magenzone. Sie liegt auf der rechten Fußsohle an der Fußinnenseite drei Fingerbreit unter der großen Zehe, ist drei Fingerbreit hoch und zieht sich bis zur Fußsohlenmitte hin. Massieren Sie diese Region mit dem linken Daumen (Hauptgriff) fünf Minuten lang mit drehenden Bewegungen, wobei Sie kräftig aufdrücken. Danach reiben Sie genauso die ebenso große Darmzone, die sich in der Fußsohlenmitte an die Magenregion anschließt, doch je einen Fingerbreit von der Fußinnen- und Fußaußenseite und vier Fingerbreit von der Ferse entfernt endet. Massieren Sie diese Fläche ebenfalls fünf Minuten lang kräftig und kreisförmig. Anschließend behandeln Sie die gleichen Regionen auf Ihrer linken Fußsohle und führen diese Übung dreimal täglich durch.

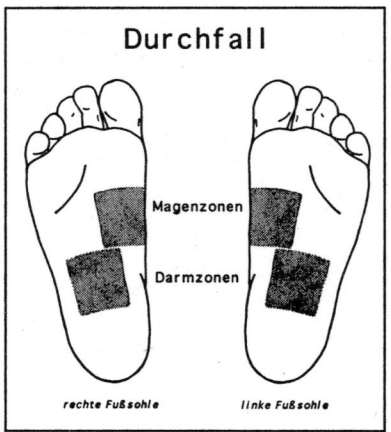

Handmassage: Die Magenzone liegt zwei Fingerbreit unter dem Zeigefinger Ihrer rechten Hand, beginnt an der Kante und endet an einer gedachten Linie unter der Lücke Zeige-/Ringfinger. Massieren Sie diese Stelle mit dem linken Zeige- oder Mittelfinger fünf Minuten lang mit kreisenden Bewegungen und kräftigem Druck fünf Minuten lang. Danach nehmen Sie sich die eineinhalb Fingerbreit hohen und zwei Finger breiten Darmzonen vor. Sie liegen auf einer gedachten Linie unter den Lücken Zeige/Mittelfinger und Ringfinger/kleiner Finger und beginnen auf der Höhe, wo die Innenseite des Daumens beginnt. Reiben Sie diese Region mit dem linken Zeige- oder Mittelfinger fünf Minuten lang mit kreisenden Bewegungen unter kräftigem

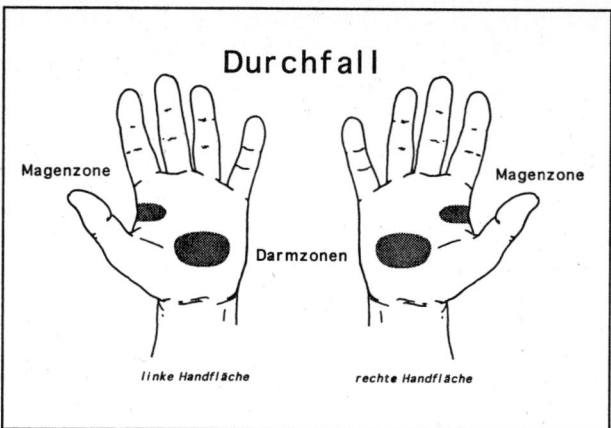

Druck, und machen Sie anschließend das gleiche auf der linken Handfläche. Behandeln Sie Ihre beiden Hände so dreimal am Tag, bis der Durchfall verschwunden ist.

Erkältung

Alle Jahre wieder holen sich Milliarden Menschen einen Schnupfen und tragen Milliarden für (rezeptfreie) Medikamente, Nasensprays und andere Erleichterung versprechende Dinge in die Apotheke. Erkältungen zählen zwar nicht zu den schweren Krankheiten, aber ihr Preis in Form verlorener Arbeits- und Schulstunden – ganz zu schweigen von den Beschwerden, die sie verursachen – ist hoch.

Erkältungskrankheiten gehören zu unserem Leben, solange wir zurückdenken können. Früher hielt man die Absonderungen der Nase für Abfallprodukte des Gehirns, und entsprechend abwegig waren die Heil- und Vorbeugemaßnahmen. Hippokrates nannte als gängige Behandlungsmaßnahme den Aderlaß. Plinius der Ältere empfahl, „eine haarige Mäuseschnauze zu küssen". Auch heute noch bekommt man Ratschläge, die vom wissenschaftlichen Standpunkt kaum besser sind: Knoblauch oder Zwiebeln essen, heißen Zitronensaft trinken oder an Tränengas schnuppern...

Was passiert bei einer Erkältung eigentlich? Meist handelt es sich um eine Virusinfektion der Schleimhäute in den oberen Atemwegen. Bestimmte Viren dringen ein und töten empfindliche Zellen der Nasen- und Rachenschleimhäute. Während die Viren angreifen, fühlt man sich noch wohl. Erst wenn der Körper sich zu wehren beginnt, merkt man, daß man erkältet ist. Daß dem „Verschnupften" hundeelend ist, liegt vor allem an den Anstrengungen seines Körpers, ihn wieder gesund zu machen.

Das Ganze läuft folgendermaßen ab: Normalerweise produzieren unsere Nasen- und Rachenschleimhäute eine Schleimschicht, deren Aufgabe es ist, eingeatmete Staubpartikel, Pollen, Bakterien und Viren abzufangen. Millionen winziger Flimmerhärchen befördern den Schleim die Nase hinauf in die Speiseröhre. Dort wird der Schleim verschluckt und die mitgeführte Fracht aus Schmutz und Krankheitserregern im Verdauungstrakt unschädlich gemacht.

Wenn ein Mensch unter Schnupfen leidet, heißt das nichts anderes, als daß es einem Virus gelungen ist, diese Schutzschicht zu durchdringen und die Zellen darunter anzugreifen. So ein 30millionstel Millimeter „großes" Virus ist ein winziger Klumpen genetischen Materials. Sein Eiweißmantel kann sich nur an Zellen heften, deren Oberfläche chemisch zu ihm paßt – bei der Erkältung sind das die Schleimhautzellen. Das Virus impft die Zelle mit genetischem Material und zwingt sie, weitere Viren zu produzieren. Bis zu 1000 neue Viren können aus einer einzigen befallenen Zelle hervorbrechen und die Nachbarzellen angreifen.

Doch der menschliche Körper verfügt über starke Verteidigungswaffen. Bevor die befallene Zelle stirbt, setzt sie das Protein Interferon frei, das die Nachbarzellen zur Produktion von Abwehrstoffen anregt.

Breitet die Infektion sich dennoch weiter aus, so greift der Körper zur nächsten Verteidigungsmaßnahme: Die Schleimhautzellen sondern entzündungsauslösende Stoffe ab, und diese erweitern die kleinen Kapilläräderchen. Die Folge ist das Unwohlsein bei Erkältungen. Durch die erweiterten Gefäße fließt mehr Blut und rötet und erwärmt den befallenen Bereich. Blutplasma und Abwehrstoffe dringen durch die gedehnten Gefäßwände hinaus. Die zusätzliche Flüssigkeit läßt die Schleimhaut anschwellen, was die Nasenwege verengt und für die „Verstopfung" sorgt.

Die schleimabsondernden Zellen im geschwollenen Gewebe steigern ihre Produktion. Nun kann der viele Schleim nicht mehr durch die verengten Nasenwege nach hinten befördert werden, so daß ein Teil davon einfach heraustropft. Dann „läuft die Nase". Die Nervenenden in der Nase nehmen das Anschwellen und die Zellzerstörung wahr, und als Antwort aktiviert das Gehirn die für das Niesen zuständigen Muskeln. Andere Nerven registrieren, daß in der Luftröhre mehr Schleim steckt, als die Flimmerhärchen in die Speiseröhre befördern können: Ein Husten befreit die Atemwege, bevor der infizierte Schleim in die Lunge gelangt.

Bisher wurden die Bemühungen der Wissenschaft um die Entwicklung eines Impfstoffs gegen sämtliche Erkältungskrankheiten noch sehr dadurch gehemmt, daß zu viele Erregerarten – zur Zeit kennt man über 200 – im Spiel sind und ein Impfstoff, der in einem Fall hilft, im anderen meist wirkungslos ist.

Der Haupterreger ist das Rhinovirus, von dem man über einhundert Arten kennt. Es ist daher unsinnig, gegen jedes einzelne Virus ein Medikament zu suchen. Das bekannteste – und umstrittenste – Mittel gegen Erkältungen ist Vitamin C (Ascorbinsäure). Doch schlüssige Tests, die den Nutzen der Ascorbinsäure beweisen könnten, gibt es bislang nicht. Also bleibt nur der zweitbeste Weg, sich vor einer Erkältungen zu schützen: lernen, wie man sich gegen die Übertragung schützt.

Untersuchungen haben ergeben, daß die meisten Erkältungen eher durch Hand-zu-Hand-Kontakt als durch Niesen, Husten oder Küssen übertragen werden. Dabei kann es genügen, ein erkältetes Kind zu pflegen oder einem Erkälteten die Hand zu geben (oder auch nur die Türklinke anzufassen, die er zuvor berührt hat, denn die Viren überleben auf solchen Oberflächen bis zu 72 Stunden). Später reibt man sich dann die Augen oder faßt sich an die Nase – schon hat man die Viren „eingefangen".

Was kann man dagegen tun? Wenn in Ihrer Familie jemand erkältet ist, sollten Sie mit allen vertretbaren Maßnahmen die Übertragungskette zu durchbrechen versuchen: Halten Sie alle Familienmitglieder zum häufigen Händewaschen an. Achten Sie darauf, daß der Erkältete immer Papiertaschentücher und dafür eine Extra-Abfalltüte hat. Sorgen Sie für gute Lüftung. Und fassen Sie sich nicht mit den Händen ins Gesicht.

Wenn Sie sich aber trotzdem erkältet haben? Dann werden Sie sieben bis zehn Tage damit leben müssen. Die folgenden Maßnahmen können allerdings Ihre Leiden lindern und den Krankheitsverlauf abkürzen:
– Wenn es eine starke Erkältung ist, bleiben Sie im Bett, trinken Sie viel Flüssigkeit, und ruhen Sie sich aus.
– Wenn die Erkältung Ihnen länger treu bleibt, als man vernünftigerweise annehmen kann, haben Sie womöglich eine Grippe – oder Schlimmeres. Fieber ist das Symptom, auf das Sie achten müssen. Bei Grippe zeigt es sich in der Hälfte aller Fälle am ersten Tag, meist leidet der Patient auch noch am dritten Tag darunter. Erkältete Erwachsene haben dagegen normalerweise kein Fieber. Wenn es über den dritten Tag hinaus anhält oder nach einer scheinbaren Besserung plötzlich wiederkehrt, leiden Sie womöglich an einer Lungen- oder Nebenhöhlenentzündung und sollten sich in ärztliche Behandlung begeben.

Um bei einer normalen Erkältung arbeitsfähig zu bleiben, können Sie sich in der Apotheke mit Medikamenten eindecken – es gibt viele verschiedene gegen Muskelschmerzen, verstopfte Nase und Husten und andere Symptome. Die Präparate können die Krankheit erträglicher machen – gegen die Virusinfektion selbst richten sie nichts aus.

Was liegt also näher, als daß Sie sich mit einer preiswerteren und chemiefreien Behandlung Linderung verschaffen? Die Reflexzonentherapie macht's möglich!

Fußmassage: Stellen Sie Ihren rechten Fuß auf einen Hocker, und massieren Sie mit dem linken Daumen (Hauptgriff) die Nasen- und Rachenzone. Sie zieht sich vom Nagelbett bis zum unteren Gelenk und über die gesamte

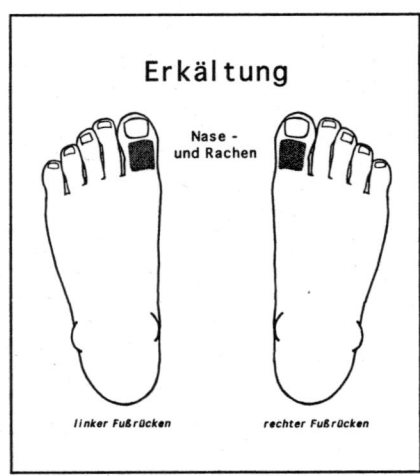

Breite der großen Zehe hin. Massieren Sie diese Region fünf Minuten lang, wobei Sie kräftig aufdrücken und kreisende Bewegungen machen. Anschließend behandeln Sie die gleiche Stelle auf Ihrer linken großen Zehe ebenso. Machen Sie diese Übungen zweimal täglich, bis die Erkältung abgeklungen ist.

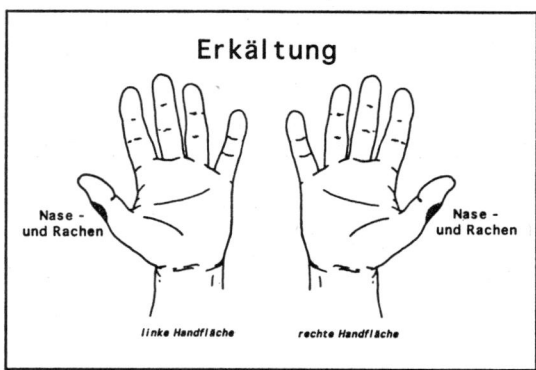

Handmassage: Auf dem Daumen beginnt die Nasen- und Rachenzone ebenfalls am Nagelbett. Sie zieht sich eineinhalb Fingerbreit nach unten und nimmt die gesamte Daumenbreite ein. Massieren Sie zunächst diese Region auf dem rechten Daumen mit dem linken Zeige- oder Mittelfinger fünf Minuten lang kreisförmig unter starkem Druck, und behandeln Sie hinterher die gleiche Fläche auf dem linken Daumen ebenso. Die Behandlung zweimal am Tag bis zum Ende der Beschwerden durchführen.

Gallenleiden

Die Gallenblase hängt an der Unterseite der Leber, mit der sie durch mehrere Gänge verbunden ist. Das Gangsystem stellt die Verbindung zum Zwölffingerdarm her, dem obersten, bogenförmigen Abschnitt des Dünndarms. Ihre Hauptaufgabe besteht in der Speicherung der Galle – einer bitteren, goldgelben Flüssigkeit, die zur Fettverdauung unerläßlich ist und von der Leber fortwährend tropfenweise abgesondert wird.

Bei der Nahrungsaufnahme wird im Dünndarm ein Hormon freigesetzt, das die Gallenblase zur Tätigkeit anregt. Die Muskeln in ihrer Wandung ziehen sich zusammen, ein Ventil am Zwölffingerdarm öffnet sich, und die Galle wird dem schon angedauten Nahrungsbrei zugefügt. Mit Hilfe von Verdauungssäften der Bauchspeicheldrüse wird das Fett aufgespalten, so daß es vom Blutstrom aufgenommen und im Organismus verteilt werden kann.

Niemand weiß genau, warum ausgerechnet die so harmlos aussehende kleine Gallenblase so viele Beschwerden verursacht. Zum Teil hängt es anscheinend mit hormonellen Störungen zusammen. Während der Schwangerschaft zum Beispiel entleert sich die Gallenblase manchmal nicht richtig, was zu Verdauungsstörungen führt.

Entzündungen sind schon ernster zu nehmen. Normalerweise konzentriert die Gallenblase die Galle, indem sie ihr Wasser entzieht und den gelben Verdauungssaft auf ein Sechstel seiner ursprünglichen Menge eindickt. Dieser Eindickungsprozeß aber geht mitunter zu weit. Wird die Galle übermäßig konzentriert, so reizt sie das Gewebe. Die Gallenblasenwand und die Gallengänge entzünden sich, und der Weg für eindringende Bakterien ist frei.

Eine Infektion kann von der Gallenblase aus auf andere Organe übergreifen. Bei fortschreitender Entzündung werden die Gallenblasenwände und die Gallengänge oft brandig. Gelingt es jetzt nicht rasch, die Infektion wirksam zu bekämpfen, platzt die Gallenblase womöglich und entleert ihren Inhalt in die freie Bauchhöhle. Eine unter Umständen tödliche Bauchfellentzündung ist die Folge. In dieser kritischen Situation kann der chirurgische Eingriff – im allgemeinen die Entfernung der akut entzündeten Gallenblase – lebensrettend sein. Zum Glück kann die Galle auch nach Entfernung der Gallenblase direkt vor der Leber durch den Lebergallengang – wenn er nicht verstopft ist – in den Zwölffingerdarm abfließen, ohne daß es zu Funktionsstörungen kommt.

Steine sind schon häufiger die Ursache von Gallenblasenbeschwerden. Es ist noch nicht genau bekannt, wie oder warum sich Gallensteine bilden. Manche Wissenschaftler vertreten die einleuchtende These, in der allzu stark eingedickten Galle kristallisierten die Bestandteile aus. Ein Arzt faßte den Vorgang in einem Satz zusammen „Galle wird zu Schlamm, Schlamm zu Grieß und Grieß zu Steinen."

Gallensteine können in jedem Alter auftreten, aber am häufigsten werden sie bei den älteren Jahrgängen beobachtet, bei Frauen übrigens häufiger als bei Männern. Diese – oft winzig kleinen – Steine können zu Hunderten vorhanden sein. Manchmal bildet sich aber auch ein einziger Stein von der Größe eines Hühnereis. Sie bestehen in der Hauptsache aus drei Baustoffen: Kalzium, Cholesterin und Gallenfarbstoffen.

Im allgemeinen machen die großen Steine weniger Beschwerden als die kleinen. Sind sie zu groß, um in den Gallengang einzutreten, bleiben sie oft jahrelang in der Gallenblase liegen, ohne irgendwelche Beschwerden zu verursachen. Die allerkleinsten wiederum rutschen mühelos durch den Gallengang in den Dünndarm hinab. Die Störenfriede sind vielmehr die Steine mittlerer Größe, die den federkieldicken Gallengang gerade ausfüllen und blockieren.

Ein solcher Gallengangverschluß kann den schneidendsten Schmerz hervorrufen, den der Mensch überhaupt kennt. Er durchzuckt ihn wie ein elektrischer Schlag und strahlt in die Schulter, den Rücken oder andere Körpergegenden aus. Manchmal geht die Schmerzkolik in wenigen Sekunden vorüber; sie kann aber auch eine Stunde und länger anhalten und von heftigem Brechreiz, von Schweißausbruch und Atemnot begleitet sein. Während eines solchen Anfalls kann der Arzt für den Augenblick kaum mehr tun, als Morphium zur Schmerzlinderung und andere Medikamente zu geben, die den Krampf der Gallenblase und der Gallengänge lösen.

Der Verschluß der Gallenwege führt oft zu weiteren Symptomen. So wird beispielsweise in einem verlegten Gallengang die Galle bis zur Leber zurückgestaut, die nun keine Möglichkeit hat, sich davon zu befreien. Die überschüssige Galle tritt schließlich ins Blut über, durchschwemmt den Körper und ruft eine krankhaft-gelbliche Hautfärbung hervor. Wir sprechen dann von Gelbsucht.

Seit eh und je haben Kurpfuscher ihr übles Spiel mit den Opfern des Gallensteinleidens getrieben, indem sie ihnen versprachen, die Steine im Körper aufzulösen. Ihre „Medizin" ist meistens nichts anderes als reines Olivenöl. Im Darmkanal verbindet sich das Olivenöl mit Alkali zu winzigen Seifenkügelchen. Der Kurpfuscher will den Patienten nun glauben machen, diese Flocken seien aufgelöste Gallensteine. Bis jetzt gibt es nur eine einzige Möglichkeit, den Körper von diesen Quälgeistern zu befreien: die Operation.

Tatsächlich lassen sich nur wenige Schäden so sicher diagnostizieren und operativ so wirksam beseitigen wie gerade Gallensteine. Vermutet der Arzt eine Erkrankung der Gallenblase, wird er zunächst das Organ zu tasten versuchen. Bei einem Verschluß ist die Gallenblase meistens vergrößert und hart. Danach wird er eine Röntgenuntersuchung vorschlagen. Der Patient bekommt ein paar Pillen, die er abends vorm Schlafengehen schlucken muß. Die Pillen enthalten eine Jodverbindung, die von der Leber in die Gallenwege ausgeschieden wird und die Gallenblase auf dem Röntgenbild sichtbar macht.

In der Regel wird eine Serienaufnahme mit etwa sechs Röntgenbildern angefertigt. Zum Schluß der Untersuchung muß der Patient gewöhnlich noch eine fetthaltige Mahlzeit einnehmen. Meistens führt das zur Entleerung der Gallenblase. Auf dem Röntgenbild läßt sich der Grad der Entleerung feststellen.

Wenn nun die Gallenwege durch Steine blockiert sind, wird man überlegen, ob eine Operation nötig ist. Mehrere Gesichtspunkte spielen hierbei eine Rolle – zum Beispiel das Ausmaß und die Häufigkeit der Schmerzanfälle, aber auch das Alter des Patienten. (Gallenchirurgie ist bei Leuten über sechzig keine harmlose Sache mehr.)

Vor fünfzig Jahren war eine Gallenblasenoperation wegen der primitiveren Technik, der Infektionsgefahr und der Narkosezwischenfälle noch mit einem hohen Risiko verbunden. Eine Sterblichkeitsziffer von über 6 Prozent sah man damals als tragbar an. Heute zählt ein solcher Eingriff, wenn ihn ein erfahrener Chirurg ausführt, zu den sichersten Operationen – mit Ausnahme der Gallenblasenentfernung im akuten Zustand, wenn also eine Infektion besteht.

Kann man einem Gallenleiden vorbeugen? Manche Ärzte antworten rundheraus mit Nein. Andere weisen auf den Zusammenhang von Übergewicht und Gallenbeschwerden hin und halten vernünftige Diät und Körperbewegung für nützlich. Und es gibt eine weitere Möglichkeit, sich vor einer Gallenerkrankung zu schützen: mit einer Reflexzonenbehandlung!

Fußmassage: Behandeln Sie nur auf der rechten Fußsohle die im Durchmesser etwa zwei Finger große Leber- und Gallenblasenzone. Sie liegt drei Fingerbreit unter der dritten, vierten und fünften Zehe und zieht sich von der Fuß-

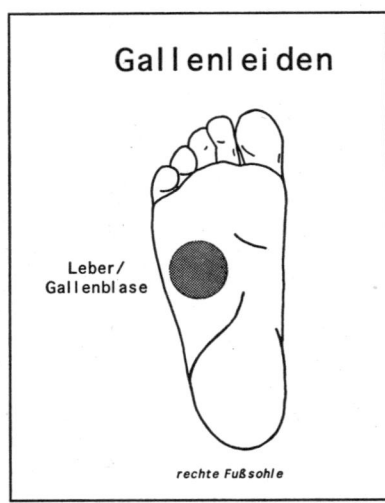

sohlenmitte bis fast zur Fußsohlenkante hin. Diese Fläche massieren Sie drei Minuten lang mit dem linken Daumen (Hauptgriff) und drehenden Bewegungen unter kräftigem Druck. Führen Sie diese Behandlung morgens und abends durch.

Handmassage: Die einen Finger große Leber- und Gallenblasenzone befindet sich nur auf der rechten Handfläche zwei Fingerbreit unter dem Ringfinger.

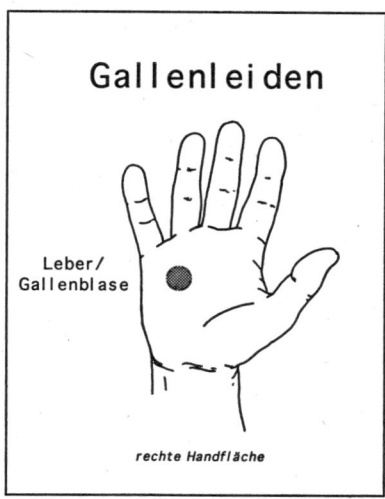

Massieren Sie diese fingerdicke Region kreisförmig mit dem linken Zeige- oder Mittelfinger, den Sie fest aufdrücken. Bitte drei Minuten lang morgens und abends.

Gicht

Woran denken Sie, wenn Sie das Wort „Gicht" hören? Vermutlich an einen alten Opa, der am Stock daherkommt und über sein Zipperlein klagt. Dann aber haben Sie ein ganz falsches Bild von dieser Krankheit. Denn:
- Gicht befällt nicht nur alte, sondern auch junge Menschen, sogar Kinder.
- Gicht ist äußerst schmerzhaft. Es ist wirklich so, als wenn „tausend Nadeln" in den Gelenken stecken.
- Gicht ist ebenso weit verbreitet wie die Zuckerkrankheit – mindestens drei Prozent der Deutschen leiden darunter.

Vor 40 Jahren war das noch ganz anders. Damals suchten Professoren vergebens einen Gichtkranken, den sie ihren Medizinstudenten vorstellen konnten. Aber die Situation hat sich grundlegend verändert. Infolge des gestiegenen Lebensstandards erkranken immer mehr Menschen an Gicht.

Denn die Gicht ist eine Wohlstandskrankheit, ebenso wie Herzinfarkt und Diabetes. An ihr erkranken fast ausschließlich Männer; Frauen sind durch Eigenheiten in ihrem Stoffwechsel vor dieser Krankheit weitgehend geschützt. Die Veranlagung für die Gicht ist angeboren, sie bricht nur durch, wenn der Mensch zuviel Fett und Fleisch ißt. Besonders gefährlich sind Sardellen, Ölsardinen, Leber, Nieren, Hirn, Hülsenfrüchte, Spinat, Pilze, Kohl sowie Mayonnaisen, Remouladen, Marinaden: Diese Nahrungsmittel enthalten viel Purin, eine Substanz, aus der im Körper Harnsäure aufgebaut wird.

Und zuviel Harnsäure ist die Ursache der Gicht!

Normalerweise wird ebensoviel Harnsäure gebildet wie ausgeschieden. Beim gesunden Erwachsenen beträgt die Harnsäurekonzentration 4 bis 6 Milligramm pro 100 Milliliter Blut. Bei manchen Menschen ist dieses Gleichgewicht gestört. Ihre Harnsäureausscheidung ist zu gering. Die Konzentration der Harnsäure im Blut steigt an. Man nennt das in der Fachsprache Hyperurikämie. Bis zu einer bestimmten Konzentration bleibt die Harnsäure im Blut in Lösung. Wird die Grenze überschritten, können sich kleine Harnsäure-Kristalle bilden. Sie lagern sich vorwiegend in Geweben ab, die weniger gut durchblutet sind. Dazu zählen Gelenke, zum Beispiel des Fußes, und ihre Umgebung. Die Kristalle lösen dort eine starke Entzündungsreaktion aus, die sich als Gichtanfall äußert.

Das betroffene Gelenk wird rot, schwillt teigig an und tut sehr weh. Der erste Gichtanfall kommt meistens in der Nacht, ohne sich besonders anzukündigen. Schlagartig setzen stechende Schmerzen ein, in mehr als 60 Prozent der Fälle im Grundgelenk der großen Zehe. Es ist dann stark angeschwollen und fühlt sich heiß an. Die Haut darüber ist rotblau verfärbt und gespannt. Dazu kommen Fieber und beschleunigter Herzschlag.

Nach ein paar Stunden oder wenigen Tagen hören die Schmerzen auf – und die meisten Betroffenen vergessen das Alarmsignal. Aber die Anfälle kommen wieder, in immer kürzerem Abstand.

Oft geht einem Gichtanfall ein auslösendes Ereignis voraus, zum Beispiel eine Streßsituation oder eine Verletzung. Auch körperliche Anstrengung, ein üppiges Essen, übermäßiger Alkoholgenuß oder naßkaltes Wetter können einen Gichtanfall auslösen.

Die häufigen Gichtanfälle führen zu Veränderungen der Gelenke bis hin zur Zerstörung. Sie schwellen an, die Bewegung wird mehr und mehr eingeschränkt. Betroffen sind außer dem Großzehengrundgelenk oft auch Sprunggelenk, Handgelenk, Gelenke der Fußwurzel und Kniegelenk. Dann befällt die Gicht nach und nach auch die Hände und Finger, außerdem die Sehnenscheiden. Die Erkrankung ist chronisch geworden. Die Beschwerden werden immer schlimmer.

Bei fortschreitender Gicht lagern sich auch in Weichteilen Harnsäurekristalle ab. Es bilden sich die typischen, meistens schmerzlosen Gichtknoten. In der Fachsprache heißen sie Tophi, im Volksmund Gichtperlen. Man findet sie an der Ohrmuschel, an Fingern und Zehen. Wenn die Ablagerungen durchbrechen, entstehen Gichtgeschwüre.

Die Nieren haben besonders unter den Harnsäureablagerungen infolge zu hoher Harnsäurekonzentration zu leiden. Man spricht in diesem Fall von einer Gichtniere. Es kommt zu einer schleichenden Entzündung des Nierengewebes. Zudem behindern die Ablagerungen den Ablauf. Der Harn staut sich. Das begünstigt das Entstehen von Infektionen und Nierensteinen. Sie können zu schweren Koliken führen. Die Schädigung der Nieren beginnt meistens schon Monate oder sogar Jahre, bevor sich die Gicht in den Gelenken bemerkbar macht.

Schon der erste Gichtanfall muß sehr ernst genommen werden. Der Arztbesuch ist unumgänglich. Auch wenn ein oder mehrere Gelenke aus ungeklärten Gründen anschwellen, müssen sie ärztlich behandelt werden.

Aus bisher ungeklärter Ursache sind körperlich oder geistig besonders leistungsfähige Männer besonders gichtgefährdet. Das Leiden selbst ist nicht tödlich, aber durch ihre Folgekrankheiten kann sich die Lebenserwartung um etwa fünf Jahre verkürzen: Gichtkranke sterben meist an Herzinfarkt oder Schlaganfall.

Eine Heilung der Gicht ist nicht möglich, aber die Beschwerden können mit Medikamenten gebessert werden, die die Produktion der Harnsäure im Körper drosseln und ihre Kristall-Ablagerungen in den Gelenken abtragen. Jedoch sollten Sie nur Arzneien nehmen, wenn

– Sie Ihr Normalgewicht haben, sich purinarm ernähren und trotzdem mehr
   als 9 mg Harnsäure in 100 ml Blut haben,
– außer dem erhöhten Harnsäurewert auch der Blutdruckwert erhöht ist,

– Sie außer dem erhöhten Harnsäurewert noch Nierensteine haben,
– schon mehrere Gichtanfälle aufgetreten sind.

Wenn Sie die genannten „Bedingungen" nicht erfüllen, sollten Sie auf eine Medikamenteneinnahme ohne ärztliche Verordnung unbedingt verzichten. Viel wichtiger ist, daß Sie sich fleischarm oder vegetarisch ernähren. Empfehlenswert sind magerer Fisch, Kartoffeln, Soja, Gemüse (außer Hülsenfrüchten), Salate, Rohkost und Magermilchprodukte. Auf jeden Fall müssen Sie auf alkoholische Getränke verzichten. Andererseits müssen Sie viel trinken, um der Bildung von Nierensteinen vorzubeugen. Mindestens zwei Liter möglichst kalorienarme Getränke pro Tag. Auch Kaffee und Tee sind erlaubt. Außerdem sollten Sie Ihr Normalgewicht einhalten (Körpergröße in Zentimeter minus 100) und sich möglichst sportlich betätigen.

Wenn Sie einen Gichtanfall erleiden, können Sie die starken Schmerzen auch mit Hilfe der Reflexzonenmassage lindern. Weil ein Anfall meist im Gelenk der großen Zehe auftritt, ist eine Behandlung der Hände vorzuziehen.

Handmassage: Suchen Sie auf der rechten Handfläche die Nierenzone, die auf einer gedachten Linie knapp drei Fingerbreit unter dem Zeigefinger liegt. Diese Fläche müssen Sie mit dem linken Zeige- oder Mittelfinger fünf Minuten lang unter kräftigem Druck und mit kreisenden Bewegungen massieren. Anschließend suchen Sie die Harnblasenzone. Sie befindet sich auf dem Daumenballen an der Handkante direkt neben der Handwurzel. Nun denken Sie sich eine Linie zwischen Nieren- und Harnblasenzone – das ist die Harn-

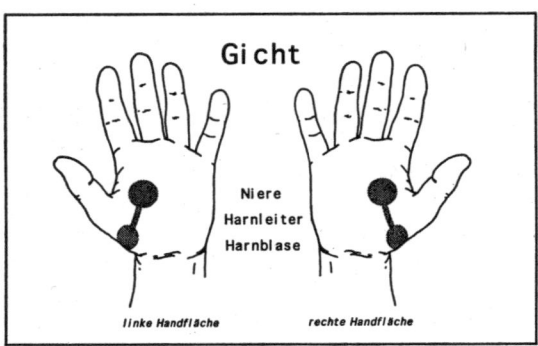

leiterregion. Massieren Sie diese Strecke drei Minuten lang von oben nach unten unter mittelstarkem Druck, danach reiben Sie die Harnblasenzone ebenfalls drei Minuten lang mit kreisförmigen Bewegungen, wobei Sie fest aufdrücken. Anschließend behandeln Sie die gleichen Stellen genauso auf der linken Handfläche. Machen Sie diese Übung mindestens dreimal täglich zur Vorbeugung, auch wenn Sie keine Schmerzen haben.

Grippe

Man hätte ihnen nicht den gleichen Namen geben sollen. Denn Grippe und Grippe sind nicht dasselbe. Während Schnupfen, Husten, Kopf- und Gliederschmerzen als Grippe von vergleichsweise harmlosen Viren hervorgerufen werden, kann eine andere Virusgrippe im schlimmsten Fall tödlich sein. Letztere bezeichnet der Volksmund auch als „echte Grippe", der Mediziner spricht von „Influenza".

Die Grippe (frz. grippe = Grille, Laune) ist eine akute, ansteckende, durch Viren verursachte Infektionskrankheit der Atemwege, insbesondere der Luftröhre. Zu den Krankheitszeichen einer einfachen Infektion zählen trockener Husten, ein rauher Hals, behinderte Nasenatmung und Absonderung von Nasensekret (Schnupfen) sowie gereizte, brennende Augen. Bei schwereren Fällen kommt es zu Schüttelfrost, plötzlichem Fieber sowie Kopf-, Muskel- und Gelenkschmerzen, außerdem treten gelegentlich Störungen des Magen-Darm-Traktes auf.

Handelt es sich um eine „harmlose" Grippe, gehen die Symptome innerhalb einiger Tage zurück, und die Körpertemperatur normalisiert sich. Sehr gefährlich kann die Grippe aber werden, wenn sie von einer bakteriellen oder durch einen Virus verursachte Lungenentzündung begleitet oder gefolgt wird.

Dagegen gehört die „echte Grippe" noch immer zu den unbeherrschbaren großen Seuchen. Man kennt bis jetzt drei Erregertypen: A, B und C. Typ A hat die letzten Pandemien (äußerst ausgedehnte Epidemien) verursacht, Typ B wird nur selten festgestellt, Typ C spielt eine Mittelrolle zwischen Typ Grippe- und Schnupfenvirus.

Nach Ansicht der Wissenschaft brechen die Pandemien immer dann aus, wenn irgendwo ein neuer, aktiver Untertyp entstanden ist oder wenn ein alter Typ wieder erwacht. So hat der Untertyp A2 (Erreger der Asiatischen Grippe) die Pandemien von 1889/90 und 1957/58 verursacht, wobei er das erstemal 11 Monate, im Jahre 1957/58 aber nur 3 bis 6 Monate für seine Reise um die Welt brauchte.

Seit 1941 kann die Grippe mit Hilfe eines Impfstoffes, der abgeschwächte Viren enthält, bekämpft werden. Die Immunisierung ist sehr kompliziert, weil die unterschiedlichen Virustypen verschiedene Antigenmuster aufweisen (also unterschiedliche Antikörperreaktionen auslösen) und daher keine Kreuzimmunität (Immunität für mehrere Virustypen) erzielt wird. Außerdem hält die Wirkung einer Schutzimpfung weniger als ein Jahr an.

Die Immunisierung wird dadurch weiter erschwert, daß sich Grippeviren immer wieder ändern und so die durch eine Impfung erworbene Immunität nutzlos machen. Diesem Problem wurde mit der Entwicklung eines polyvalenten (gegen mehrere Erreger wirksamen) Impfstoffes begegnet. Zwar immunisiert er auch nicht vollkommen, doch er fördert die Antikörperbildung in den Körperflüssigkeiten und hemmt damit das Eindringen der Erreger in die großen Organe. Die Immunität reicht aber nur für die Dauer einer Grippesaison, man sollte sich also in jedem Herbst neu impfen lassen.

Jedes Grippevirus wird durch Tröpfcheninfektion übertragen (zum Beispiel beim Niesen oder Husten). Ausgehustete Erreger können in geschlossenen Räumen noch nach einer Stunde anstecken, im trockenen Staub halten sie sich sogar mehrere Tage. Diese Zählebigkeit erklärt, warum sich bei einer Epidemie ein Mensch kaum einer Ansteckung entziehen kann, so daß jedesmal bis zu 60 Prozent der Bevölkerung an der Grippe erkranken.

Die Inkubationszeit der Grippe (Zeit zwischen der Infektion, also dem Eindringen des Krankheiterregers in den Körper, und dem Ausbruch der Krankheit) beträgt wenige Stunden bis vier Tage. Die Krankheit kann sehr heftig, mit hohem Fieber beginnen, sich aber auch langsam mit Husten, Schnupfen, Kopf- und Halsschmerzen sowie allgemeiner Abgeschlagenheit einschleichen. Das Virus vermehrt sich in der obersten Zellschicht des Atmungstraktes – besonders im Rachen und den Bronchien, bewirkt dort entzündliche Schleimhautschwellungen und steigt dann weiter in Richtung Lunge ab.

Hält sich das Fieber länger als sechs Tage um 39 Grad (oder steigt es nach einer kurzen Senkung wieder an), hat die bakterielle Superinfektion begonnen. Sie befällt zunächst die oberen Luftwege und verursacht anschließend oft eine Lungenentzündung, deren Gefährlichkeit darin besteht, daß es sich häufig um eine Mischinfektion von Viren und Bakterien handelt. Bei diesem Krankheitsbild drohen Herz- und Kreislaufstörungen, wobei es zu blitzartig verlaufenden tödlichen Fällen mit Atemnot und Lungenödem und dem Tod innerhalb 48 Stunden nach Erkrankungsbeginn kommen kann.

Gegen das Grippevirus gibt es bisher kein Mittel. Sehr wichtig sind Bettruhe, die Milderung des Hustenreizes und der Schmerzen sowie eine ständige Überwachung der Herz- und Kreislauffunktionen. Weitere Maßnahmen sind:

– Trinken Sie genügend, mindestens 1,5 bis 2 Liter pro Tag. Bei Fieber könnte dies auch Holunder- oder Lindenblütentee sein.
– Der Abwehrkampf des Immunsystems und das Fieber erhöhen den Bedarf an Nährstoffen, Kohlehydraten und Eiweißen. Abgesehen von Obst und Gemüse sollten Sie daher vor allem zu Getreideprodukten und Hülsenfrüchten greifen. Wichtig sind auch Milchprodukte, mageres Fleisch und Fisch als Lieferanten von tierischem Eiweiß.
– Befeuchten Sie den Raum, indem Sie kleine Schälchen mit Wasser aufstellen. Ein paar Tropfen ätherisches Öl aus Eukalyptus oder Pfefferminze befreien die Atemwege.

– Benutzen Sie Taschentücher aus Papier, und werfen Sie sie nach einmaligem Schneuzen weg.

– Verzichten Sie auf den Genuß von Alkohol und das Rauchen, weil der Körper dadurch zusätzlich belastet wird.

Gegen die Grippe und ihre Begleiterscheinungen gibt es in den Apotheken viele Medikamente, doch können Sie Ihren Körper viel preiswerter und ohne Nebenwirkungen regenerieren – mit der Reflexzonentherapie!

Fußmassage: Stellen Sie Ihren rechten Fuß auf einen Stuhl, und massieren Sie mit dem linken Daumen (Hauptgriff) die Nasen- und Rachenzone. Sie zieht sich vom Nagelbett bis zum unteren Gelenk über die gesamte Breite der großen Zehe hin. Massieren Sie die Fläche fünf Minuten lang mit kräftigem Druck und kreisende Bewegungen. Danach behandeln Sie die gleiche Stelle

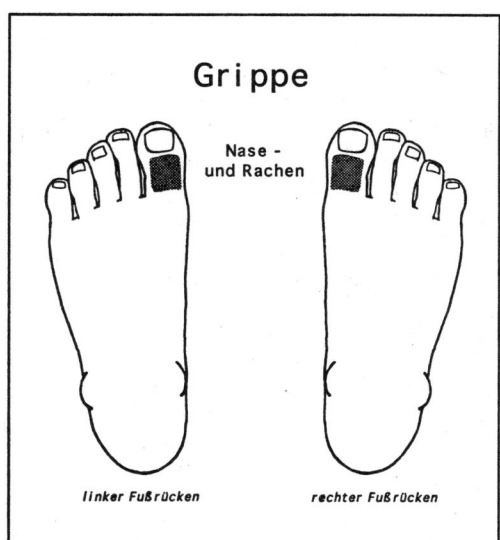

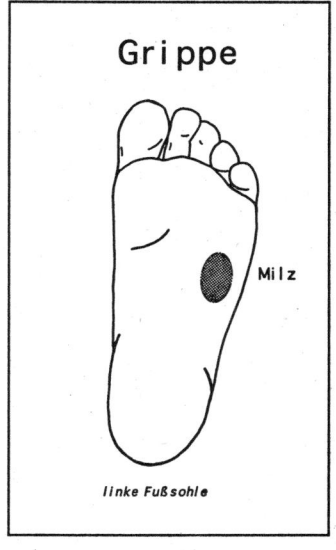

auf Ihrer linken großen Zehe ebenso – und nehmen sich dann die nur auf der linken Fußsohle liegende Milzzone vor. Sie befindet sich drei Fingerbreit unter der Lücke vierte/fünfte Zehe und einen halben Fingerbreit von der Fußaußenkante entfernt. Massieren Sie die eineinhalb Fingerbreit hohe und einen Finger breite Milzzone drei Minuten lang mit drehenden Bewegungen, wobei Sie nicht zu stark aufdrücken. Führen Sie die Behandlungen dreimal täglich durch, bis Ihre Beschwerden verschwunden sind.

Handmassage: Auf dem Daumen beginnt die Nagel- und Rachenzone ebenfalls am Nagelbett. Sie zieht sich eineinhalb Fingerbreit nach unten und
nimmt die gesamte Daumenbreite ein. Massieren Sie zunächst diese Region
auf dem rechten Daumen mit dem linken Zeige- oder Mittelfinger fünf Minuten lang kreisförmig unter starkem Druck, und behandeln Sie hinterher die

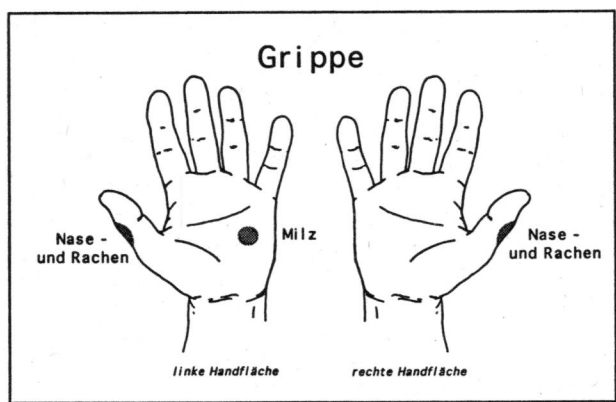

gleiche Fläche genauso auf dem linken Daumen. Das ist aber noch nicht
alles, denn nun müssen Sie die nur auf der linken Handfläche liegende Milzzone massieren! Sie liegt zwei Fingerbreit unter der Lücke Ringfinger/klei-
ner Finger und muß drei Minuten lang unter mäßigem Druck mit drehenden
Bewegungen gerieben werden. Behandeln Sie Ihre Hände so dreimal am Tag,
solange Ihnen die Grippe zu schaffen macht.

Haarausfall

Findet jemand ein Haar in der Suppe, vergeht ihm schnell der Appetit, wer etwas Schreckliches erlebt, dem stehen die Haare zu Berge – wenn er noch welche hat. Denn viele Menschen leiden unter Haarausfall, nicht nur die Männer sind davon betroffen, auch die Frauen müssen hin und wieder Haare lassen.

Ein gesunder zwanzigjähriger Mensch besitzt rund 80.000 Haare. Diese wachsen gruppenweise, bilden Wirbel und stecken schräg in der Haut. Die Haarwurzeln reichen bis in das Gewebe der Unterhaut. Ob die Haare glatt, wellig oder lockig sind, hängt von ihrem Querschnitt (oval oder rund) und von der Luftfeuchtigkeit ab.

Die Kopfhaare wachsen im Monat etwa 1 cm, sie haben eine durchschnittliche Lebensdauer von 2 bis 4, manchmal sogar bis zu 7 Jahren, Wimpern leben nur 100 bis 150 Tage. Beim Haarwechsel wird das alte Haar vom neuen so lange nach außen geschoben, bis es ausfällt.

Haare und Kopfhaut vertragen keine übertriebene Pflege – es genügt vollkommen, wenn sie je nach Fettgehalt einmal wöchentlich bis zweimal monatlich gewaschen werden. Dazu braucht man warmes Wasser, das durch etwas Soda weicher gemacht wird, und eine gute neutrale oder überfettete und alkalifreie Seife.

Nach dem Waschen muß das Haar mit viel Wasser gründlich ausgespült werden, wobei ein Zusatz von Borax die Seifenreste besonders gut entfernt. Anschließend wird die Kopfhaut mit den Fingern massiert, dabei dürfen die Haare nicht „abgerubbelt" werden, statt dessen müssen die Fingerspitzen so kräftig auf die Kopfhaut gelegt werden, daß die kreisenden Bewegungen der Hände die Kopfhaut gegen ihre knöcherne Unterlage verschieben.

Während der Kopfmassage kann das Haar mit einem Mittel gegen Schuppen oder (bei fettem Haarboden) mit einem alkoholhaltigen Haarwasser eingerieben werden. Für die tägliche Pflege ist die Bürste wichtiger als der Kamm, weil dieser die Haare nur ordnet. Eine Bürste dagegen verleiht dem Haar seinen Glanz. Achtung: Die Bürsten (und Kammzähne) dürfen nicht zu scharf sein, um ein Einritzen der Kopfhaut zu vermeiden.

Jeder Kopfhaut bekommt frische Luft sehr gut, daher sollte sie möglichst wenig von einem Hut oder Tuch geschützt werden. Nur im Hochsommer bei praller Sonne ist eine Kopfbedeckung empfehlenswert, weil die kurzwelligen UV-Strahlen die Haarwurzeln und Nervenzellen schädigen – und Vorarbeit für den Hautkrebs leisten können.

Fälschlicherweise wird das Haar oft für ein totes Gebilde gehalten – doch solange es nicht ausgefallen ist, handelt es sich beim Haar um lebende Fäden, die oft eine schlimme Mißhandlung über sich ergehen lassen müssen:

Sehr straff eingedrehte Lockenwickler, zu scharfe Mittel beim Bleichen und Färben sowie eine übergroße Beanspruchung bei Dauerwellen können das Haar zerstören. Außerdem nehmen die überhitzte Luft von Heißluftduschen, stark alkalische Shampoos und zu häufige Bestrahlung durch Sonnenbänke dem Haarboden seine natürlichen Substanzen für eine ausreichende Ernährung der Haare. Ihre Spitzen splittern ab, die Haarschäfte werden brüchig, die Haare werden glanzlos, brechen und fallen aus.

Wenn der Mensch bis zu 70 Haare pro Tag verliert, besteht kein Anlaß zur Sorge. Auch nicht für Frauen, die zwei Wochen oder erst drei Monate nach der Entbindung sehr viele Haare einbüßen. Der Grund: Während der Schwangerschaft hatte sich ein dichterer Kopfschmuck gebildet, nach der Geburt normalisiert sich der Haarwuchs wieder.

Verliert aber die oder der Betroffene täglich über 100 Haare, handelt es sich um einen echten Haarausfall. Oft ist zuviel oder zuwenig Hauttalg der Anlaß, weil die Kopfhaut eine gewisses Maß an Geschmeidigkeit benötigt. Sowohl eine zu fette (juckende und Schuppen bildende) als auch eine zu trockene, spröde Kopfhaut hat einen negativen Einfluß auf den Haarwuchs und begünstigt so den Ausfall.

Kahlköpfige Säuglinge, auch solche, die nur einige kahle Stellen haben, sind selten. Jedoch kann die Neigung, früh kahl zu werden, ererbt sein. Normalerweise beginnt der Haarausfall um das 50. Lebensjahr, bei den Männern meist wesentlich früher: Erst schwinden die Stirnhaare, es bilden sich „Geheimratsecken", und im Laufe der Zeit wird daraus eine Halb- oder Vollglatze.

Meist wird den männlichen Hormonen die Schuld gegeben, es gibt aber noch weitere Gründe: Männer setzen sich als Kämpfernaturen mehr den Streßsituationen aus. Daher sammeln sich im Körper des Mannes mehr Streßsäuren als bei der Frau, was nervenschädigende Folgen hat: Die Haare fallen aus.

Der Haarausfall kann aber auch durch Krankheiten verursacht werden. Verliert das Haar plötzlich seinen Glanz, wird es struppig und brüchig, ohne daß es vernachlässigt wurde, leidet der Körper unter einem erheblichen Mangel – vor allem, wenn zur gleichen Zeit die Nägel brüchig werden, die Haut trocken, schuppig und rissig ist. Bei Frauen handelt es sich dann meist um einen akuten Eisenmangel. Auch giftige Stoffe, die im Verlauf von schweren infektiösen Krankheiten in den Kreislauf geraten, allgemeine Stoffwechselstörungen, Medikamente, die Gifte wie Arsen, Quecksilber oder Thallium enthalten, eine Unterernährung oder Entkräftung können den Haarausfall fördern.

Beim diffusen Haarausfall, wie er im Verlauf oder Anschluß an bestimmte Krankheiten (z. B. Typhus) oder bei Störungen der Funktionen endogener Drüsen (z. B. der Basedowschen Krankheit) entsteht, wird die gesamte behaarte Kopfhaut betroffen.

Der kreisrunde Haarausfall (Alopecia areata) wird dagegen durch Schäden im Immunsysten ausgelöst: Plötzlich ohne andere allgemeine oder eigentümliche Krankheitszeichen fallen die Haare aus. Sie sitzen locker, lassen sich ohne Schmerzen büschelweise herausziehen, so daß kahle Herde entstehen, die sich vergrößern. Wenn Zahl und Ausdehnung der Einzelherde wesentlich zunehmen, kann es durch Zusammenfließen der einzelnen Herde zur völligen Haarlosigkeit des Kopfes (Alopecia totalis) kommen.

Doch besonders nach einem diffusen Haarausfall bildet sich der Kopfschmuck oft im gleichen Umfang wie früher zurück, sofern die Grundkrankheit ausgeheilt ist. Auch beim kreisrunden Haarausfall ist eine „Wiedergutmachung" möglich – sie läßt sich mit der Reflexzonentherapie sogar beschleunigen:

Fußmassage: Behandeln Sie zunächst auf der rechten Fußsohle den Darmbereich, der vier Fingerbreit über der Ferse beginnt, sich drei weitere Fingerbreit nach oben erstreckt und von der Fußsohlen-Innenseite bis fast zur Außenseite reicht. Diese Region bearbeiten Sie mit dem linken Daumen (Hauptgriff) mit kreisenden Bewegungen unter mittelkräftigem Druck fünf Minuten lang.

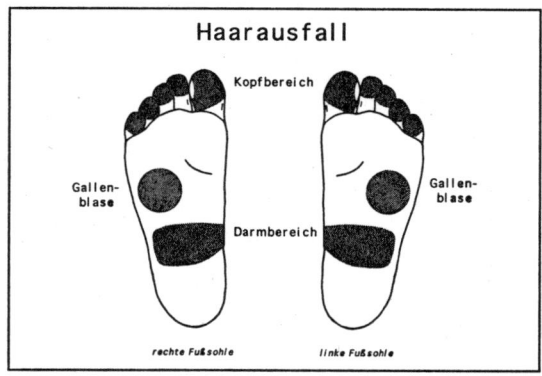

Danach rücken Sie vom oberen Bereich der Darmzone etwa einen Fingerbreit höher und massieren die Gallenblasenzone – sie liegt auf einer gedachten Linie unter der Lücke zwischen der dritten und vierten Zehe. Diese im Durchmesser zwei Finger breite Stelle müssen Sie drei Minuten lang unter kräftigem Druck und kreisförmig reiben. Anschließend kommen die Zehen dran. Nehmen Sie zuerst die große Zehe zwischen Daumen und Zeigefinger – und zwar so, daß Sie die Zehen-Unterseite mit dem Daumen kräftig massieren können. Tun Sie es eine Minute lang, dann machen Sie das gleiche mit der zweiten Zehe, der dritten usw. Wenn Sie auf der rechten Fußsohle alle Zonen behandelt haben, machen Sie die gleiche Übung auf der linken – und das ganze bitte dreimal täglich.

Hämorrhoiden

„Mir brummt der Schädel", sagt man bei Kopfschmerzen. Auch wer unter Schlaflosigkeit leidet, hat keine Hemmungen, darüber zu sprechen. Man hat ja keinen Grund, ein Geheimnis aus seinen Beschwerden zu machen.

Es gibt aber auch Krankheiten, über die niemand gern spricht. Mit an der ersten Stelle stehen die Hämorrhoiden. Jeder weiß, was das ist. Zumindest vom Hörensagen. Aber kaum jemand redet darüber, wenn er sie hat. Sehr viele gehen nicht einmal zum Arzt, weil es ihnen peinlich ist, ausgerechnet an diesem Leiden zu erkranken. Sie schämen sich.

Denn Hämorrhoiden bilden sich an einer Körperstelle, über die man normalerweise keine Konversation zu führen pflegt. Aber Hämorrhoiden sind eines der häufigsten Leiden überhaupt. Wobei es ein Irrtum ist, wenn immer wieder behauptet wird, es sei ein typisches Männerleiden. In Wirklichkeit erkranken daran ebenso viele Frauen.

Die Entstehung ist ähnlich wie bei Krampfadern: Die Venen, die sich in Mastdarm und After befinden, schwellen an, weil sich das Blut in ihnen staut und nicht zum Herzen zurückfließt. Es entstehen prall gefüllte Knötchen, die jucken und brennen und bläulich verfärbt sind wie die Krampfadern. Im fortgeschrittenen Stadium spürt man stechende oder bohrende Schmerzen. Bei hartem Stuhlgang können die Adern aufplatzen. Dann blutet es, und die Beschwerden lassen sogar erst einmal nach, weil das gestaute Blut abfließt. Aber schon bald bilden sich neue Hämorrhoiden.

Die Ursachen können ganz unterschiedlich sein. Meistens liegt es an Störungen im Bauchraum. Wenn man zuviel ißt und Magen und Darm dauernd überfüllt sind, bedeutet das natürlich ein Hindernis für das Blut, das nach oben zum Herzen fließen will. Über kurz oder lang kommt es zu Stauungen.

Behindert wird der Rückstrom des Blutes auch bei einer Schwangerschaft. Während dieser Zeit treten Hämorrhoiden sehr häufig auf.

Leber- und Nierenkrankheiten können ebenso schuld sein wie ein Herzleiden. Und nicht zu vergessen die falschen Sitzgewohnheiten. Wer immer nur auf einem harten Stuhl sitzt, spannt unbewußt die Sitzmuskulatur an, um eine Art Polster zu haben. Das wird zur Gewohnheit, die man gar nicht mehr bemerkt. Sitzt man dagegen zu weich, entstehen Wärmestauungen, die das Blut anziehen und zurückhalten. Das Blut fließt ja vornehmlich dorthin, wo es im Körper warm ist.

Hämorrhoiden sind genauso hartnäckig wie Krampfadern. Und doch läßt sich eine Menge dagegen machen.

Zuerst muß geklärt werden, ob eine innere Krankheit vorliegt, die vom Arzt behandelt werden muß. Gleichzeitig sollte man mit einer naturgemäßen Behandlung beginnen.

Es ist nicht nötig, Vegetarier zu werden. Auf fettes Essen muß allerdings verzichtet werden. Und vor allem: nicht zuviel essen. Fünf kleine Mahlzeiten am Tag sind besser als die üblichen drei großen. Die Nahrung wird dann besser verteilt. Sie ist sozusagen im Fluß und behindert nicht den Rückstrom des Blutes zum Herzen.

Um sich beim Essen richtig zu verhalten, ist allerdings ein wenig Vernunft gefragt. Vor allem dann, wenn es sehr gut schmeckt. Doch gerade dann sollte man sich erinnern, wie schlecht man sich nach der letzten üppigen Mahlzeit gefühlt hat. Bestimmt nicht wohl, sondern müde, träge und vollgestopft.

In der Nahrung sollten möglichst viele wasserhaltige Bestandteile enthalten sein. Dazu gehören vor allem Gurken, Tomaten, Melonen, Sauerkraut und Rettich. Den Rettich zum Beispiel kann man reiben und morgens zum Frühstück als Brotaufstrich verwenden. Es schmeckt hervorragend.

Wer unter Verstopfung leidet, muß einen milderen Abführtee trinken. Bei Hämorrhoiden hat sich nach Ansicht aller Fachleute am besten eine Mischung aus Faulbaumrinde und Kümmel bewährt. Von jedem nimmt man für eine Tasse jeweils einen Teelöffel voll. Der Tee soll fünf Minuten ziehen. Dann durchsieben, etwas abkühlen lassen und warm trinken. Jeden Tag eine Tasse, abends kurz vor dem Schlafengehen.

Ebenso wichtig wie die Regelung von Verdauung und Stuhlgang sind die Sitzbäder. In den Wasserheilbädern gibt es dafür eigens konstruierte Sitzbadewannen, bei denen die Beine nicht im Wasser sind, sondern aus der Wanne heraushängen. So eine Spezialwanne ist für den Hausgebrauch nicht nötig, die eigene „normale" Wanne genügt durchaus.

Das Wasser sollte etwa bis zum Nabel reichen. Wobei die Wirkung erhöht wird, wenn dem Wasser eine Handvoll Eichenrinde zugegeben wird. Noch besser ist es, vorher einen Tee aus Eichenrinde zuzubereiten und pro Bad eine Tasse als Badezusatz zu verwenden.

Am Anfang der Behandlung dauert das Bad zehn bis fünfzehn Minuten. Die Temperatur darf höchstens lauwarm sein. Je kühler, desto besser. Und wenn man an kühles oder kaltes Wasser, wie es aus der Leitung kommt, noch nicht gewöhnt ist, soll man die Temperatur von Tag zu Tag ein wenig senken. Vermindert wird auch die Dauer des Sitzbades. Sebastian Kneipp sprach noch von ein bis zwei Minuten. Die modernen Kneipp-Ärzte sagen: Wenn man sich erst einmal an kaltes Wasser gewöhnt hat, genügen sechs bis zehn Sekunden. Anschließend leicht mit dem Handtuch abtupfen oder das Wasser mit der Hand abstreifen. Warm anziehen oder sich ins Bett legen, um für die Nacherwärmung zu sorgen.

Aus der viele Jahrhunderte alten Volksheilkunde gibt es viele Rezepte gegen Hämorrhoiden. Dazu gehört auch, daß man den After mit Schweineschmalz oder Lebertran vorsichtig einreiben soll. Heute kann man auch

Vaseline nehmen. Aber damit werden die Beschwerden nur wenig gelindert. Viel mehr Erfolg verspricht die Reflexzonenbehandlung.

Fußmassage: Behandeln Sie zunächst auf der rechten Fußsohle den gesamten Darmbereich, der vier Fingerbreit über der Ferse beginnt, sich zweieinhalb Fingerbreit nach oben erstreckt und von der Fußsohlen-Innenseite bis fast zur Außenseite reicht. Diese Region bearbeiten Sie mit dem linken Daumen (Hauptgriff) unter mittelkräftigem Druck und mit drehenden Bewegungen fünf Minuten lang. Anschließend nehmen Sie sich die Dickdarmzone

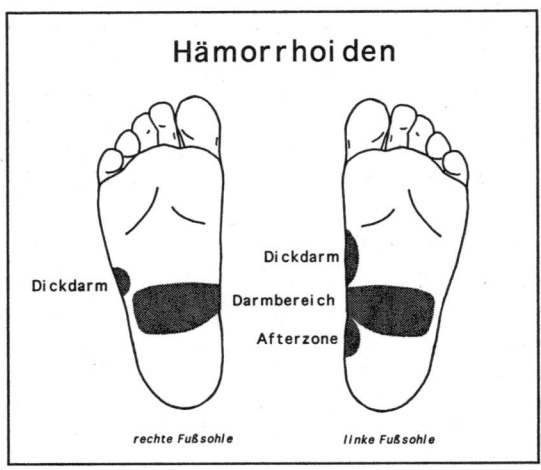

vor, die auf der rechten Fußsohle über dem Darmbereich an der Außenseite liegt. Reiben Sie diese Stelle drei Minuten lang mit dem linken Zeige- oder Mittelfinger (Hilfsgriff) sehr kräftig und kreisförmig. Danach massieren Sie auf der linken Fußsohle den gesamten Darmbereich ebenfalls fünf Minuten lang unter mittelstarkem Druck und gehen dann mit dem rechten Daumen zur Dickdarmzone, die sich auf der linken Fußsohle genau über dem Darmbereich auf der Innenseite befindet! Reiben Sie diese Region drei Minuten lang mit dem Hilfsgriff unter kräftigem Druck – und rücken Sie dann zwei Fingerbreit tiefer, wo sich die Afterzone befindet (sie liegt nur auf der linken Fußsohle). Massieren Sie diese sehr kräftig und mit kreisenden Bewegungen drei Minuten lang. Führen Sie die Massagen – besonders der Afterzone – mindestens dreimal täglich durch.

Handmassage: Erst einmal reiben Sie auf der rechten Handfläche mit dem linken Zeige- oder Mittelfinger den Darmbereich. Er liegt eineinhalb Fingerbreit von der Handwurzel und eine halbe Fingerbreite von der Außenkante entfernt und ist etwa eineinhalb Fingerbreit hoch. Diese Fläche massieren Sie drei Minuten mit kreisenden Bewegungen unter mittelkräftigem Druck und behandeln anschließend genauso den Darmbereich auf der anderen Handfläche. Die Afterzone (ebenfalls nur auf der linken Hand) liegt einen halben Fingerbreit über der Handwurzel unter der Daumen-Oberseite und muß kräftig und kreisförmig drei Minuten lang massiert werden. Behandeln Sie Ihre beiden Handflächen so mindestens dreimal täglich, wobei Sie der Afterzone besondere Aufmerksamkeit schenken sollten.

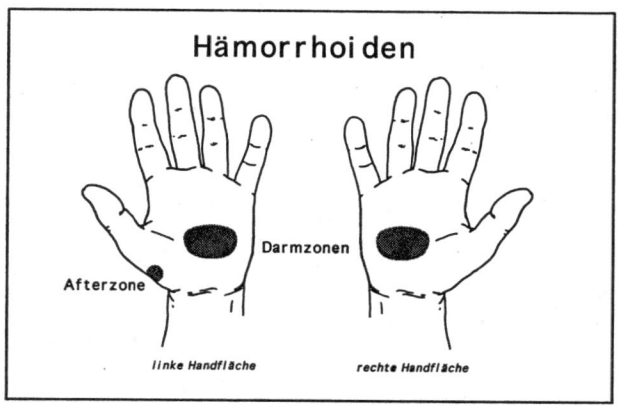

Halsentzündung

In der kalten Jahreszeit wachen wir morgens oft mit Halsschmerzen auf. Aber das nehmen wir als gegeben hin, denn mit Ausnahme des sie begleitenden Schnupfens sind wir keine Gesundheitsstörung so gewohnt wie die Halsentzündung. Und weil so viele Menschen damit herumlaufen und weil uns ihr bedauernswerter Zustand vertraut ist, neigen wir dazu, die Erkrankung als lästige und harmlose Angelegenheit abzutun.

Dabei gehört die Halsentzündung zu den wichtigsten Alarmzeichen des Organismus. Sie zeigt nämlich an, daß Krankheitskeime den äußeren Verteidigungsgürtel des Körpers durchbrochen haben und sich zum Generalangriff sammeln!

„Hals" ist ein Sammelbegriff für mehrere selbständige, aber durch ein Klappensystem verbundene Mechanismen, die im Rachenraum die zum Atmen, Sprechen und Trinken erforderlichen hebenden, senkenden und pressenden Funktionen ausüben. Würde auch nur einer dieser Mechanismen für einen Augenblick außer Betrieb gesetzt, wäre der gesamte Organismus gefährdet. Und würde man ihre ausgewogene anatomische Anordnung auch nur geringfügig ändern, wäre die Menschheit zukünftig auf die Zeichensprache angewiesen!

Die Rachengewebe sind zart, aber äußerst widerstandsfähig. Nur durch eine dünne Schicht Schleim und Speichel geschützt, vertragen sie die 13 Grad Kälte einer Eiswaffel ebenso wie die 70 Grad Wärme eines heißen Kaffees. Alle zwei bis drei Sekunden werden sie von der mit 15 Kilometer Geschwindigkeit eingesogenen und ausgestoßenen Atemluft bestrichen – und Niesen oder Husten steigert diese Geschwindigkeit explosiv auf 320 Kilometer. Im Laufe eines Tages sind die Rachengewebe einem Durchfluß von 11.500 Liter Sauerstoff und Kohlensäure sowie Myriaden Staubteilchen ausgesetzt. Sie müssen die Auspuffgase der Autos und bei Rauchern den teerdurchsetzten Tabaksqualm über sich ergehen lassen und dreitausendmal am Tag den komplizierten Schluckvorgang ertragen, der eine peinlich genaue Zusammenarbeit mehrerer Dutzend Muskelpaare erfordert. Und wer nicht gerade ein Trappistenmönch ist, strapaziert seine Rachengewebe bei der Bewältigung seines täglichen Sprechpensums mit einem Schnellfeuer von Muskeldehnungen und Muskelzusammenziehungen.

Betrachten wir das dauernd überanstrengte Gebilde einmal näher: Wenn man vor dem Spiegel den Mund weit öffnet, sieht man kaum mehr als den vom harten Gaumen herabhängenden weichen Gaumen, das „Gaumensegel" mit dem Zäpfchen. Wird die Zunge mit einem Löffelstiel heruntergedrückt, blickt man in den Schlund, eine Art Vierländereck, wo Mundhöhle, Nasenhöhle, Speiseröhre und Luftröhre aneinanderstoßen. An beiden Seiten erkennt man die weichen Gewebepolster der Mandeln. Der Arzt kann mit dem Kehlkopfspiegel noch tiefer hineinsehen, bis zu dem beim Mann „Adams-apfel" genannten Schildknorpel des Kehlkopfs hinunter, wo die beiden elfenbeinfarbenen Stimmbänder straff ausgespannt sind.

Diese wie Gummibänder vibrierenden Stimmbänder wandeln, wenn wir etwas sagen, den aus der Lunge hinaufgepreßten Luftstrom in Schallwellen hoher und niedriger Frequenz um, die nun durch rasche Muskelbewegungen in der Kehlkopfwandung, dem Gaumensegel, der Zunge und den Lippen unter akustischer Beihilfe von Nase und Zähnen zu Wörtern geformt werden.

Wenn wir unseren ohnehin ständig von keimgeschwängerter Luft bestrichenen Kehlkopf längere Zeit beizendem Rauch aussetzen oder durch übermäßiges Sprechen zu stark belasten, kann es zu einer so heftigen Entzündung der Kehlkopfgewebe und Stimmbänder kommen, daß die Stimme zu einem heiseren Flüstern herabsinkt oder ganz versagt – der Kehlkopfkatarrh ist da!

Die Heiserkeit muß nicht unbedingt die Folge einer Infektion sein. Auch Gemütsbewegungen können durch Überdehnen der Kehlmuskeln und Störung der feinen Stimmbandschwingungen auf Umfang und Höhe der Schallwellen einwirken. Bei unterdrückter Wut und Verkrampfung wird die Stimme leicht rauh und schrill, bei Angst- und Schuldgefühlen dünn, zittrig und hoch. Ein jäher Schreck kann einen kerngesunden Kehlkopf lähmen und zu völligem Stimmverlust führen.

Doch nicht nur durch Überanstrengung leidet der Hals. Er wird schon beim Neugeborenen innerhalb weniger Stunden zum Tummelplatz unzähliger Krankheitskeime, die die Atemluft und Speisen bevölkern. Im Hals werden immer die ersten Kämpfe mit den Erregern der meisten inneren Infektionen ausgetragen. Vom Ausgang dieser Kämpfe hängt es ab, ob die Angreifer in andere Körperteile gelangen oder nicht. Ein auch nur leicht entzündeter Hals kann zum Eingangstor schwerer Krankheiten wie Grippe, Kinderlähmung, Hirnhautentzündung, Scharlach, Masern und Keuchhusten werden. Und eine verschleppte eitrige Mandelentzündung kann sich zu einer chronischen Herdinfektion auswachsen, die womöglich Gelenkrheumatismus und dadurch auch eine schwere Schädigung von Herz und Gelenken verursacht.

Über den Rachen suchen sich Mikroben gern einen Weg in die oberen Nasengänge, wo sie Nebenhöhlenentzündungen hervorrufen, oder ins Mittelohr, wo sie zu Abszessen und unter Umständen zu Schwerhörigkeit führen, oder die Luftröhre hinunter in die Lunge, was eine Lungenentzündung oder eine Rippenfellentzündung zur Folge haben kann. Wird der Rachen vom Schnupfenvirus attackiert, nimmt sofort das Wachstum der dort bereits vorhandenen Bakterien zu, und dann droht ein Bronchialkatarrh, eine Mandelentzündung oder ein Kehlkopfkatarrh. Viele Betroffene glauben, ihre Halsentzündung sei lediglich ein Symptom ihrer Erkältung. In Wirklichkeit kann sie eine selbständige Krankheit sein.

Zur Abwehr der Krankheitskeime dient ein hochwirksamer Verteidigungsgürtel im Hals, der nach dem deutschen Anatomen Wilhelm von Waldeyer (1836-1921) genannte Waldeyerring. Er besteht aus ringförmig am Schlund angeordneten Inseln lymphatischen Gewebes, die zunächst die Keime anziehen, um sie dann mit Hilfe vieler, über den Blutstrom herbeigeeilter weißer Blutkörperchen und Antikörper zu überwältigen.

Die Mandeln (und auch die Nasenwucherungen) sind Anhäufungen dieses schwammartigen Lymphgewebes. In der Kindheit sind sie besonders groß und infolge ihres ständigen Kampfes mit infektiösen Organismen oft entzündet. Die Mandeln sorgen dafür, daß die meisten Kinder für ihr weiteres Leben gegen viele Krankheiten immun werden, die sonst später, wenn sie erwachsen sind, zu noch gefährlicheren Krankheiten ausarten könnten. Manchmal allerdings werden die durch den Bakterienkrieg geschwächten Mandeln selber chronisch krank, so daß sie entfernt werden müssen.

Eine zweite, besonders für den Erwachsene wichtige Verteidigungslinie bildet die zarte rötliche Schleimhaut, deren wäßrige Ausscheidungen den Rachen feucht halten und die Gewebe gegen Bakterien abschirmen. Der Schleim fließt als elastische, ununterbrochene Schicht und schwemmt eindringende Keime weg. Viele Faktoren stören aber diese normale Ausscheidung: Industrieabgase, Auspuffgase, Tabakrauch und starker Alkoholgenuß reizen die Schleimhäute, verengen ihre Blutgefäße, trocknen den Schleimfluß aus und beeinträchtigen seine Leistungsfähigkeit. Auch Klimaanlage und Zentralheizung entziehen unserer Atemluft viel Feuchtigkeit.

Schwächen wir die Abwehrkräfte unseres Körpers durch falsche Ernährung, ständige Übermüdung und fortgesetzte geistige Überanstrengung, vermindern wir damit auch die Aktionsfähigkeit unserer Schleimhäute. Ein plötzlicher Temperaturwechsel, ein Naßwerden oder eine plötzliche Durchkühlung genügt, um das Blut in andere Körperteile zu ziehen, die Blutgefäße des Rachens zu verengen, die Temperatur der Schleimhäute zu senken und den Bakterien die Gelegenheit zu einem Generalangriff auf die Gewebe zu geben.

Gegen die Halsentzündung gibt es eine Menge Rezepte und Mittel. Man spült, sprüht, betupft, pinselt, lutscht Eisstückchen, gurgelt mit kochendheißen Lösungen, gießt dampfenden Grog hinunter, inhaliert Fichtennadelöl, Menthol oder Eukalyptus, macht sich einen Umschlag, kauft Hustensäfte, Hustentropfen, Pastillen. Dabei lassen sich die Beschwerden viel einfacher und billiger behandeln – die Reflexzonentherapie macht's möglich!

Fußmassage: Stellen Sie Ihren rechten Fuß auf einen Stuhl, und massieren Sie mit dem Daumen (Hauptgriff) unter dem oberen Gelenk Ihrer großen Zehe die Nasen-Rachenraum-Zone. Bitte drei Minuten lang mit drehenden Bewegungen, wobei Sie kräftig aufdrücken. Anschließend machen Sie das gleiche unter dem Gelenk Ihrer linken großen Zehe und führen diese Übung dreimal täglich durch, bis die Beschwerden abgeklungen sind.

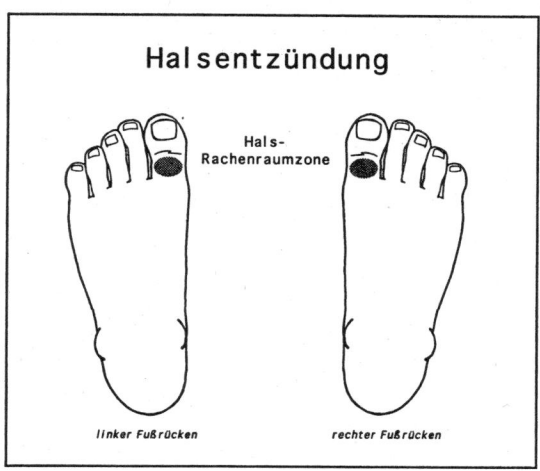

Handmassage: Legen Sie Ihren rechten Daumen auf den linken Zeigefinger, und massieren Sie mit dem linken Daumenpolster auf dem rechten Daumen die Nasen-Rachenraum-Zone. Sie befindet sich direkt unter dem oberen Gelenk und muß drei Minuten lang kreisförmig gerieben werden. Danach erfolgt die gleiche Behandlung an der gleichen Stelle auf dem linken Daumen. Bitte ebenfalls dreimal täglich.

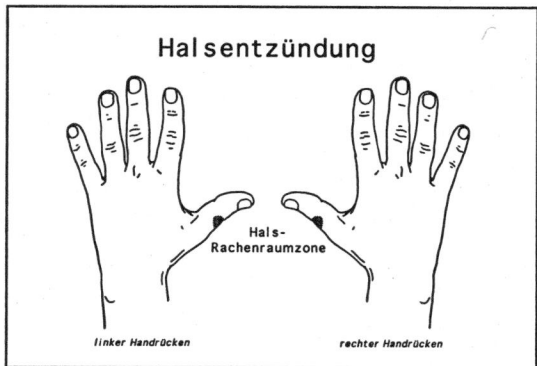

Herzbeschwerden

In romantischen Liebesgeschichten spielt das Herz meist eine große Rolle. Es schlägt schneller, wenn die Heldin oder der Held den geliebten Menschen sieht. Auch bei spannenden Krimis rast oder klopft es zum Zerspringen, zum Beispiel wenn das Opfer dem gnadenlosen Mörder in die Augen blickt.

Tatsächlich können starke Gefühlsregungen wie Liebe, Angst oder Schrecken die Arbeit des Herzens beeinflussen. Aber nicht durch unseren Willen. Der „Lebensmotor" läßt sich nicht einfach befehlen, daß er schneller oder langsamer arbeiten soll. Das Herz schlägt Tag und Nacht, solange wir leben. Siebzig, achtzig, neunzig oder noch mehr Jahre lang.

Das ist eine gigantische Leistung! Und es gibt wohl kaum eine von den Menschen konstruierte Maschine, die das schafft, was unser Herz in seiner unermüdlichen Arbeit zustande bringt.

Das Herz ist ein Hohlmuskel, der von einem Beutel umschlossen wird. In jeder Minute zieht sich dieser Muskel sechzig- bis achtzigmal zusammen. In dieser einen Minute pumpt das Herz zwischen fünf und acht Liter Blut in den Organismus. Ein komplizierter Vorgang, der in mehreren Phasen erfolgt:

Das venöse und verbrauchte Blut strömt in den rechten Herzvorhof und von dort durch die rechte Herzklappe in die rechte Herzkammer. Die rechte Herzkammer pumpt das Blut in die Lungen, wo es Kohlenstoff abgibt und Sauerstoff aus der Atmung aufnimmt. Das frische Blut kommt in den linken Vorhof und fließt durch die linke Klappe in die linke Kammer. Die linke Kammer pumpt es in die Arterien, die es dann im ganzen Körper verteilen.

Ein so schwer arbeitender Muskel muß besonders gut ernährt werden. Das Herz bezieht seine Nährstoffe aber nicht etwa aus dem pausenlos durchströmenden Blut, sondern aus einem eigenen System von Blutgefäßen, den sogenannten Herzkranzgefäßen. Sie sind teilweise rundherum von Herzmuskulatur umgeben. Wenn nun diese Muskulatur arbeitet, zieht sie sich zusammen und drückt auf die Gefäße, was den Blutstrom hemmt. Ist die Herzmuskulatur entspannt, haben es die Gefäße mit dem Bluttransport leichter, weil der Druck von außen geringer ist.

Bei gesunden Herzkranzgefäßen funktioniert das auch problemlos. Sind aber die Herzkranzgefäße krankhaft verändert, wird die Blutversorgung schwierig, denn sobald sich Fette in und auf den Gefäßinnenwänden ablagern, wird der Blutfluß erschwert. Bis zu einer 70prozentigen Einengung läßt sich die Blutversorgung des Herzmuskels weitgehend aufrechterhalten. Steigt aber der Blutbedarf an, besteht dennoch die Gefahr, daß es zu einem Mißverhältnis kommt zwischen dem Blutbedarf des Herzmuskels und der Menge an Blut, die durch die verengten Herzkranzgefäße überhaupt noch strömen kann. Das Blutangebot wird knapp, der Herzmuskel leidet unter Sauerstoffnot und schlägt Alarm: Auf diese Weise entsteht ein Angina-pectoris-Schmerz oder -Anfall.

Diese Beschwerden treten zunächst unter Belastung auf, weil das Herz dann mehr Sauerstoff braucht und deshalb besser durchblutet werden muß. Bei fortschreitender Einengung können die Angina-pectoris-Schmerzen auch in Ruhe auftreten. Daher ist schon beim ersten Auftreten von Brustschmerzen ein Arztbesuch notwendig.

Eine Folge der Herzerkrankung ist oft die Herzschwäche, die man beinahe schon als „Volkskrankheit" bezeichnen kann. In Deutschland leiden etwa 1,5 Millionen Menschen darunter, jährlich erkranken rund 200.000 neu daran. Frauen sind übrigens nur halb so oft betroffen wie Männer.

Die Auswirkungen einer Herzschwäche zeigen sich in einer gestörten Funktion von Organen, die nicht mehr genug durchblutet werden. Aber nicht nur die schlechte Durchblutung ist gefährlich, sondern auch der entstandene Rückstau des Blutes, der die Folge der verminderten Pumpleistung des Herzens ist.

Eine Herzschwäche entwickelt sich in etwa der Hälfte aller Fälle als Folge von Durchblutungsstörungen der Herzmuskulatur. Denn wird das Herz nicht ausreichend mit Nährstoffen und Energie versorgt, kann es auch nicht richtig arbeiten. Das gilt besonders dann, wenn – bei einem Herzinfarkt – ein Teil der Muskulatur sich nicht mehr am Herzschlag beteiligen kann.

Bei 20 Prozent ist der Bluthochdruck schuld an der Herzschwäche, weil das Herz mit jedem Schlag gegen den erhöhten Druck in den Gefäßen arbeiten muß. Zwar hält das Herz diese Mehrarbeit bis zu einem gewissen Grad aus. Doch ist der Bluthochdruck stark ausgeprägt und dauert er lange an, ist die Anpassungsfähigkeit irgendwann erschöpft, und es kommt zur Herzschwäche.

Wenn die „Pumpe" nicht mehr richtig arbeitet, wird die körperliche Belastbarkeit herabgesetzt, es kommt zur raschen Ermüdung der Muskulatur und vor allem zur Atemnot. Anfangs zeigt sie sich nur bei Beginn einer Belastung, später tritt sie auch im Ruhezustand und bei Flachlagerung des Oberkörpers auf. Obendrein kann der Betroffene von hartnäckigem Husten geplagt werden.

Bei der Untersuchung durch den Arzt fallen oft weitere Anzeichen wie zum Beispiel angeschwollene Knöchel oder Beine und gestaute Venen, vor allem am Hals, auf. Blaue Lippen und eine auf Druck schmerzhafte Leber können ebenfalls für eine Herzschwäche sprechen. Beim Abhören der Lunge finden sich rasselnde Geräusche als Zeichen dafür, daß sich im Lungengewebe Wasser angesammelt hat.

Die Behandlung der Herzschwäche richtet sich in jedem Fall nach dem Stadium und danach, ob die Behandlung der Erkrankung möglich oder sogar erforderlich ist, die zur Entstehung der Herzschwäche führte. Zunächst ist körperliche Schonung wichtig. Schonung ist aber nur relativ zu verstehen. Inzwischen wurde nämlich festgestellt, daß eine richtig dosierte körperliche Bewegung einige der Hauptbeschwerden bei Herzschwäche lindern kann. Dazu gehören die Atemnot, die geringe körperliche Belastbarkeit und die rasche Ermüdung. Die Belastung muß aber dem Schweregrad der Erkrankung angepaßt werden und darf nur nach Anleitung und unter Überwachung durchgeführt werden.

Der Patient selbst kann zur Behandlung der Herzschwäche seinen Teil beitragen. So sollte Übergewicht vermieden oder langsam abgebaut werden. Alkohol ist mit Vorsicht zu genießen, da er schädigenden Einfluß auf den Herzmuskel haben kann. Um das Herz nicht noch mehr zu belasten, sollte Kochsalz sparsam verwendet werden. Denn Kochsalz bindet im Körper Wasser und kann bei entsprechend empfindlichen Patienten die Entstehung eines Bluthochdrucks begünstigen.

Hauptziele der Behandlung einer Herzschwäche sind die Verlängerung der Lebenserwartung und die Verbesserung der Lebensqualität. Zusätzlich zu den allgemeinen Maßnahmen werden Medikamente eingesetzt. Welche, entscheidet der Arzt im Einzelfall. Und seine Bemühungen können mit Hilfe einer Reflexzonenbehandlung unterstützt werden.

Fußmassage: Sie findet nur auf der linken Fußsohle statt. Die eineinhalb Finger breite und einen Fingerbreit hohe Herzzone befindet sich in einer gedachten Linie von der Lücke zwischen dritter und vierter Zehe drei Fingerbreit darunter und muß nur zwei Minuten lang, aber mit sehr kräftigem Druck und drehenden Bewegungen des rechten Daumens (Hauptgriff) massiert werden. Führen Sie diese Behandlung mindestens dreimal – besser fünfmal – am Tag durch.

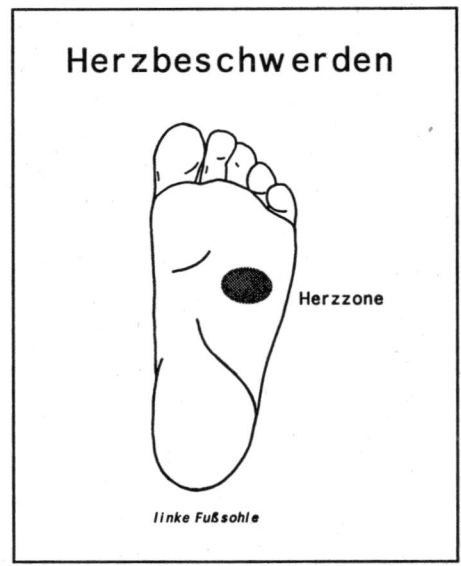

Herzbeschwerden

Herzzone

linke Fußsohle

Handmassage: Suchen Sie auf der linken Handfläche eine Region, die einen Fingerbreit auf einer gedachten Linie unter der Lücke zwischen Ringfinger und kleinem Finger liegt. Diese Herzzone muß nun mit dem rechten Zeige- oder Mittelfinger zwei Minuten lang unter starkem Druck und kreisförmig gerieben werden. Machen Sie diese Übung wenigstens dreimal – besser fünfmal – täglich.

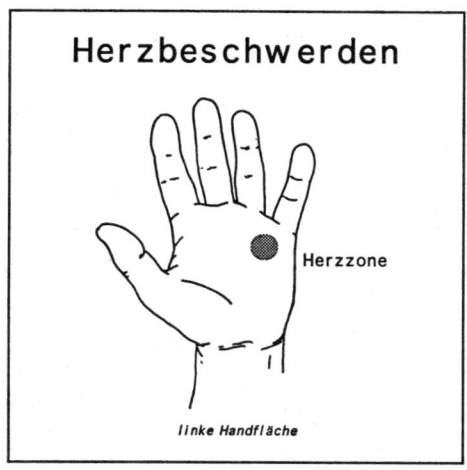

Heuschnupfen

Abgase von 1000 Autos bläst ein Düsenflugzeug bei jedem Start in die Luft, eine Roggenähre „verschmutzt" einen Kubikmeter Luft mit etwa 20 bis 50 winzigen Pollen. So klein und unscheinbar diese Eiweißkörperchen auch sind, sind sie eher imstande, ein mittleres Chaos zu verursachen als die geballten Ladungen von Abgasen.

Alle Jahre wieder: Wenn die Natur erwacht und die Pflanzen in voller Blüte stehen, müßten alle Menschen glücklich sein. Doch 12 Millionen Deutsche finden das Frühjahr zum Weinen. Weil Ihnen die Zeit der laufenden Nase und tränenden Augen das Leben schwer macht: Der Heuschnupfen ist wieder da!

Und er ist nicht, wie viele Nichtbetroffene glauben, eine simple Angelegenheit! Der Heuschnupfen ist wie jede andere Allergie eine ernstzunehmende Erkrankung, viel schlimmer als eine heftige Erkältung. Ein normaler Schnupfen dauert meist nur wenige Tage, der Heuschnupfen bleibt mitunter Monate. Die Nase läuft, ein Niesanfall folgt dem nächsten, die Augen brennen, die Schleimhäute sind geschwollen, der Pollenallergiker leidet unter Kopfschmerzen, Kratzen im Hals, manchmal sogar unter Schüttelfrost. Er fühlt sich müde und abgeschlafft.

Der Heuschnupfen ist – wie alle anderen Allergien auch – eine Überempfindlichkeit gegenüber körperfremden Stoffen, den sogenannten Allergenen. Hier sind es Blütenpollen, die mit der Atemluft auf die Schleimhaut der Atemwege gelangen und beim Allergiker eine übermäßig heftige Abwehrreaktion der körpereigenen Zellen auslösen. Unter anderem wird auch Histamin freigesetzt, das für die Rötung und Schwellung der Schleimhäute, für Hautausschläge und tränenden Augen verantwortlich ist.

Charakteristisch für alle Pollenallergiker ist, daß sie fast zur gleichen Zeit erkranken, und zwar mit Einsetzen der Blütezeit solcher Pflanzen, auf deren Pollen sie empfindlich reagieren. Das sind in der ersten Phase des Frühjahrs (Februar bis April) vor allem Sträucher und Bäume (Birke, Esche, Haselnuß, Ulme und Erle), von Mai bis Juli überwiegend Gräser und Getreide, im August und September Beifuß und andere Korbblütler, im Oktober schließlich Pilze. Fast alle der für den Heuschnupfen verantwortlichen Pflanzengattungen sind Windblütler, die gewaltige Pollenmengen erzeugen. Die Roggenähre bringt es zum Beispiel auf vier Millionen Pollenkörner.

Eine Pollenallergie beginnt meist mit einer übersteigerten Reaktion auf nur eine Pollenart. Doch im Verlauf der Erkrankung kann sich die Allergie auf andere Pollensorten ausweiten: Beschwerden, die bisher nur im Frühjahr auftraten, dauern auf einmal bis zum Spätsommer, weil die Verursacher zu verschiedenen Zeiten blühen. In dieser Heuschnupfenzeit ist die Nasenschleimhaut stark entzündet, und weil dieser Zustand so lange anhält, reagiert die Nase schließlich nicht nur empfindlich auf Pollen. Vielen Betroffenen juckt die Nase durch Zigarettenrauch und Alkohol. Ebenso können Staub, Parfüm oder Kälte wahre Nies-Salven auslösen.

Auch einige Nahrungsmittel besitzen Eiweißstrukturen, die denen bestimmter Pollen ähnlich sind. Zum Beispiel sollten Birken-, Erlen- und Haselallergiker kein rohes Steinobst essen, weil sie sonst mit einem unangenehmen Jucken und Kratzen im Hals rechnen müssen.

Kann man sich gegen den Ansturm der Pollen wehren? Kaum, weil sie mit dem Wind über weite Entfernungen transportiert werden. Die folgenden Tips können Ihnen jedoch helfen, die lästigen Symptome in Grenzen zu halten:

– Halten Sie während der Blütezeit einen großräumigen Abstand zu blühenden Bäumen, Wiesen und Getreidefeldern. Zwar können Sie den einzelnen Pollen nicht leicht entkommen, weil sie bis zu 100 Kilometer weit fliegen. Aber je höher die Pollenkonzentration ist, der Sie sich aussetzen, desto brutaler macht sich die Krankheit bei Ihnen bemerkbar. Verzichten Sie vor allem auf Ausflüge zu Fuß oder mit dem Fahrrad in blühenden Feldern.

– Weil sich tagsüber viele Pollen im Haar einnisten, sollten Sie es abends vor dem Schlafengehen ausspülen.

– Wenn die Lüftung des Autos nicht mit einem speziellen Pollenfilter ausgestattet ist, sollten Sie die Frischluftversorgung ausschalten.

– Langer Regen verhindert zuverlässig den Pollenflug, daher sollten Sie tunlichst nach einem ergiebigen Regen spazierengehen. Machen Sie sich aber nicht schon unmittelbar nach dem Einsetzen des Regens auf den Weg, weil die Pollen noch etwa eine halbe Stunde nach unten gedrückt werden, so daß die Belastung während dieser Zeit besonders hoch sein kann. Danach aber ist die Luft rein und gut geeignet für Spaziergänge. Übrigens verhindern tagelanger Regen und Kälte, daß die Blüten die Pollen freigeben.

– Schließen Sie die Fenster. Mit aufgehender und sinkender Sonne kommt es zur Erwärmung beziehungsweise Abkühlung der Luft. Durch diese Temperaturschwankungen ist die Pollenbelastung in den Morgenstunden zwischen fünf und neun und abends zwischen 19 und 22 Uhr besonders hoch. Daher sollten Sie während dieser Zeit alle Fenster geschlossen halten.

– Legen Sie den Urlaub in die Zeit des stärksten Pollenfluges und verbringen Sie die Ferien in Gegenden mit pollenarmer Luft. Im Hochgebirge über 2.000 Meter ist die Luft fast allergenfrei. Im Vorgebirge fliegen die Pollen etwa vier Wochen später als im Flachland. Auch Küstengebiete, an denen der Wind hauptsächlich vom Meer her weht, sind günstig, weil er weitgehend pollenfrei ist.

– Halten Sie keine Haustiere. Pollenallergiker entwickeln im Laufe der Zeit auch eine Allergie gegen bestimmte andere Allergene. Meist reagieren sie dann empfindlich auf Tierhaare und Hausstaub. Deshalb sollten Sie sich von felltragenden Haustieren und Vögeln trennen. Auch alle großen Staubfänger in der Wohnung sind gefährlich. Verzichten Sie auf voluminöse Vorhänge, Teppiche und Tischdecken.

Doch was nützt das alles, wenn Sie der Heuschnupfen bereits erwischt hat? Natürlich ist es dann für die genannten Schutzmaßnahmen zu spät, und Sie können sich vom Arzt eine Kortisonspritze oder andere Medizinbomben verpassen lassen. Doch haben die oft unangenehme Nebenwirkungen, deshalb sollten Sie eher Ihre Füße oder Hände behandeln, denn mit der Reflexzonentherapie lassen sich Ihre Beschwerden schnell und ohne Medikamente lindern.

Fußmassage: Die Behandlung ist einfach. Legen Sie die linke Handfläche auf Ihren rechten Fußrücken, so daß alle Finger die Zehen umschließen. Nun massieren Sie durch Drücken und Loslassen gleichzeitig die Unterseiten

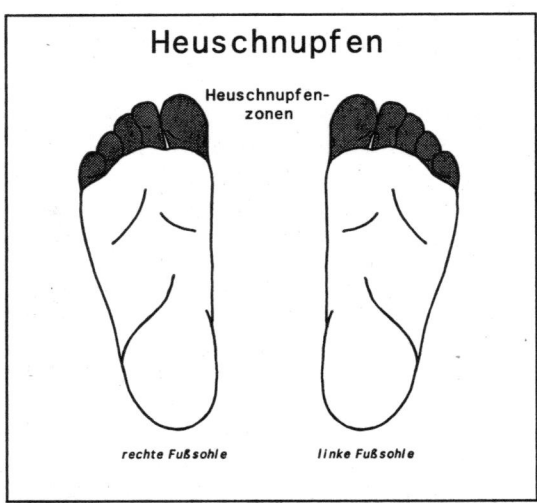

aller Zehen, wobei Sie mal nach links oder rechts rücken, weil Sie ja mit vier Fingern fünf Zehen bearbeiten müssen. Machen Sie diese Übung an jedem Fuß fünf Minuten lang, und Sie werden schnell Erleichterung finden. Führen Sie diese Behandlung dreimal täglich zur Vorbeugung durch.

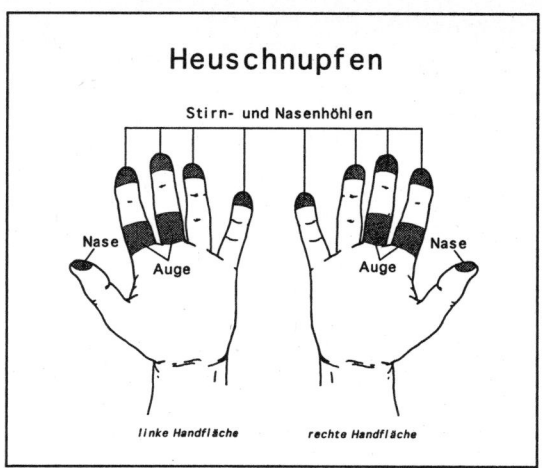

Handmassage: Sie ist etwas aufwendiger. Zunächst massieren Sie mit dem linken Daumen die Unterseite aller vier Finger der rechten Hand – je eine Minute lang. Damit soll Ihre Stirn- und Nasenhöhle frei werden. Anschließend nehmen Sie sich die Innenseite der Daumenkuppe vor und reiben sie (mit Daumen oder Zeigefinger) drei Minuten lang, um Ihrer „Triefnase" den Garaus zu machen. Wenn obendrein Ihre Augen tränen, massieren Sie die Innenseite der unteren Gelenke des Zeige- und Mittelfingers mit kräftigem Druck und kreisförmig drei Minuten lang. Anschließend führen Sie alle Behandlungen genauso auf der linken Handfläche durch. Machen Sie all diese Übungen dreimal täglich zur Vorbeugung.

Hormonstörungen

Von einigen Medizinern wird unser Hormonsystem mit einem verschlüsselten Funknetz verglichen: Zwar werden die Informationen durch den „Äther" breit gestreut, aber nur der spezielle Empfänger kann die Impulse entschlüsseln. So ist es auch mit den Hormonen: Sie gelangen mit dem Blutstrom in alle Körperregionen, doch nur an ihrem Bestimmungsorgan bewirken sie ihre kennzeichnenden Reaktionen.

Hormone werden von den endokrinen Drüsen abgegeben, unter anderem von der Schilddrüse, den Nebenschilddrüsen, Keimdrüsen und Nebennieren. Es handelt sich dabei um in kleinsten Mengen produzierte Stoffe, die unseren Körper in Wachstum, Funktion und Stoffwechsel beeinflussen. Dabei besteht ein Rückkoppelungsmechanismus: Ist der Hormonspiegel zu hoch, wird die für das betreffende Hormon zuständige Drüse veranlaßt, weniger auszuschütten, während sie bei zu niedrigem Hormonspiegel stärker arbeiten muß.

Über die eigentliche Wirkungsweise der Hormone ist immer noch recht wenig bekannt. Man weiß aber, daß ein gestörter Hormonhaushalt dem Menschen das Leben recht schwer machen kann.

Fühlen Sie sich oft müde und zerschlagen? Leiden Sie immer wieder unter Kopfschmerzen, die vom Nacken bis nach vorne über die Augen ziehen, oder klopft Ihr Herz manchmal bis zum Hals? Wird Ihnen bei jeder schnellen Bewegung schwindlig? Würden Sie am liebsten – obwohl ohne Grund – losheulen? Wenn Sie nur einmal zugestimmt haben, ist sicherlich Ihr Hormonhaushalt durcheinandergeraten.

Die Hormone sind für viele Unpäßlichkeiten verantwortlich, andererseits sind sie so wichtig wie das Essen. Denn die winzigen chemischen Botenstoffe steuern alle lebensnotwendigen Funktionen unseres Körpers und beeinflussen auch die Seele. Die Hormone bestimmen, ob wir klein oder groß, schlank oder dick, behaart oder glatzköpfig sind. Sie formen die Brust einer Frau und die Muskeln des Mannes, entscheiden über Gesundheit oder Leiden, regeln den Geschlechtstrieb und sorgen damit nicht zuletzt für den Fortbestand der Menschheit. Die Hormone tun das in unendlich fein abgestimmter Wechselwirkung.

Tatsache ist, daß unser ganzes Leben von fünf oder sechs Dutzend Hormonen gesteuert wird, die von acht Drüsen im Körper hergestellt und ins Blut ausgeschüttet werden. Aber wir können die „inneren Abläufe" nicht beeinflussen. Diese unwillkürlichen Körperfunktionen werden vom vegetativen Nervensystem und vom Hormonsystem gesteuert. Während das Nervensystem für die schnelle und gezielte Weitergabe von Informationen verantwortlich ist, übertragen Hormone die Signale langsam auf dem Blutweg.

In ihrer chemischen Struktur befinden sich Botschaften, die nur von den Zellen entziffert werden können, für die sie bestimmt sind. Als „Kuriere des

Körpers" liefern die Hormone die verschlüsselten Informationen den Körperzellen und stimmen so die Stoffwechselfunktionen des Organismus aufeinander ab. Sie tun das in unendlich fein abgestimmter Wechselwirkung.

Hormone sind hochwirksame Substanzen: Kleinste Mengen reichen aus, um bestimmte Reaktionen an den Zielorganen auszulösen und sie beispielsweise zu mehr Arbeit anzuregen oder in ihrer Aktivität zu bremsen.

Die meisten Hormone werden von den Drüsen nach Bedarf an das Blut abgegeben. Mit dem Blutkreislauf gelangen sie dann zu den Orten, an denen sie ihre Wirkung entfalten sollen.

Damit die Hormone ihre Zielorgane auch erkennen, besitzen diese spezielle Hormonbindungsstellen an der Oberfläche, die sogenannter Rezeptoren. Hormone und Rezeptoren passen zusammen wie Schlüssel und Schloß. Gelangt nun ein Hormon mit dem Blut an eine passende Bindungsstelle, dockt es dort an und setzt auf diese Weise im Zielorgan bestimmte Stoffwechselprozesse in Gang.

Jedoch geben die Drüsen ihre Hormone in der Regel nicht unkontrolliert an das Blut ab, weil sie einer übergeordneten Steuerzentrale im Gehirn gehorchen. Ein Teil des Zwischenhirns, der Hypothalamus, wacht über das gesamte Hormonsystem: Er stimmt die Aktivitäten von Hormonsystem und vegetativem Nervensystem aufeinander ab und produziert bestimmte „Freisetzungshormone". Diese sogenannten Liberine regen die Hirnanhangsdrüse (Hypophyse) an, ihrerseits spezielle Botenstoffe freizusetzen. Die Hypophysenhormone beeinflussen die meisten Drüsen im Körper und veranlassen zum Beispiel die Schilddrüse, Nebennieren und Keimdrüsen, verstärkt Hormone zu produzieren und an die Blutbahn abzugeben.

Die Hormonkonzentration im Blut wird wiederum vom Hypothalamus registriert: Ist sie ausreichend, stellt er die Produktion der Freisetzungshormone ein. Nimmt sie ab, gibt der Hypothalamus im Sinne einer negativen Rückkopplung vermehrt Liberine ab.

Das vielfach miteinander verzahnte Hormonsystem ist störanfällig. Insofern kann es wirklich sein, daß schlechte Laune oder ungeduldige Reaktionen auf „fehlgesteuerte" Hormondrüsen zurückzuführen sind. Trotzdem müssen Sie sich diese „Entgleisungen" nicht gefallen lassen! Wird es Ihnen zu bunt, dann räumen Sie den unordentlichen Hormonhaushalt mit einer Reflexzonenbehandlung auf.

Fußmassage: Zunächst massieren Sie mit dem Daumen (Hauptgriff) Ihre Hirnanhangdrüse, deren Reflexzone nahezu die ganze Breite und Höhe der Unterseite Ihrer rechten großen Zehe über dem oberen Gelenk einnimmt. Massieren Sie diese Region mit kreisenden Bewegungen und sanftem Druck (alle Drüsenpunkte wollen behutsam behandelt werden!) nur eine Minute lang. Anschließend kümmern Sie sich um die Zonen der Schilddrüse und

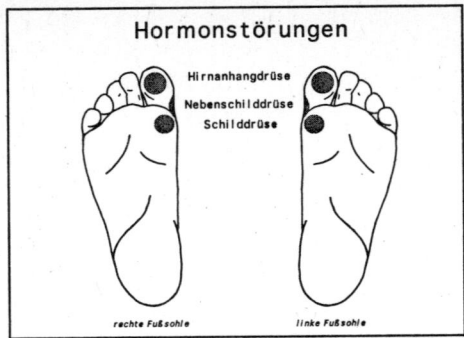

Nebenschilddrüse, die sich unter der großen Zehe knapp unter dem „Graben" zur eigentlichen Fußsohle befindet. Reiben Sie diese Region ebenfalls drei Minuten lang vorsichtig und kreisförmig. Wenn Sie damit fertig sind, bearbeiten Sie die gleichen Zonen genauso am linken Fuß.

Handmassage: Hier befindet sich die Hirnanhangdrüse auf der Daumen-Innenseite – und zwar auf der Höhe, wo auf der anderen Seite der Nagel ins Nagelbett übergeht. Legen Sie zunächst ihren linken Daumen auf den rechten Daumennagel und massieren dann mit dem umgefaßten Zeigefinger die Hirnanhangdrüsenzone. Eine Minute lang mit sanften kreisenden Bewegungen. Anschließend suchen Sie eine Region, die auf der Handfläche einen halben Fingerbreit von der Lücke Daumen/Zeigefinger entfernt liegt. Hier befindet sich die Schilddrüsen- und Nebenschilddrüsenzone, die auch drei Minuten lang kreisförmig gerieben werden soll, und wenn Sie mit der rechten Handfläche fertig sind, behandeln Sie die linke ebenso.

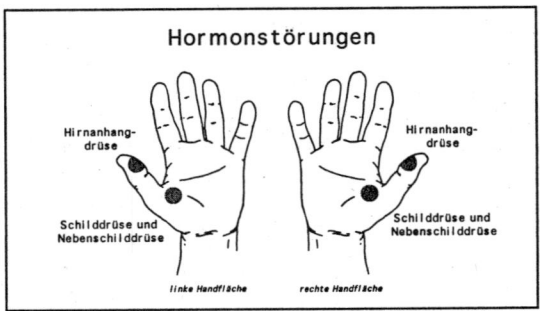

Beide Formen der Reflexzonenmassage sollten Sie dreimal täglich durchführen, bis Sie das Gefühl haben, daß Ihr Hormonhaushalt wieder „aufgeräumt" ist.

Immunsystem

Täglich versuchen Millionen von Krankheitserregern, vor allem Viren und Bakterien, in unseren Körper einzudringen und sich dort festzusetzen, um auf unsere Kosten zu leben.

Dem Angriff der Krankheitserreger setzt der Körper zunächst die Haut und Schleimhaut entgegen. Oft aber gelingt es den Erregern, diese Hürden zu überwinden. Dann tritt die erste Verteidigungslinie, die *unspezifische Abwehr,* in Aktion. Die Verteidiger dieser Linie müssen viele tausend Male am Tag eingreifen, ohne daß wir etwas davon merken.

Erst wenn die unspezifische Abwehr die Infektionserreger nicht überwältigt, können überall herumschwirrende Viren eine Erkältung auslösen. Die Verteidiger der ersten Linie rufen dann die Kollegen aus der zweiten Linie, die *spezifische Immunabwehr,* zu Hilfe. Beide Gruppen von Verteidigern erkennen die Feinde vorwiegend an den Kennzeichen ihrer unterschiedlichen Oberfläche. Mediziner bezeichnen diese Erkennungsmerkmale als „Marker". Wechselt ein Angreifer allerdings sein „Gesicht", erscheint er dem Immunsystem als neuer Angreifer, gegen den neue Waffen produziert werden müssen. Ein gutes Beispiel dafür ist die Grippe, die in immer neuen Varianten auftritt.

Um uns vor Infektion zu schützen, müssen wir unser Verteidigungssystem stärken. Und vor allem seinen Anführer: die Thymusdrüse.

Die Thymusdrüse ist ein unscheinbares Gebilde aus graurötlichem Gewebe, das die sogenannten Lymphozyten produziert. Ihr Gewicht hängt vom Alter ab. Beim Erwachsenen wiegt sie etwa zehn Gramm, beim Säugling ungefähr das Doppelte, bei Jugendlichen in der Pubertät etwa das Sechsfache.

Diese Drüse wird auch „Thron der Immunität" genannt. Was ist Immunität? In erster Linie das Bemühen des Körpers, jeden gefährlichen Eindringling zu erkennen und zu vernichten. Das betrifft so gut wie alles: Bakterien, Viren, Blut einer falschen Gruppe, den Splitter im Finger, Pilze, Krebszellen, Gifte und dergleichen. Der menschliche Körper ist gewissermaßen eine Festung mit Truppen, die immer bereit sind, jeden Eindringling anzugreifen.

Die Thymusdrüse selbst ist der Hauptbestandteil der körpereigenen Verteidigungsmacht, die komplizierter ist als die Streitmacht eines Staates. Und wie wichtig dieses Organ ist, zeigt die Tatsache, daß die Thymusdrüse beim ungeborenen Kind größer als das Herz oder ein Lungenflügel ist.

Der Grund: Ein Baby kommt weitgehend ungeschützt gegen Krankheiten auf die Welt – abgesehen von den Immunstoffen, die aus dem Blut der Mutter in das des ungeborenen Kindes gewechselt waren. Aber diese Abwehr kann nur kurze Zeit anhalten, dann muß die Thymusdrüse einspringen.

Sie treibt die Reifung der im Knochenmark befindlichen unreifen „Keimlinge" der sogenannten Lymphozyten voran und schickt sie anschließend in die Milz, in das lymphatische System und andere Organe, wo sie endgültig heranwachsen. Und diese „Truppen" – etwa ein Viertel der weißen Blutkörperchen – erkennen sofort jeden Feind, schlagen augenblicklich Alarm und mobilisieren die körpereigene Abwehr.

Ein Beispiel: Hat sich ein Mensch in den Finger geschnitten, macht er ein Pflaster drauf – für ihn ist das eine unbedeutende Verletzung. Doch für die von der Thymusdrüse produzierten Lymphozyten ist nichts unbedeutend. Sie produzieren sofort Antikörper und veranlassen andere Blutkörperchen, dasselbe zu tun. Die Antikörper greifen die in die Schnittwunde eingedrungenen Mikroben an. Derweil waren die Lymphozyten nicht untätig: Sie haben die Phagozyten (andere weiße Blutkörperchen) veranlaßt, den bakteriellen Müll aufzufressen. Der Finger kann problemlos verheilen, und sein Besitzer denkt nicht weiter darüber nach, obwohl in einem seiner Gliedmaßen eine regelrechte Schlacht ereignete. Das Immunsystem ist also ein Wunderwerk, und zwar zweigeteilt. Der eine Teil, dessen Hauptquartier im Knochenmark liegt (und als B-Lymphozyten bekannt ist), kümmert sich hauptsächlich um die Bakterieninvasionen. Die Lymphozyten der Thymusdrüse (T-Lymphozyten genannt) wenden sich ebenfalls gegen Bakterien und Viren, außerdem gegen Pilzinfektionen und körperfremde Gewebe.

Von den T-Lymphozyten gibt es verschiedene Arten: T-Killer, T-Helfer und T-Unterdrücker. In dem kompletten Abwehrmechanismus, der den Menschen vor allen möglichen Eindringlingen schützen soll, hat jede von ihnen eine bestimmte Aufgabe zu erfüllen. Entscheidend aber für die normale Zunahme und die spätere Wirksamkeit der T-Zellen sind die Hormone, die in der Thymusdrüse gebildet und von ihr in den Blutstrom abgegeben werden. Sie regen die T-Lymphozyten zu Aktivität an, wo immer sie sich auch gerade befinden.

Die zahllosen Zellarten im Körper erfordern natürlich eine andauernde Kommunikation. Sämtliche von der Thymusdrüse produzierten Zellen werden von ihr instruiert, mit wem sie sich verbinden können (und sollen), um die wirksamste Immunreaktion zu erreichen. So wird den T-Zellen beigebracht, auf typische Merkmale bei jenen Zellen zu achten, die bei Annäherung eine Immunreaktion auslösen.

Wenn etwas so kompliziert ist wie das Immunsystem, kommt es schon mal vor, daß es nicht einwandfrei funktioniert. Manchmal unterläuft dem Lymphozyten ein Fehler, indem sie normales Körpergewebe mit einem Fremdstoff verwechseln und diesen sofort attackieren. Dann kann es passieren, daß sie die Gelenkhäute angreifen und schmerzhafte Entzündungen hervorrufen, so daß eine chronische Polyarthritis entsteht. Leider ist bisher kein Gegenmittel gefunden, das diese wild gewordenen Lymphozyten in ihre

Schranken weisen kann – es könnte vielleicht das Ende der häufigsten Arthritisform bewirken.

Wird der Mensch erwachsen, scheint für ihn die Thymusdrüse nicht mehr so lebensnotwendig zu sein. Die Lymphozytenproduktion ist dann nicht mehr ganz so wichtig, seitdem jene Lymphozyten, die die Drüse in der Jugendzeit an andere Organe abgegeben hat, dort festen Fuß gefaßt haben und voll produzieren. Auch die Hormonabsonderung läßt mit zunehmendem Alter des Menschen allmählich nach.

Das soll aber nicht heißen, daß die Thymusdrüse mit zunehmenden Alter unwichtig wird. Im Gegenteil – würde sie zum Beispiel von einem Tumor zerstört, könnte der Mensch von einer Flut von Krankheiten befallen: Muskeln könnten sich entzünden und kraftlos werden, im Mund könnten schmerzhafte Mykosen entstehen, Pilze die Finger- und Fußnägel zerfressen. Es ist also wichtig, daß die Thymusdrüse gehegt und gepflegt wird – was mit der Reflexzonentherapie durchaus möglich ist.

Fußmassage: Suchen Sie auf Ihrer rechten Fußsohle eine Region, die einen Fingerbreit unter den Zehenwurzeln und genau unter der Lücke große/zweite Zehe liegt. Hier befindet sich die Thymusdrüsenzone, die Sie mit dem

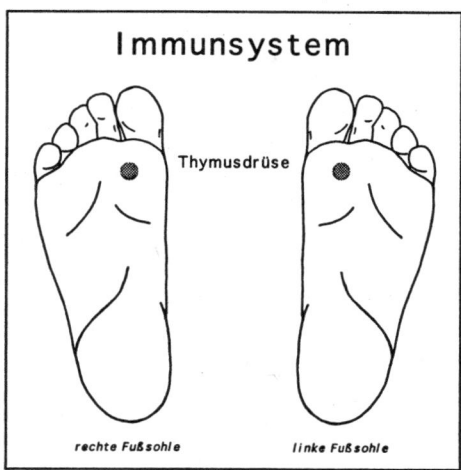

Immunsystem

Thymusdrüse

rechte Fußsohle   linke Fußsohle

Daumen (Hauptgriff) oder Zeigefinger (Hilfsgriff) unter sanftem Druck kreisförmig und zwei Minuten lang massieren. Anschließend führen Sie die gleiche Behandlung auf der linken Fußsohle an der gleichen Stelle genausolang durch. Machen Sie die Reflexzonenmassage mindestens zweimal am Tag.

Handmassage: Beugen Sie Ihren rechten Daumen. Genau auf der Stelle, wo sich auf der Daumen-Oberseite das untere Gelenk krümmt, ist die Thymusdrüsenzone. Massieren Sie diese Region mit dem linken Zeigefinger und kreisförmigen, schonenden Bewegungen zwei Minuten lang, danach machen Sie das gleiche am linken Daumen. Bitte ebenfalls mindestens zweimal täglich.

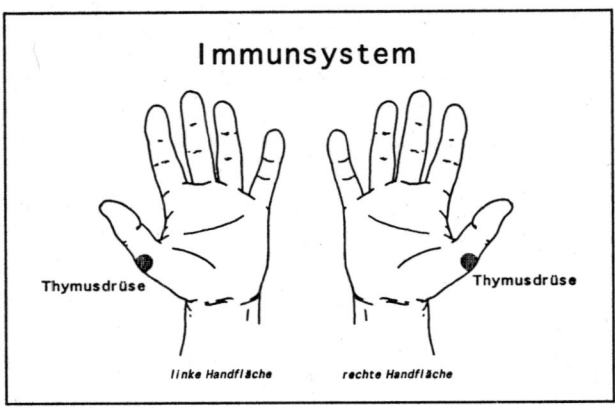

Ischias

Als unser längster Nerv – er ist ungefähr einen Meter lang – bietet der Ischias- oder Hüftnerv (Nervus ischiadicus) zahlreiche Angriffspunkte für Entzündungen. Mit seinen motorischen Fasern versorgt er neben einigen Hüftmuskeln die Beugemuskeln der Ober- sowie Unterschenkel und der Füße. Alle nervlichen Empfindungen werden über ihn ins Rückgrat und von dort ins Gehirn geleitet – auch der gefürchtete Ischiasschmerz. Ein solcher Schmerz kommt oft aus „heiterem Himmel".

So verschieden die Krankengeschichten, so ähnlich die Symptome: Schmerzen, die entweder in der linken oder in der rechten Hüfte ihren Ausgang haben. Schmerzen, die bis in den Oberschenkel, in die Kniekehle, in die Wade oder bis in die Fußspitzen ausstrahlen. Schmerzen – und das ist typisch für Ischias –, die sich nur auf der einen Körperseite bemerkbar machen. Es gibt Ausnahmen, aber sie sind sehr selten.

Manchmal fangen diese Schmerzen nach einer ungeschickten Bewegung an. Oder nach einer Erkältung. Dann wieder ohne erkennbaren Grund. Oder nach einer Störung im Nervensystem. Oder nach einem Bandscheibenverschleiß, der vielleicht altersbedingt ist. Weitere Ursachen für (die meist einseitig auftretenden) Entzündungen des Ischiasnervs: Abkühlung, Nässe, Überanstrengung, Herdinfektionen, Durchblutungsstörungen, Alkoholismus. Tritt der Schmerz jedoch auf beiden Seiten auf, kann es sich um Diabetes handeln.

Das Ergebnis ist immer das gleiche: Der Ischias-Nerv, der in der Hüftgegend aus dem Rückenmark herauskommt und die gesamten Beine bis in die Zehenspitzen nervlich versorgt, wird gereizt. Er entzündet sich und reagiert mit Schmerzen.

In 90 Prozent der Fälle haben Ischiasschmerzen nichtentzündliche Ursachen, die frühzeitig erkannt und behandelt werden müssen, um schwere Schäden zu vermeiden. Ischiasbeschwerden können aber auch durch eine ungünstige Lage des Kindes während der Schwangerschaft, durch Tumore im Bereich der Wirbelsäule, des kleinen Beckens und des Mastdarms und im Zusammenhang mit einer Arthrose im Alter entstehen.

Das Ischiasleiden äußert sich meist durch einen plötzlich auftretenden Kreuzschmerz, der bis ins Bein ausstrahlt: Bei jeder Bewegung werden diese Schmerzen verstärkt, ebenfalls beim Niesen oder Husten – und dann kann auch das Empfinden an der Beinaußenseite und am Fußrücken gestört sein, wobei es zu Gangunsicherheiten kommen kann.

Ischiasschmerzen treten krampfartig oder als Dauerschmerz auf. Der Nerv ist dann in seinem ganzen Verlauf empfindlich, besonders an den typischen Druckpunkten in der Hautfalte direkt unterhalb des Gesäßes, in der Mitte der

Kniekehlen sowie zwischen dem äußeren Knöchel und der Ferse. Diese Punkte wird der Arzt drücken, um sicherzugehen, daß es sich nicht um Rheuma handelt. Ist aber der Ischiasnerv wirklich entzündet, hat der Patient das Gefühl, beim Druck auf diese Punkte mit einem Messer gestochen zu werden, er zuckt zusammen und schreit auf.

Tatsächlich hat der Arzt dabei (meist unwissentlich) Akupressur betrieben. Anschließend wird er seinem Patienten Bettruhe, die unbedingt notwendige Lagerung auf einer flachen Unterlage, lokale Wärmeanwendung mit Hilfe eines Heizkissens oder durch Rotlicht verordnen. Und er wird schmerzstillende Tabletten zur Linderung der Schmerzen verschreiben.

Es geht aber auch ohne Medikamtente: Eines der ältesten Rezepte aus der Naturheilkunde besagt, daß man sich bei Ischias Tag und Nacht ein Katzenfell auf den Rücken binden soll. Das kuschelige und wärmende Fell soll dort liegen, wo die Schmerzen ihren Ausgangspunkt haben. Viele Naturheilkundige schwören auch heute noch auf dieses als Rezept. Doch so verschieden die Ursachen einer Ischias-Erkrankung sein können, so unterschiedlich sind auch die Möglichkeiten, das schmerzhafte Leiden zu besiegen. Einigen Menschen hilft das wärmende Katzenfell. Andere lindern ihre Beschwerden, indem sie die schmerzenden Regionen jeden Morgen und jeden Abend mit einem Waschlappen abreiben, den sie vorher in eiskaltes Wasser getaucht und gut ausgewrungen haben. Und viele Menschen konnten schon mit der Reflexzonenbehandlung ihre Ischiasschmerzen lindern.

Fußmassage: Legen Sie – wenn es Ihre Schmerzen erlauben – den rechten Fuß auf den linken Oberschenkel, so daß die Fuß-Innenseite nach oben zeigt. Nun bearbeiten Sie die Lendenwirbelzone, die sich etwa einen halben Zentimeter über der Sohle auf der Fuß-Innenseite von der Mitte bis zu einer gedachten Linie unter der Knöchelmitte erstreckt. Massieren Sie diese etwa einen Fingerbreit hohe Region mit dem linken Daumen (Hauptgriff) oder

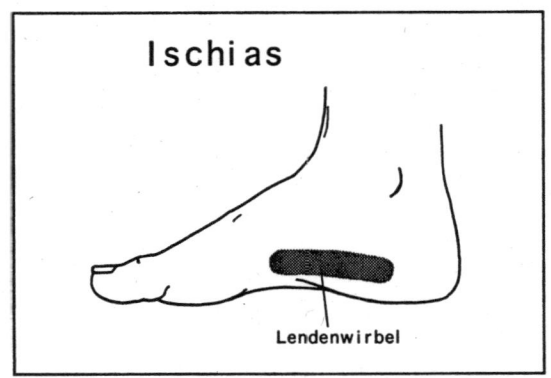

Ischias

Lendenwirbel

Mittelfinger (Hilfsgriff) mit kreisförmigen Bewegungen und kräftigem Druck zwei Minuten lang von vorne nach hinten. Wenn Sie dort angekommen sind, fangen Sie vorne wieder an. Führen Sie diese Behandlung möglichst dreimal täglich durch.

Handmassage: Sie wird Ihnen wahrscheinlich aufgrund der Beschwerden eher zusagen, zumal sie es Ihnen ermöglicht, auch den Ischiasnerv zu „streicheln". Doch zunächst müssen Sie die Lendenwirbelzone behandeln, die an der Daumenseite einen halben Fingerbreit über der Handwurzel beginnt und sich eineinhalb Fingerbreit nach oben erstreckt. Massieren Sie zunächst an

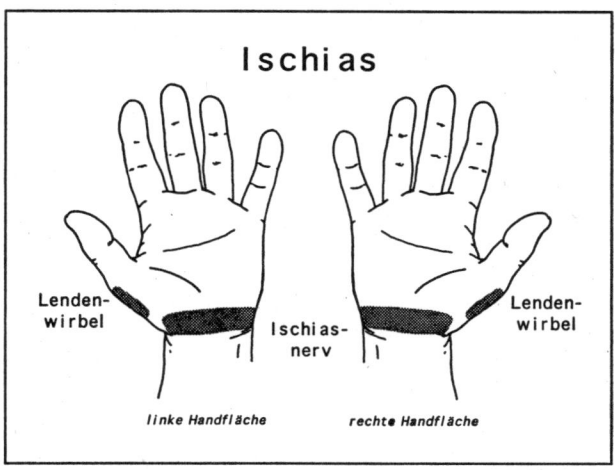

der rechten Hand diese Region von oben nach unten und kreisförmig mit kräftigen Druck. Sind Sie unten angelangt, fangen Sie oben wieder an. Wenn Sie die Zone zwei Minuten lang behandelt haben, kommt der Ischiasnerv dran. Er ist einen Fingerbreit dick und erstreckt sich über die gesamte Handwurzel. Massieren Sie diese Fläche mit dem Zeige- oder Mittelfinger der anderen Hand von links nach rechts zwei Minuten lang mit kreisenden Bewegungen, wobei Sie nicht zu stark aufdrücken. Sobald Sie damit fertig sind, behandeln Sie die Lendenwirbel- und Ischiasnervenzone auf der linken Hand. Machen Sie diese Übung nach Möglichkeit dreimal am Tag.

Kopfschmerzen

Von quälenden Kopfschmerzen kann fast jeder ein Lied singen, denn es gibt kaum einen Menschen, der nicht manchmal – oder häufig vom „Schädelbrummen" geplagt wird. Unangenehm dabei ist: In den meisten Fällen treten die Kopfschmerzen ohne Grund auf. Man hat sich weder den Kopf gestoßen, hat keine Erkältung oder Fieber oder ist in irgendeiner Form richtig krank. Und dennoch: Der Kopf schmerzt, oft sogar so stark, daß man sich nicht mehr auf die Arbeit konzentrieren kann oder mit unangenehmen Begleiterscheinungen wie Übelkeit und/oder Sehstörungen kämpft.

Lange Zeit wurden Kopfschmerzen ohne erkennbare organische Ursachen nicht sehr ernst genommen. Selbst Ärzte verschrieben allenfalls ein Schmerzmittel. Erst seit rund 15 Jahren nimmt die neuere medizinische Forschung die Kopfschmerzen genauer unter die Lupe. Denn es hat sich herausgestellt, daß es sich dabei um ein eigenständiges Leiden handeln kann – im Fachjargon primärer Kopfschmerz genannt.

Das schwierige bei der Erforschung primärer Kopfschmerzen (es gibt mehrere Arten) ist es, deren genaue Ursachen herauszufinden. Zwar wissen die Ärzte bei einigen Kopfschmerz-Arten, was die Schmerzen auslöst, bei anderen tappen sie noch völlig im dunkeln.

Die wahrscheinlich häufigste Kopfschmerz-Erkrankung ist die Migräne – sie wird in einem Extra-Kapitel behandelt. Aber es gibt noch andere, sehr häufige Formen von Kopfweh:

Beim *Spannungskopfschmerz* sind die winzigen Muskeln am Kopf stark angespannt. Erheblich mehr Frauen als Männer leiden – wie bei der Migräne – darunter. Spannungskopfschmerzen betreffen immer den ganzen Kopf, für Stunden, Tage oder Wochen. Wenn der Spannungskopfschmerz chronisch wird, kann sich das Leiden über Jahre hinziehen und ist meist verbunden mit depressiven Verstimmungen.

Bei der Erforschung der Ursachen sind die Mediziner zu folgendem (vorläufigen) Ergebnis gekommen: Sie vermuten, daß beim Spannungskopfschmerz die Region im Gehirn gestört ist, in der die Schmerzempfindungen produziert werden. Sie liegt ganz in der Nähe des limbischen Systems – dem Zentrum für unsere Gefühle und Stimmungen (vermutlich stellen sich deshalb bei den Schmerzen auch die Depressionen ein).

Völlig unbekannt sind die Ursachen des *Cluster-Kopfschmerzes,* unter dem hauptsächlich Männer leiden. Er tritt fast immer nachts anfallartig auf und zieht sich einseitig vom Nacken quer durch den Kopf bis hin zum Auge. Die Schmerzen sind extrem stark. Sie mit Schmerzmitteln zu bekämpfen ist unsinnig, denn die Präparate zeigen keinerlei Wirkung.

Das gleiche gilt für den sogenannten *Halswirbelsäulen-Kopfschmerz.* Es handelt sich um einen Schmerz, der heute ebenfalls als eigenständige Erkrankung angesehen wird. Auf dem Röntgenbild sind keinerlei Veränderungen der Wirbelsäule zu sehen, und dennoch steigt der Schmerz aus dem Nackenbereich über den Hinterkopf bis zu den Augen – häufig einseitig und oft auch nachts. Wissenschaftler vermuten, daß minimale Verkantungen der kleinen Wirbelgelenke den Halswirbel-Kopfschmerz verursachen.

Die unterschiedlichen primären Kopfschmerzen können auch in der Kombination auftreten – also Migräne und Spannungskopfschmerz oder Halswirbelsäulen-Kopfschmerz und Spannungskopfschmerz und so weiter. Und natürlich kann ein Mensch auch an einer Kopfschmerz-Erkrankung leiden und zusätzlich Kopfschmerzen aus organischen Ursachen haben. Das erschwert natürlich die Diagnose und die Behandlung.

Aber gerade die richtige Diagnose ist ungeheuer wichtig. Denn so verschieden die Kopfschmerzen sind, so unterschiedlich ist auch die Behandlung. Deshalb empfehlen Schmerzärzte ihren Patienten, ein regelrechtes Kopfschmerz-Tagebuch beziehungsweise einen Kopfschmerz-Kalender zu führen. Das heißt, es muß jeden Tag in eine Tabelle eingetragen werden, wann Kopfschmerzen eingetreten sind, wie lange sie gedauert haben, ob Begleiterscheinungen dazugekommen sind.

Für die Behandlung primärer Kopfschmerzen sind Schmerzmittel auf Dauer keine optimale Methode. Eine neue Erkenntnis der modernen Schmerzforschung ist nämlich, daß regelmäßig und über längere Zeiträume eingenommene Analgetika (so der Fachausdruck für Medikamente gegen Schmerzen) selbst Kopfschmerzen auslösen können. Als besonders gefährlich gelten hier Mischpräparate, die zusätzlich zur reinen schmerzstillenden Substanz noch andere Wirkstoffe enthalten. Zum Beispiel Koffein, Kodein oder Barbiturate.

Den Schmerzmittel-Kopfschmerz wird man nur wieder los, wenn man die Medikamente absetzt. Doch das ist sehr unangenehm und unter Umständen sogar gefährlich. Unangenehm deshalb, weil meist erst einmal noch stärkere Kopfschmerzen auftreten, sobald keine Tabletten mehr eingenommen werden. Gefährlich, weil Entzugserscheinungen wie Übelkeit, Schweißausbrüche, Herzklopfen oder Schlafstörungen so stark werden können, daß sie während der ersten Zeit mit anderen Medikamenten behandelt werden müssen, um keine größeren Schäden oder Schockzustände zu verursachen.

Der Schmerzmittel-Entzug sollte deshalb immer unter Aufsicht eines Arztes durchgeführt werden. Manchmal ist sogar ein kurzer Aufenthalt im Krankenhaus nötig.

Zur Behandlung primärer Kopfschmerzen werden heute die unterschiedlichsten Medikamente eingesetzt. Gegen den Spannungskopfschmerz wirken Anti-Depressiva (im Gegensatz zu vielen anderen Psychopharmaka machen sie nicht abhängig). Den Cluster-Kopfschmerz bekommt man nur mit Kalzium-Antagonisten, die auch gegen Herz-Kreislauf-Erkrankungen helfen, in den Griff.

Der Halswirbelsäulen-Kopfschmerz wird heute mit Rheuma-Mitteln, Strom oder lokal eingespritztem Narkosemittel bekämpft. Erfolgreich, aber langwierig ist die sogenannte Manualtherapie, bei der der Arzt (meist ein Orthopäde) mit vorsichtigen, gezielten Griffen versucht, die verkanteten Wirbelgelenke in die richtige Lage zu bringen.

Im Bereich der Schmerzbehandlung sind in den letzten Jahren psychotherapeutische Methoden entwickelt worden, die immer mehr an Bedeutung gewinnen. So können beispielsweise Kopfschmerzkranke in der therapeutischen Praxis verschiedene Methoden erlernen, wie sie die schmerzauslösende Situationen möglichst vermeiden (etwa in einem Streßbewältigungsprogramm). Oder sie lernen mit ganz bestimmten Entspannungstechniken oder Biofeedback-Übungen, die Gefäße und Muskeln am Kopf bewußt zu beeinflussen. Es geht aber auch einfacher – mit einer Reflexzonenbehandlung!

Fußmassage: Massieren Sie Ihre Gehirnzone, die an der Unterseite Ihrer rechten großen Zehe liegt, kreisförmig mit dem linken Daumen unter starkem Druck, wobei Sie eine kleine Region, die neben der zweiten Zehe liegt,

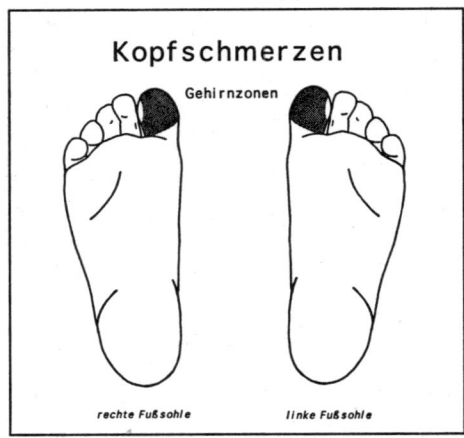

auslassen. Bitte drei Minuten, danach behandeln Sie unter der linken großen Zehe ebenso die gleiche Zone. Massieren Sie die Gehirnzonen dreimal täglich zur Vorbeugung – also auch, wenn Sie keine Kopfschmerzen haben.

Handmassage: Hier liegt die Gehirnzone auf der Daumen-Innenseite. Sie beginnt dort, wo auf der anderen Seite das Nagelbett anfängt, und endet an der Falte des oberen Daumengelenks. Massieren Sie am rechten Daumen diese Stelle kräftig mit kreisenden Bewegungen mit dem Zeige- oder Mittelfinger der anderen Hand drei Minuten lang. Anschließend machen Sie das gleiche am linken Daumen. Beugen Sie einem Kopfschmerz-Anfall vor, indem Sie Ihre Daumen dreimal am Tag so massieren.

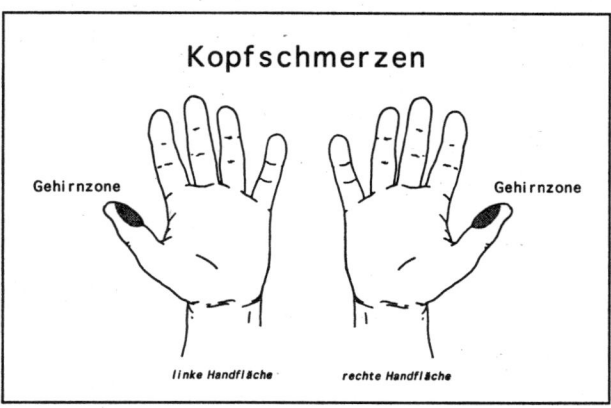

Krampfadern

Ihren Namen haben die Krampfadern von einem ihrer typischen Symptome, dem Wadenkrampf. Dazu kommt es, weil die Wadenmuskulatur nicht ausreichend mit Sauerstoff versorgt wird und sich krampfartig zusammenzieht.

Krampfadern sind also Stauungen, die sich oft als dicke, unschöne Knoten oder wie schlaffe, geschlängelte Schläuche unter der Haut entlangziehen. Sie entstehen meist bei Frauen während der Schwangerschaft, bei Berufstätigen, die viel stehen müssen, bei Leuten, die nicht für ausreichende Bewegung sorgen. Auch wenn eine erblich bedingte Bindegewebeschwäche vorliegt, kann es zur Erweiterung der Venen kommen, die nicht mehr rückgängig gemacht werden kann.

Befürchten Sie, eines Tages Krampfadern zu bekommen? Dann können Sie ganz leicht feststellen, ob Ihre Sorge berechtigt ist: Sehen Sie sich genau die Beine Ihrer Eltern an. Sind sie glatt und straff, haben Sie nur wenig zu befürchten. Aber:
– Leidet Ihre Mutter unter Krampfadern, müssen Sie mit 70prozentiger Wahrscheinlichkeit ebenfalls damit rechnen.
– Haben Ihre Mutter und Ihr Vater Krampfadern, ist es leider so gut wie sicher, daß auch Sie diesen Schönheitsfehler bekommen werden – die Wahrscheinlichkeit beträgt über 90 Prozent.

Diese Voraussagen stützen sich auf die wissenschaftliche Erkenntnis, daß die Ursache der Krampfadern von den Eltern auf die Kinder vererbt wird. Allerdings sind Krampfadern selbst noch keine Krankheit. Sie können aber, weil in ihnen das Blut sehr langsam fließt, zu Venenerkrankungen wie Entzündungen, Thrombosen und auch Beingeschwüren führen.

Der Blutkreislauf besteht bekanntlich aus zwei Gefäßsystemen, den Arterien und Venen. Die Arterien führen das sauerstoffreiche Blut an die Körperzellen. In den Venen fließt dagegen das sauerstoffarme Blut von den Zellen zum Herzen. Der Motor für die Arterien ist das Herz. Für die Venen in den Beinen sind es die Beinmuskeln.

Aus einer gesunden Vene fließt das Blut rasch zum Herzen hin. Dafür sorgen die Beinmuskeln, die bei jedem Schritt das Blut herzwärts drücken. In die Venen eingebaute kleine „Klappen" verhindern, daß das Blut wieder nach unten fließt.

In den Krampfadern aber fließt das Blut nicht richtig zum Herzen, weil die Klappen undicht geworden sind. Und das Blut, das gewissermaßen wie eine Säule von den Beinen bis zum Herzen reicht, weitet die Gefäße aus. In den erweiterten Venen können sich die Venenklappen nicht mehr schließen und ihre Aufgabe, den Blutstrom ausschließlich zum Herzen zu lenken, nicht mehr erfüllen. Daher fließt jetzt das Blut beim Stehen auch in die entgegengesetzte Richtung – ein Blutstau entsteht.

Und er macht sich im betreffenden Bein als ein lästiges Ermüdungsgefühl bemerkbar. Abends sind die Füße geschwollen, die Fußknöchel heben sich nicht mehr über der Haut ab. Hält die Stauung lange an, kann die Schwellung bis zur Wade hinaufreichen. Das Bein verfärbt sich, ist in seinem unteren Drittel blauviolett.

Die Stauung geht erst in der Nacht zurück oder sobald das Bein hochgelagert wird. Im fortgeschrittenen Zustand kommt es zu Wadenkrämpfen.

Es gibt zwei Methoden, die Krampfadern zu beseitigen: durch Operation oder Verödung. Beim chirurgischen Eingriff werden nach einem Hautschnitt die großen Aderstränge herausgezogen. Die Verödung ist einfacher. Hier wird in die Krampfader eine Flüssigkeit gespritzt, die das erweiterte Venenstück für einige Tage entzündet. Die Folge ist, daß die Gefäßwände miteinander verkleben und vernarben.

Aber soll man überhaupt Krampfadern beseitigen lassen? Tatsächlich behindern kleine und kleinste Krampfadern die Blutzirkulation nur wenig und brauchen nicht entfernt zu werden, es sei denn aus kosmetischen Gründen. Bei größeren Krampfadern ist die Verödung eine Vorbeugung gegen Venenentzündung und Beingeschwüre. Die Krampfader heilt nicht selbst, es gibt auch kein Medikament, das sie zurückbilden kann. Je länger sie aber existiert und je schlechter das Blut über die umliegenden gesunden Venen abtransportiert wird, um so früher stellen sich Komplikationen ein.

Wenn Sie eine Veranlagung zu Krampfadern haben, müssen Sie darauf achten, daß sich das Blut nicht in den Beinvenen staut. Dabei helfen Ihnen folgende Maßnahmen:
- Waschen Sie jeden Morgen, solange die Schenkel noch warm sind, die Beine kalt ab. Am besten ist ein kurzer Bein- oder Knieguß.
- Gehen Sie häufig und viel, zur Arbeit, auf Wald- und Wiesenboden, am Strand. Wichtig ist der Spaziergang am Abend. Aber machen Sie keinen Schaufensterbummel – strammes Marschieren ist angesagt!
- Langes Stehen ist Gift. Legen Sie also, wenn möglich, während des Tages die Beine hoch.
- Achten Sie auf ein normales Gewicht. Übergewicht belastet die Bänder und Gelenke. Sie schmerzen dann beim Gehen. Dadurch scheut man die Bewegung, und das fördert wiederum die Venenerweiterung.
- Sorgen Sie für regelmäßigen Stuhlgang. Verstopfung erschwert die Blutströmung in den Beckenvenen.
- Tragen Sie keine zu engen Schuhe. Der tägliche Gebrauchsschuh muß genügend Platz für die Zehen bieten.

Wenn Sie all diese Regeln befolgen, bleiben Ihnen die Krampfadern womöglich erspart. Haben Sie aber bereits welche, sollten Sie folgende

Reflexzonenmassage durchführen, damit sich die Krampfadern nicht verschlimmern.

Fußmassage: Die Krampfaderzonen liegt an beiden Füßen auf der Außen- und Innenseite. Sie zieht sich von der unteren Fußmitte bis zur Ferse hin und endet in Höhe des Fußgelenks. Es handelt sich also um ein Dreieck Fußsohlenkantenmitte-Ferse-Fußgelenk. Massieren Sie zunächst drei Minuten lang

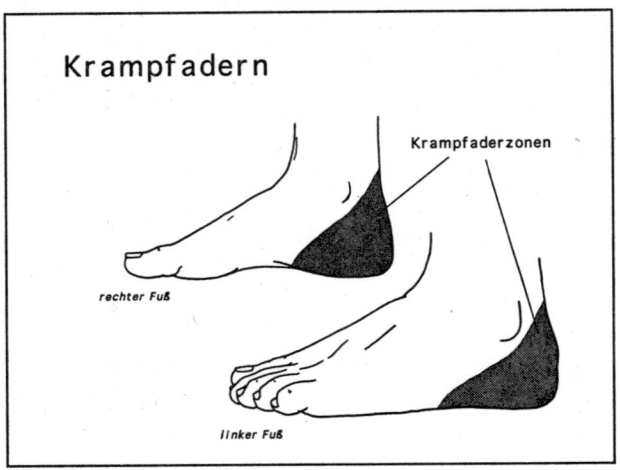

die gesamte Außenregion am rechten Fuß mit dem linken Daumen oder Zeigefinger (Haupt- oder Hilfsgriff) unter kräftigem Druck und kreisenden Bewegungen, danach behandeln Sie ebenso die Fußinnenseite. Anschließend machen Sie das gleiche am linken Fuß und führen diese Fußmassagen möglichst dreimal am Tag durch.

Kreislaufstörungen

In Natur und Technik hat kein Transportsystem mehr Bewunderung verdient als der Blutkreislauf unseres Körpers. Tag und Nacht arbeitend, versorgt er normalerweise automatisch alle Zellgewebe und Organe mit der genau erforderlichen Blutmenge und betreut als Zubringer- und Abholdienst für Nahrungsstoffe und Stoffwechselendprodukte seine vielen Billionen Kunden: die Körperzellen. Dafür stellt der Blutkreislauf sogar einen eigenen Fuhrpark bereit: die roten und weißen Blutkörperchen. In einer einzigen Sekunde produziert er über eine Million neue rote Blutkörperchen und ersetzt damit die gleiche Anzahl abgestorbener Zellen!

Dieses einzigartige Transportsystem kann außerdem auftretende Schäden selbst beheben. Ein einziger Nadelstich zerstört Hunderte von winzigen Kapillaren. Doch unmittelbar darauf schießen neue hervor. Eine kleine Schnittwunde – und sofort bildet sich darüber ein feines Fibringewebe, in dem sich die roten Blutkörperchen verfangen und zu einem Wundverschluß verkrusten. Geschähe dies nicht, könnte schon eine kleine Wunde den Tod bedeuten.

In jeder Minute werden etwa fünf Liter Blut durch den Kreislauf gepumpt – also 7.200 Liter in 24 Stunden. Dabei sind die Arterien keine einfachen Rohrleitungen. Es sind lebende, pulsierende, mit Muskeln versehene Schläuche, in die das Blut, vom Herzen kommend, hineinschießt. Die Arterien regulieren diesen Zustrom, indem sie sich bei jedem Herzschlag entspannen und in den Schlagpausen zusammenziehen. Der so gebändigte Blutstrom erreicht gleichmäßig dahinfließend selbst die winzigsten Verästelungen des Kreislauf.

Der Blutkreislauf hat zwei Aufgaben. Das Blut der Arterien führt den Zellen eine gemischte Ladung zu: Aminosäuren, um Gewebeschäden zu beheben, Zucker als Brennstoff, ferner Mineralien, Vitamine, Hormone und Sauerstoff. Auf dem Rückweg durch die Venen verfrachtet das Blut das beim Verbrennungsvorgang in den Zellen anfallende Kohlendioxyd, überschüssige Flüssigkeit und Überbleibsel der Eiweißumsetzung.

Ein Bissen Fleisch erleidet folgendes Schicksal: In Magen und Dünndarm zerlegen Säuren und Enzyme das Fleischstückchen in ungefähr zwanzig verschiedene Aminosäurenabkömmlinge. Die Dünndarmwände sind mit winzigen, haarähnlichen Erhöhungen – den Zotten – besetzt. Es gibt schätzungsweise fünf Millionen davon, und jede einzelne beherbergt winzige Blutgefäße, deren Wände durchlässig genug sind, die Moleküle der Aminosäuren hindurchzulassen.

Auf diese Weise geraten die Überreste des Fleischbissens in den Blutstrom. Erste Haltestelle ist die Leber, das wichtigste Regulierungsorgan des

Blutes. Die Leber wacht darüber, daß immer die von den Muskeln benötigte Zuckermenge und die zur Gewebebildung und Regeneration richtig bemessenen Anteile Aminosäure im Blut enthalten sind. Essen wir viel Fleisch, hat das Blut bei seinem Eintritt in die Leber zuviel Aminosäure. Ein Teil davon wird gespeichert, der Rest abgebaut.

Nach Verlassen der Leber arbeitet das Blut wie ein Transportband. Nach und nach erreicht es jede Zelle im Körper und lädt überall, wo Bedarf ist, Teile seiner Fracht ab – eine Fracht, die dem heranwachsenden Kind zur Entwicklung der Muskeln dient oder am verbrannten Finger eine hauchdünne Haut entstehen läßt.

Der Zucker in unserem Kaffee und die Stärke in den Kartoffeln gehen so ziemlich den gleichen Weg. Im Dünndarm werden beide zu Traubenzucker umgewandelt, der ebenfalls zur Leber transportiert wird. Besteht ein Überschuß an Traubenzucker, wird er von der Leber zu Glykogen, der sogenannten Leberstärke, verarbeitet und gespeichert. Sobald die Muskeln Brennstoff benötigen, wird das Glykogen in Traubenzucker rückverwandelt und tropfenweise an das Blut abgegeben. Ist der Körper in Bewegung, so greift die Leber auf ständig bereitgehaltene Reserven zurück, die zwölf bis vierundzwanzig Stunden ausreichen.

Zusätzlich befindet sich stets etwa ein Liter Sauerstoff in den Kreislaufbahnen. Das Hämoglobin, ein eisenhaltiger Eiweißstoff, der dem Blut die rote Färbung verleiht, ist der Träger dieses lebenspendenden Gases. Bei starkem Sauerstoffverbrauch gibt das Hämoglobin Kohlendioxyd ab und saugt wie ein nach Flüssigkeit lechzender Schwamm neuen Sauerstoff an. Diese Prozesse finden in der Lunge statt. In den Zellen der Kreislaufbahnen vollzieht sich der umgekehrte Vorgang. Das Hämoglobin gibt Sauerstoff ab und nimmt dafür Kohlendioxyd auf.

Den wichtigsten und faszinierendsten Teil des Blutkreislaufs bildet das große Netzwerk der Kapillaren, der mikroskopisch feinen Verbindungsstellen zwischen Arterien und Venen. In diesen winzigen Äderchen, die so eng sind, daß die roten Blutkörperchen sie nur einzeln passieren können, erledigt das Blut seine letzte Aufgabe – die Ernährung der Zellen und die Resorption der Schlacken.

Jede einzelne Zelle unseres Körpers lebt eingelagert in eine salzige Flüssigkeit, die ständig aufgefrischt werden muß. Zu diesem Zweck sind die Wandungen der Kapillaren verhältnismäßig porös, so daß in der einen Richtung der Sauerstoff des Blutes und in der anderen die Kohlendioxydschlacken der Körperzellen durchdringen können. Außerdem sickert ständig Flüssigkeit aus den Kapillaren in die Zellzwischenräume, so daß die Zellen in Nährflüssigkeit liegen.

Die vielseitige Aufgabe, den ganzen Blutkreislauf zu regeln, wird vom vasomotorischen Zentrum im Hirnstamm erledigt. Von dieser Stelle gehen

Nervenimpulse aus, die eine Zusammenziehung oder Lockerung der muskulösen Arterienwände bewirken, was zur Öffnung oder Schließung der Schleusenwege führt.

Zu den kleineren Kontrollstationen der Blutverteilung gehört das Sonnengeflecht, der Solarplexus, in der oberen Bauchhöhle. Ein heftiger Schlag in diese Gegend bringt das feine Nervennetz völlig in Unordnung. Als Folge weiten sich die Blutgefäße der Bauchhöhle und saugen derart viel zirkulierendes Blut an, daß das Gehirn in der Versorgung zu kurz kommt. Das Ergebnis eines solchen K.o.-Hiebes ist die Ohnmacht.

Ähnliches ereignet sich – allerdings nicht ganz so drastisch – nach dem Essen. Der Kreislauf muß sich dann hauptsächlich der Verdauung widmen. Das Blut wird der Bauchgegend zugeleitet und das Gehirn auf gekürzte Ration gesetzt. Wir werden dann einfach schläfrig. Aus dem gleichen Grund kann Schwimmen unmittelbar nach den Mahlzeiten gefährlich sein – denn für Verdauungsorgane und Muskeln reicht die Blutmenge eben nicht aus. Da das Blut erst Verdauungsarbeitleisten muß, leiden die Muskeln an Brennstoffmangel und neigen bei Überbeanspruchung zu Verkrampfungen.

Bei einer Störung des Kreislaufs sammelt sich meist zuviel Blut im Bauchraum, wo es „gebunkert" wird. Daher kann in den äußeren Gefäßen – besonders im Gehirn – ein lebensgefährlicher Blut- und Sauerstoffmangel entstehen. Es gibt auch weniger riskante, aber recht unangenehme Beschwerden: Schwindel- und Ohnmachtsanfälle, Hitzeanwandlungen oder ein Kältegefühl, obwohl es angenehm warm ist. Das Herz schlägt heftig, dann wieder ganz langsam, so daß man Angst hat, es könnte jeden Moment stillstehen.

Bei Kreislaufstörungen ist die Konsultation eines Arztes unbedingt notwendig, jedoch können Sie dessen medikamentöse Behandlung durch die Reflexzonentherapie unterstützen.

Fußmassage: Reiben Sie zunächst mit dem linken Daumen (Hauptgriff) auf der rechten Fußsohle die einen Finger dicke und eineinhalb Fingerbreit hohe Nierenzone. Sie befindet sich auf einer gedachten Linie vier Fingerbreit unter der zweiten Zehe und muß fünf Minuten lang mit kräftigem Druck und mit drehenden Bewegungen behandelt werden. Gleich darauf massieren Sie die Gehirnzone. Sie nimmt – abgesehen von einer kleinen Fläche neben der zweiten Zehe – die gesamte Unterseite der großen Zehe ein. Massieren Sie diese Fläche zwei Minuten lang kreisförmig, wobei Sie stark aufdrücken. Wenn Sie damit fertig sind, behandeln Sie ebenso die gleichen Regionen auf der linken Fußsohle – reiben dort aber noch zwei Minuten lang unter mäßigem Druck und mit drehenden Bewegungen die Herzzone. Sie ist etwa eineinhalb Finger breit, einen Fingerbreit hoch und beginnt drei Fingerbreit auf

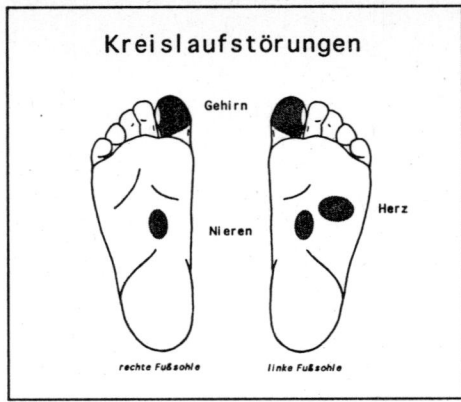

einer gedachten Linie unter dem Mittelpunkt der Mittelzehe und endet unter der Mitte der kleinen Zehe. Massieren Sie Ihre Füße so dreimal täglich.

Handmassage: Suchen Sie auf der rechten Handfläche die Nierenzone, die auf einer gedachten Linie zweieinhalb Fingerbreit unter dem Zeigefinger liegt. Diese Region müssen Sie mit dem linken Zeige- oder Mittelfinger fünf Minuten lang kreisförmig mit kräftigem Druck massieren. Hinterher reiben

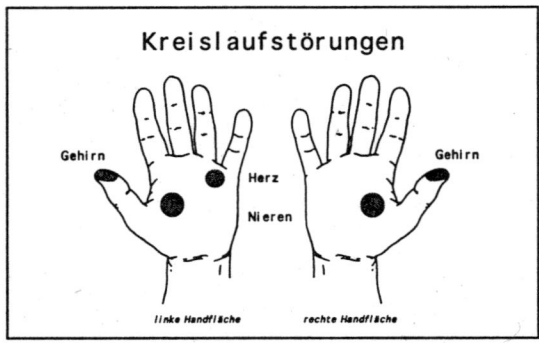

Sie die auf der obersten Daumenfläche befindliche Gehirnzone zwei Minuten lang, wobei Sie stark aufdrücken, und behandeln anschließend die gleichen Regionen auf der linken Handfläche. Danach sind Sie aber nicht fertig, weil Sie noch die nur auf der linken Hand liegende Herzfläche (sie liegt einen halben Fingerbreit unter der Lücke Ringfinger/kleiner Finger) bearbeiten müssen. Tun Sie das zwei Minuten lang mit kreisenden Bewegungen, wobei Sie nur mäßig aufdrücken. Diese Behandlung sollten Sie dreimal am Tag durchführen.

Leberbeschwerden

Die größte chemische Fabrik der Welt ist so klein wie eine Zigarrenkiste. Sie hat ihren Sitz im Körper rechts unter den Rippen: die Leber. Das Organ erzeugt mehr als 500 Produkte, ohne die ein Mensch nicht leben könnte.

Die Leber verarbeitet in jeder Minute eineinhalb Liter Blut. Das Blut führt ihr aus dem Darm alle Stoffe zu, die der Mensch mit der Nahrung aufgenommen hat. Sie produziert daraus alle Grundsubstanzen, die der Körper braucht. In ihr entstehen auch Abwehrstoffe, die vor vielen Krankheiten schützen.

Ohne die Leber würde sich der Körper selbst vergiften. Abfallprodukte beim Stoffwechsel, wie das gefährliche Ammoniak, würden den Mensch in eine tiefe Bewußtlosigkeit fallen lassen, aus der er nicht mehr geweckt werden könnte. Die Leber aber fängt das Ammoniak auf und verwandelt es in den vergleichsweise harmlosen Harnstoff, der durch die Nieren ausgeschieden wird. Ähnlich verfährt sie mit Medikamenten und Alkohol. Daß ein Mensch trotzdem betrunken wird, liegt daran, daß er schneller trinkt, als die Leber arbeiten kann. In jeder Stunde baut sie etwa sieben Gramm Alkohol ab – soviel aber enthält schon ein Glas Schnaps. Der überschüssige Alkohol bleibt im Blut und führt zum Rausch.

Viele wichtige Funktionen der Leber erkennt der Laie erst, wenn sie gestört sind. Weil dieses Multitalent eine Fülle von Aufgaben erledigen muß. Denn die Leber ist:

Stoffwechselorgan: Die Leber steuert nicht nur den Eiweiß-, Fett- und Kohlenhydratstoffwechsel unseres Körpers. Auch der Mineral-, Vitamin- und Hormonhaushalt unterliegt vielfältigen Steuerungs- und Umbauschritten in der Leber, zum Beispiel durch die Synthese von Vitaminvorstufen (Provitaminen) oder die Aktivierung von Hormonvorstufen. Die Leberzellen nehmen aus dem Pfortaderblut zum Beispiel Nährstoffe auf, bauen sie um, speichern sie oder geben sie nach Bedarf über das Blut an andere Organe weiter. Ein typisches Beispiel ist die Umwandlung von Kohlenhydraten und Eiweißstoffen in der Leber.

Die Hepatozyten stellen ferner aus kleinsten Eiweißbausteinen wichtige Stoffe selbst her, beispielsweise das lebenswichtige Bluteiweiß Albumin oder Blutgerinnungsfaktoren. Auch bestimmte Zuckersorten, Fettsäuren und Cholesterin werden in der Leber synthetisiert.

Speicherorgan: Die Leber sammelt als eine Art Stoffwechseldepot Nährstoffe wie Zucker und Vitamine. Im Falle längeren Hungers, auch zwischen den Mahlzeiten, setzt die Leber Nährstoffe aus den Vorräten frei. Beispielsweise baut die Leber zunächst nicht benötigtes Nahrungseiweiß und überschüssige Kohlenhydrate zu Glykogen um, das in der Leber gespeichert und bei Bedarf dem Organismus wieder als Energielieferant zur Verfügung gestellt wird.

Entgiftungsorgan: Die Leber ist die entscheidende Entgiftungsstation unseres Körpers. Als Filter zwischen Darm und dem übrigen Körper fängt sie mit der Nahrung aufgenommene Schadstoffe ab, ehe sie in den übrigen Blutkreislauf gelangen. Die Leber filtert giftige Substanzen aus dem Blut, die entweder schon als Gifte mit der Nahrung aufgenommen wurden oder beim Nahrungsstoffwechsel erst entstehen, wie zum Beispiel das hochgiftige Ammoniak. Die Leber baut diese Schadstoffe so um, daß sie über Galle und Darm oder über die Nieren ausgeschieden werden können. Dies geht sozusagen Hand in Hand mit ihrer Aufgabe als

Ausscheidungsorgan: Mit der Galle transportiert die Leber zahlreiche Stoffwechselschlacken in den Darm. Von dort werden sie mit dem Stuhl ausgeschieden. So wird beispielsweise das beim Zerfall gealterter roter Blutkörperchen entstehende Bilirubin über die Galle »entsorgt«. Die Leber baut auch viele fettlösliche Stoffe so um, daß sie wasserlöslich werden und dann mit dem Urin ausgeschieden werden können.

Drüse: Die Leber ist ferner selbst eine Drüse, die täglich etwa einen Liter Gallensaft herstellt. Die darin enthaltenen Gallensäuren sind unverzichtbar für die Fettverdauung und tragen dazu bei, daß die mit der Nahrung aufgenommenen fettlöslichen Vitamine A, D, E und K über den Darm ins Blut und somit zu den einzelnen Körperzellen gelangen.

Kontrollorgan: Als Kontrollorgan ist die Leber in Zusammenarbeit mit der Niere daran beteiligt, die Zusammensetzung des Blutes zu sichern und vor allem auch den Blutzuckerspiegel (z.B. durch Mobilisierung von Glykogen als Glukose-Speicherform) konstant zu halten. Ein konstanter Blutzuckerspiegel ist u. a. für den ungestörten Ablauf der Hirnfunktionen notwendig, da das Gehirn Glukose als Energiequelle benötigt.

Bei dieser Fülle von Aufgaben der Leber ist es nicht verwunderlich, daß eine schwere Leberschädigung den ganzen Organismus schachmatt setzen kann. Alkohol, Viren, Chemikalien, Pilzgifte, Parasiten – sie alle können die Leber attackieren. Zwar ist die Regenerationsfähigkeit der Leber enorm, doch können sie schwere und vor allem chronische Schädigungen mit der Zeit sogar überfordern, die Leberzellen außer Gefecht setzen.

Jedoch hat die Leber wegen ihrer lebenswichtigen Bedeutung eine einzigartige Eigenschaft: Sie ist fast unsterblich. Ihre Zellen erneuern sich ständig. Wenn bei einer Operation weit über die Hälfte der etwa eine Million Leberzellen entfernt werden, wächst das Organ bald wieder zu seiner ursprünglichen Größe nach.

Dennoch kann die Leber so sehr geschädigt werden, daß ihre Zellen schneller absterben, als sie sich erneuern. An ihre Stelle tritt dann nutzloses Bindegewebe. Dadurch schwillt die Leber erst an, dann schrumpft sie – das sind die Symptome der gefürchteten Leberzirrhose.

Allein in der Bundesrepublik leiden etwa 250 000 Menschen daran. Und die Mediziner wissen aus ihrer Erfahrung, daß 80 Prozent davon Männer sind. Die Leber des Mannes ist von Natur aus empfindlicher und durch die Lebensweise auch gefährdeter als die der Frau.

Häufigste Ursache der Zirrhose ist zwar immer noch eine Leberentzündung, die sich als Gelbsucht bemerkbar macht. Aber auch der Alkohol kann schuld daran sein. In großen Mengen über lange Zeiträume genossen, ist er Gift für die Leber: Bei einem täglichen Alkoholkonsum von 160 Gramm dauert es im Durchschnitt 22,4 Jahre, bis eine Leberzirrhose klinisch nachzuweisen ist.

Allerdings: Um 160 Gramm Alkohol zu sich zu nehmen, muß ein Mensch jeden Tag zwei Liter Wein oder vier Liter Bier oder einen halben Liter Whisky trinken. Da aber längst nicht alle Zirrhose-Patienten soviel Alkohol getrunken haben und auch nicht alle Gewohnheitstrinker an der Leber erkranken, suchen die Mediziner nach weiteren Ursachen.

So ist auch falsche Ernährung als Krankheitsursache erkannt worden. Die Leber braucht Eiweiß, um arbeiten zu können, Je weniger Eiweiß sie bekommt, desto anfälliger ist sie. Hier ein Tip für eine „feuchte Nacht": Wenn Sie vor dem Trinken Fisch oder ein Kalbsschnitzel – also viel Eiweiß – essen, kann Ihre Leber den Alkohol besser abbauen!

Obwohl die Leber über enorme Abwehr- und Regenerationskräfte verfügt, sind Erkrankungen dieses Organs gar nicht so selten. Die Leber kann an einer Hepatitis erkranken, es kann aber auch zur Fettleber, ja zur Leberzirrhose kommen. In jedem Fall ist ein Arztbesuch unumgänglich – und die ärztliche Behandlung kann durch die Reflexzonenmassage unterstützt werden.

Fußmassage: Nur die rechte Fußsohle wird behandelt. Die Leber-, Gallenblasenzone liegt zweieinhalb Fingerbreit unter der dritten und vierten Zehe sowie einen halben Fingerbreit von der Fuß-Außenkante entfernt und hat etwa zwei Fingerbreit Durchmesser. Massieren Sie diese Fläche mit einem kräftigen Daumendruck (Hauptgriff) zwei Minuten lang und kreisenden Bewegungen. Danach widmen Sie sich einer kleinen Region am rechten unteren Rand. Dort befindet sich die Gallenblasenzone, die Sie weitere zwei Minuten behandeln – aber nur unter mittelstarkem Druck! Diese Behandlung sollten Sie mindestens dreimal täglich durchführen.

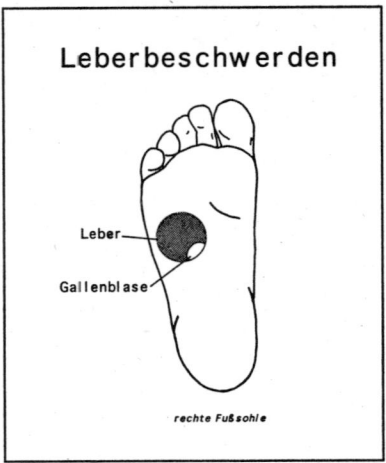

Handmassage: Sie erfolgt ebenfalls nur rechts. Die Leber-, Gallenblasenzone liegt einen knappen Fingerbreit unter der Lücke zwischen Ringfinger und kleinem Finger, der Abstand zur Handaußenkante ist ein halber Fingerbreit. Massieren Sie diese im Durchmesser etwa eineinhalb Finger breite Zone zwei Minuten lang mit dem Zeige- oder Mittelfinger der linken Hand kreisförmig unter kräftigem Druck. Anschließend behandeln Sie die Gallenblasenzone. Sie ist ein kleiner Fleck rechts unten in der Leber-, Gallenblasenzone und muß zwei Minuten lang unter mittelstarkem Druck kreisförmig gerieben werden. Machen Sie diese Übung wenigstens dreimal am Tag.

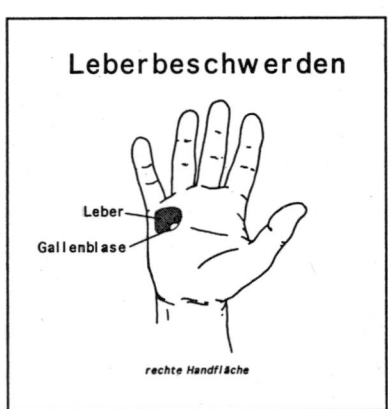

Magenleiden

Um leben zu können, müssen wir essen. Aber wie wir uns ernähren, kann den Magen reichlich strapazieren. Schon der Anblick und Duft eines saftigen Bratens bringt unseren Organismus in Wallung. Im Mund bildet sich vermehrt Speichel, das Gehirn weist den Magen an, schon einmal mit einer erhöhten Magensafterzeugung zu beginnen. Gelangt der Braten dann wirklich in den Magen, wird die Produktion noch einmal erheblich gesteigert, gleichzeitig regen das Verdauungshormon Gastrin sowie die Botenstoffe Acetylcholin oder Histamin in der Magenschleimhaut die Säureproduktion an.

Der Grund für den ganzen „Wirbel": Um aus der Mahlzeit die notwendige Energie und die wichtigen Nährstoffe zu gewinnen, muß das Essen nicht nur mechanisch zerkleinert, sondern auch mit Hilfe der Verdauungsenzyme chemisch in ihre Bruchstücke zerlegt werden. Dazu leistet der Magen folgende Vorarbeiten:

- Der Magensaft greift durch seinen Säuregrad die Eiweiße der Speisen an und macht so auch die alle Bakterien unschädlich, die in den Magen gelangt sein können.
- Die Magensäure bewirkt, daß der Körper das wichtige Eisen aus der Nahrung nutzen kann, und aktiviert das eiweißspaltende Verdauungsenzym Pepsin.
- Die säurebildenden Zellen der Magenschleimhaut bilden den „Intrinsic-Faktor", dessen Aufgabe es ist, das Vitamin B_{12} aufzunehmen.

Hat der Nahrungsbrei den Magen wieder verlassen, sorgt der Organismus normalerweise dafür, daß die Herstellung von Magensaft wieder verlangsamt wird. Aber die meisten Menschen schlucken noch mehr als das Essen: Ärger, Kummer, Sorgen. Besonders die Männer lassen alles über sich ergehen, ohne auch nur eine Miene zu verziehen. Einen Mann kann nichts erschüttern. Scheint es.

Die Wirklichkeit sieht ganz anders aus: Im Körper kann sich schon der kleinste Ärger buchstäblich auf den Magen schlagen. Ganz offen zeigt sich das bei Menschen, die im Beruf keinen rechten Erfolg haben.

Es besteht die deutliche Tendenz, daß diejenigen, die weniger als 4.000 Mark im Monat verdienen, häufiger eine Gastritis (Magenschleimhautentzündung) bekommen als jene, die mehr verdienen, haben Wissenschaftler festgestellt. Was einen Menschen kränkt, kann ihn also regelrecht krank machen, denn sein Magen ist nicht allein für die Nahrung da – er ist auch eine Art „Müllschlucker für die Seele".

Auf diese Funktionen kann kein Mensch Einfluß nehmen. Sie werden vom sogenannten Vagus-Nerv gesteuert, der völlig unabhängig vom Willen arbeitet.

So ist es möglich, daß der Magen beim Anblick einer Mahlzeit oder bei Ärger im Beruf völlig gleich reagiert; auf Befehl des Vagus beginnen 35 Millionen kleine Drüsen, Magensaft abzusondern. Dieser Saft enthält auch eine lebensgefährliche Flüssigkeit: Salzsäure. Nur ein äußerst widerstandsfähiger Schleim, der ständig erneuert werden muß, schützt die Magenwand vor dieser ätzenden Säure.

Bei vielen Menschen geraten die Vorgänge im Magen jedoch aus dem Gleichgewicht, denn eine erhöhte Säureproduktion im Magen kann Beschwerden auf nüchternen Magen, saures Aufstoßen oder Übelkeit hervorrufen. Ist obendrein der Schließmuskel am Mageneingang geschwächt, fließt der aggressive Mageninhalt in die Speiseröhre zurück. Die Folge sind brennende Schmerzen hinter dem unteren Ende des Brustbeins, außerdem wird das Sodbrennen durch Übergewicht begünstigt.

Bei einer Entzündung der Magenschleimhaut (akute Gastritis) erstrecken sich Schmerzen, die häufig kurz nach dem Essen auftreten, oft über einen längeren Zeitraum. Die Ursache des verdorbenen Magens sind Diätfehler, Überfüllung, schlecht gekaute Nahrung, zu stark gewürzte Kost, zu heiße oder zu kalte Speisen oder Getränke, ferner Genußgifte wie Alkohol und Nikotin, Schadstoffe am Arbeitsplatz, Begleiterscheinungen einer Infektion und vieles andere mehr. Werden die Ernährungsfehler zur Regel, kann die Gastritis chronisch werden. Allerdings ist die Erkrankung bei alten Menschen, die mit einem schlecht sitzenden Gebiß nicht mehr richtig kauen können, deren Schleimhäute sich zurückgebildet haben und deren Drüsen deshalb nicht mehr genügend Verdauungssäfte produzieren, eine durchaus natürliche Erscheinung.

Da bei einer akuten Gastritis die entzündlichen Veränderungen in der Magenwand zwar Schmerzen verursachen, aber nicht die Verdauungsfunktion des Magens beeinträchtigen, sind meistens keine starken therapeutischen Maßnahmen notwendig. Der kürzeste Weg ist strenges Fasten mit schluckweise eingenommenem Kamillentee. Sobald der Magen und Darm leer sind, kann der langsame Aufbau mit Hilfe einer Magenschonkost beginnen, die behutsam auf Vollkost übergeht.

Zur Vermeidung einer Übersäuerung oder Gastritis gibt es einige „magenfreundliche" Grundregeln:
- Essen Sie nicht so scharf, gebraten, süß und fett.
- Meiden Sie Kaffee, Nikotin, Alkohol sowie gerbstoffhaltige Produkte wie zum Beispiel schwarzen Tee.
- Machen Sie statt eines Mittagsschlafs lieber einen Spaziergang, weil Bewegung die Verdauungsorgane unterstützt.
- Schlafen Sie nicht zu flach, sondern mit einem Kopfkeil. So fließt die Magensäure nicht so leicht zurück in die Speiseröhre.
- Lassen Sie sich nicht andauernd verrückt machen, denn dauernde seelische Belastungen können ihren Magen erheblich schädigen.

Das geht manchmal sehr schnell: Eine Ader verkrampft sich, so daß ein kleiner Teil des Magens blutleer wird und keinen Schleim mehr bilden kann. Der Magen beginnt sich an dieser Stelle selbst zu verdauen – ein Magengeschwür entsteht.

Dieses Leiden mit seinen heftigen, krampfartigen Schmerzen ist eine der häufigsten Krankheiten. Fast jeder zehnte Einwohner der Bundesrepublik hat Magengeschwüre. Und unter den Betroffenen ist das Verhältnis der Geschlechter sehr einseitig: Über 80 Prozent aller Magengeschwüre entfallen auf Männer im Alter zwischen 20 und 50 Jahren. Es liegt an der Lebensweise der Frauen, daß sie so auffallend davon verschont bleiben: Sie reagieren allen Ärger und Kummer ab – weinen und bleiben gesund. Die Männer dagegen „schlucken" alles hinunter – und werden magenkrank.

Wie kann man sich davor schützen? Andauernd irgendwelche Tabletten schlucken, damit der Magen trotz aller Belastungen freundlich gestimmt bleibt? Das ist erstens teuer, zweitens kann die dauernde Einnahme von Medikamenten abhängig machen. Eine bessere Möglichkeit bietet die Reflexzonenbehandlung, mit der sich die Beschwerden schnell und ohne Nebenwirkungen lindern lassen.

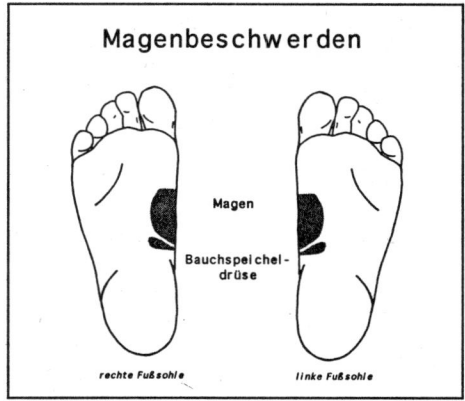

Fußmassage: Die Magenzone liegt auf Ihrer rechten Fußsohle drei Fingerbreit unter der großen Zehe und nimmt auch deren Breite ein. Sie erstreckt sich drei Fingerbreit in Richtung Ferse und stößt an die Bauchspeicheldrüsenzone. Massieren Sie zunächst die Magenregion mit dem Daumen (Hauptgriff) fünf Minuten lang mit kreisenden Bewegungen unter kräftigem Druck, anschließend behandeln Sie ebenso die Bauchspeicheldrüsenzone. Nur drei Minuten lang. Sind Sie mit dem rechten Fuß fertig, machen Sie das gleiche am linken Fuß. Behandeln Sie so Ihre Füße dreimal täglich, bis die Beschwerden abgeklungen sind.

Handmassage: Hier befindet sich die Magenzone neben der Lücke zwischen Daumen und Zeigefinger – knapp über dem unteren Ende. Sie ist etwa einen Fingerbreit hoch und erstreckt sich bis zu einer gedachten Linie unter der Lücke zwischen Zeige- und Mittelfinger. Massieren Sie diese Fläche fünf

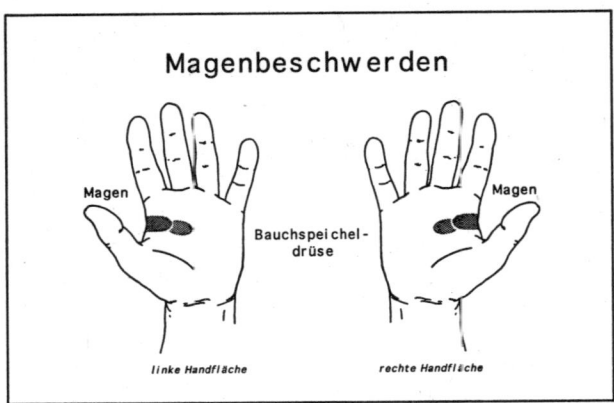

Minuten lang mit dem Ring- oder Mittelfinger der linken Hand kreisförmig unter starkem Druck. Danach rutschen Sie zu einer Region, die sich an die Magenzone anschließt und zwischen zwei gedachten Linien unter den Lücken Zeige- und Mittelfinger sowie Mittel- und Ringfinger liegt. Behandeln Sie diese im Durchmesser etwa einen kleinen Finger breite Fläche drei Minuten lang, und machen Sie diese Übung dreimal am Tag, bis Ihre Magenschmerzen verschwunden sind.

Menstruationsbeschwerden

Die „Tage" – viele Frauen haben eine falsche Vorstellung über den Zweck der Periode. Zum Beispiel ist die Behauptung, die Menstruation „entgifte" den Körper, ein Altweibermärchen, das immer wieder aufgetischt wird. Bei der Menstruation wird vielmehr die Schleimhaut abgestoßen, die die Gebärmutter auskleidet und die zuvor von den beiden Hormonen Östrogen und Progesteron aufgebaut und verstärkt worden ist. Diese Hormone werden von den Eierstöcken ausgeschieden und bereiten die Gebärmutter auf die Aufnahme eines befruchteten Eies, also auf die Schwangerschaft, vor. Diesem Zweck dient sie – eine andere Funktion hat die Menstruation nicht.

Die meisten Frauen haben einen Zyklus von 28 Tagen. Innerhalb dieser Zeitspanne baut das Östrogen 14 Tage lang die Schleimhaut der Gebärmutter auf. Dann erfolgt der Eisprung (Ovulation), das Ausstoßen des Eies aus dem Eierstock, und während der folgenden 14 Tage baut eine Kombination von Östrogen und Progesteron an der Schleimhaut weiter. Am Ende dieser Zeitspanne menstruiert die Frau – es sei denn, das Ei ist befruchtet worden, und sie ist schwanger.

Doch: „Das Regelmäßigste am Zyklus einer Frau ist die Unregelmäßigkeit", sagen viele Ärzte. Manche Frauen haben einen 21- bis 23-Tage-Zyklus, was für sie völlig normal ist. Bei anderen beträgt der Zyklus 32 bis 35 Tage. Eine Frau mit einem 28-Tage-Zyklus kann auch schon am neunten Tag einen Eisprung haben und schwanger werden.

Die Beschwerden während der Menstruation sind keine Krankheit, die man erdulden muß wie ein Naturereignis. Man muß sich nur über bestimmte Dinge klar werden:

1. Beschwerden während der Monatsblutungen, die zu lange dauern und in sehr unregelmäßigen Abständen auftreten, können sowohl körperliche als auch seelische Ursachen haben.

2. Der weibliche Organismus reagiert sehr empfindlich auf seelische Belastungen. Deshalb reicht die rein körperliche Behandlung bei Menstruationsbeschwerden oft nicht aus. Arzt und Patientin müssen auch nach den seelischen Ursachen forschen.

Sollte die Periode einmal (manchmal sogar zwei- oder dreimal) aussetzen, muß das kein Grund zu ernsthafter Besorgnis sein – vor allem, wenn die Frau unter großem seelischen Druck gestanden hat oder steht.

Wenn aber die Ovulation regelmäßig einsetzt und in einem 28- bis 32-Tage-Rhythmus verläuft, können trotzdem Beschwerden auftreten, an denen viele Frauen leiden: die Periodenschmerzen, medizinisch „Dysmenorrhoe" genannt. Davon gibt es zwei Formen: die primäre und die sekundäre.

Eine primäre Dysmenorrhoe liegt vor, wenn der Arzt bei der Patientin keine Krankheit findet, auf die diese Schmerzen zurückzuführen sind. Sie hat einfach Schmerzen.

Die sekundäre Dysmenorrhoe ist auf eine Infektion oder einer Erkrankung des Unterleibs zurückzuführen. Die betroffenen Frauen haben starke Schmerzen – Krämpfe über dem Schambein –, die ungefähr einen Tag vor der Menstruation auftreten, meist in Verbindung mit anderen Symptomen wie Rücken-, Bein- oder Kopfschmerzen, Depressionen, Übelkeit, Erbrechen und Kreislaufkollaps.

Ursache für diese Beschwerden ist häufig der Schock, den die Frau als junges Mädchen beim Einsetzen der ersten Menstruation erlebt hat. Jeden Monat wehrt sie sich dann – völlig unbewußt – gegen das Einsetzen der Periode. Sie verkrampft sich, wird – besonders kurz vor und in den ersten Tagen der Regel – vor Schmerz krank.

Wenn eine Frau unter Dysmenorrhoe leidet und der Frauenarzt geklärt hat, daß keine organischen Ursachen vorliegen, helfen meist psychotherapeutische Maßnahmen. Durch sie kann das ursprüngliche Schockerlebnis erkannt, verstanden und bewältigt werden. Die körperliche Ursache für eine Dysmenorrhöe kann zum Beispiel eine mangelhafte Entwicklung der Sexualorgane sein. Meist wird eine Hormonbehandlung Abhilfe schaffen.

Auch das völlige Ausbleiben der Menstruation, die sogenannte Amenorrhoe, wird – gerade bei sehr sensiblen Frauen – oft durch seelische Faktoren verursacht. Eine größere Reise, Prüfungen, Streit mit dem Partner – all das kann das Einsetzen der Monatsblutung verhindern. Das ist aber kein Grund zur Besorgnis. Sobald das seelische Gleichgewicht wiederhergestellt ist, setzt auch die Periode wieder ein.

Wenn die Blutungen unregelmäßig auftreten, sprechen die Gynäkologen von Metrorrhagie. Hier liegen keine seelischen Gründe, sondern meist hormonelle Störungen vor.

Und dann gibt es noch die „explosiven" Tage vor den Tagen...

Normalerweise ist eine Frau heiter und gelassen – nur nicht während der fünf oder mehr Tage vor ihrer Periode, falls sie an vormenstruellen seelischen Spannungen leidet. Dann ist sie gereizt, leidet unter Depressionen oder anderen Beschwerden, zu denen auch eine Gewichtszunahme bis zu neun Pfund zählen kann.

Tatsächlich variieren die Merkmale der vormenstruellen Spannungen sehr stark: Manche Frauen leiden von zwei Tagen bis zu zwei Wochen vor jeder Periode. Ein, zwei oder mehr Symptome können gleichzeitig oder zu verschiedenen Zeiten vor und während der Menstruation auftreten: Kopfschmerzen, Anschwellen und (oder) Empfindlichkeit der Brüste und Brustwarzen, Anschwellen von Knöcheln und Füßen, Taubheit und Kribbeln in den Fingerspitzen, Gewichtszunahme, Leib- und Rückenschmerzen, Migräne, Kreislaufbeschwerden, Hautleiden, Nervosität, Schlaflosigkeit, Veränderung des Schlafbedürfnisses, mangelnde Konzentration. Aber keine Frau muß sich mit diesen lästigen Erscheinungen abfinden. Die Reflexzonentherapie bietet nämlich gute Möglichkeiten, die Beschwerden zu lindern.

Fußmassage: Stellen Sie den rechten Fuß auf einen Stuhl, und massieren Sie die Zone Ihrer Eierstöcke um den äußeren Knöchel mit dem Zeige- oder Mittelfinger (Hilfsgriff). Der Durchmesser dieser Fläche beträgt etwa drei Fingerbreit, an ihrer Oberseite liegt die Knöchelunterseite. Behandeln Sie jeden

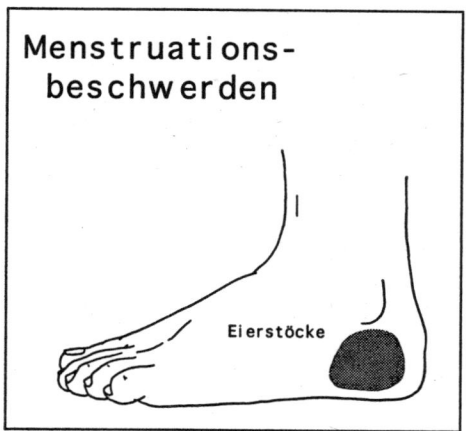

Millimeter dieser Region zwei Minuten lang unter starkem Druck mit kreisförmigen Bewegungen. Anschließend bilden Sie auf der Fuß-Innenseite eine gedachte Linie von der Knöchelunterseite bis zur Fußmitte. Auf dieser Gebärmutterzone massieren Sie mit dem Zeige- oder Mittelfinger ebenfalls

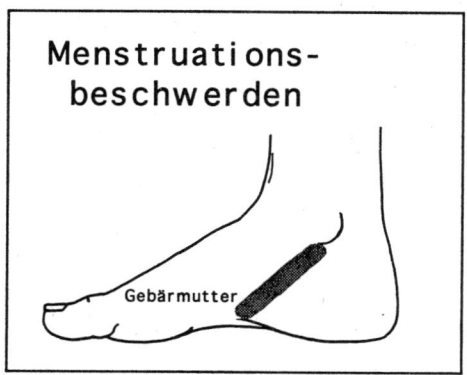

jeden Millimeter mit kreisförmigen Bewegungen zwei Minuten lang – aber drücken Sie diesmal nicht zu stark auf! Danach behandeln Sie die gleichen Zonen genauso am linken Fuß: Zuerst reiben Sie die Außenseite, danach die gedachte Linie am Innenfuß. Führen Sie beide Massagen möglichst dreimal am Tag durch, um die Gebärmutter und Eierstöcke zu beruhigen.

Handmassage: Massieren Sie unter der rechten Handfläche mit dem linken Zeige- oder Mittelfinger eine Region unterhalb des kleinen Fingers – und zwar dort, wo der Arm beginnt. Diese Reflexzone der Eierstöcke müssen Sie fünf Minuten lang kreisförmig mit starkem Druck behandeln. Hinterher suchen Sie an der Handwurzel auf der Daumenseite die Gebärmutterzone.

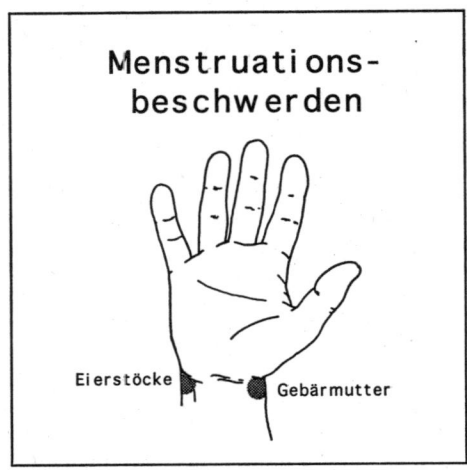

Auch hier müssen Sie fünf Minuten lang mit Drehbewegungen massieren, aber mit sanftem Druck. Machen Sie diese Beruhigungs-Übung für Eierstöcke und Gebärmutter dreimal täglich.

Migräne

Das Unheil kündigt sich meist am Vortag an: Plötzlich bekommt man Heißhunger oder andere seltsame Gelüste, man ist gereizt oder todmüde. Eine Stunde vor dem Anfall gesellen sich Sinnestäuschungen hinzu, vor den Augen zucken Lichtblitze.

Dann geht es los: Im Kopf entlädt sich ein fürchterliches Unwetter. Schmerzwellen branden, pochen oder bohren gegen die Schädeldecke, manchmal drei Tage und Nächte lang. Dazu kommen Sehstörungen, Muskelschwäche, Übelkeit, Erbrechen. Für die licht- und lärmempfindlichen Kranken ein Martyrium, sie verkriechen sich in eine dunkle, stille Ecke und empfinden, wie Ärzte herausfanden, ein „Vernichtungsgefühl".

Woher kommt dieser schreckliche, pochende Schmerz? Warum leiden die einen darunter – und die anderen nicht?

Das Wort „Migräne" setzt sich ursprünglich aus dem griechischen „hemi" (halb) und „kranion" (Schädel) zusammen, und tatsächlich wird bei einer Attacke normalerweise nur die Hälfte des Kopfes in Mitleidenschaft gezogen. Die Anfälle kommen regelmäßig, im Abstand von Wochen oder Monaten. Auf bisher ungeklärte Weise werden bei einem Migräneschub die hauchdünnen Blutgefäße in der Hirnhaut durchlässig: Blutplasmabestandteile treten durch die Gefäßwände in das umliegende Gewebe aus, wo die Reizstoffe sehr schmerzhafte Entzündungen bewirken.

Nach Schätzungen quälen sich vier bis zwölf Prozent aller Bundesbürger mit den Schmerzattacken im Schädel herum. Und noch etwas ist bemerkenswert: Die meisten Migräne-Kranken gleichen sich in ihren Wesenszügen und Charaktereigenschaften. Sie sind aufgeweckt und geistig beweglich, aggressiv, energisch, gewissenhaft und peinlich genau. Sie halten sich an die Erfolgsmaßstäbe, die die Gesellschaft setzt, sie sind die Ausführenden, die Aktiven.

Lange Zeit galt die Migräne den Frauen als zweifelhaftes Vorrecht, um sich mehr oder weniger elegant aus einer unangenehmen Situation zu retten. Heute weiß man, daß Migräne alles andere als eine Ausrede ist. Nicht nur Frauen, auch Männer und Kinder werden von ihr gepeinigt. Und wie die Wissenschaft erkannte, ist Migräne so etwas wie eine Familienkrankheit, bei der der Erbfaktor eine große Rolle spielt. Man hat nämlich beobachtet, daß Kleinkinder, die noch keinen wesentlichen Umwelteinflüssen ausgesetzt sind, bereits einen Migräne-Anfall haben können. Außerdem wurde festgestellt, daß sich während eines Migräne-Anfalls in der betroffenen Schädelhälfte biochemische Substanzen bilden, die bei anderen Menschen nicht zu finden sind.

Heute unterscheidet man unter drei Migräne-Formen: der „gewöhnlichen", der „klassischen" und der „Intervall-Migräne".

Achtzig Prozent der Migränekranken sind Opfer der „gewöhnlichen" Migräne – auch „Sommer-Kopfweh", „Perioden-Kopfweh" und ähnlich genannt. Die Symptome sind ziemlich unbestimmt und reichen von einfacher Magenverstimmung bis zu seelischen Störungen.

Nur in einem von zehn Fällen handelt es sich aber um eine „klassische" Migräne. Bei Kindern ist sie außerordentlich selten. Ehe ihre Attacken beginnen, gibt es eine ganze Reihe von Warnzeichen: Es flimmert plötzlich vor den Augen, man sieht Punkte und Linien und manchmal auch kurze, grelle Blitze. Gelegentlich kommt in Arm und Bein ein prickelndes Gefühl der Taubheit dazu, das sogar zu einer vorübergehenden Lähmung des betroffenen Glieds führen kann. Alle diese Symptome treten gewöhnlich nur auf einer Körperseite auf, und zwar in 89 Prozent der Fälle auf jener, die der schmerzenden Kopfseite gegenüberliegt.

Der Kopfschmerz selbst hält vier bis sechs Stunden an und hat oft Appetitlosigkeit, Übelkeit und Erbrechen zur Folge.

Etwa fünf Prozent der Migräne-Opfer leiden an der „Intervall-Migräne", die häufiger bei Männern als bei Frauen und meist erst nach dem 35. Lebensjahr auftritt. Die Symptome sind spärlich. Wie der Name schon sagt, ist dieser Kopfschmerz kein einzelner, lang anhaltender Schmerz, sondern eine Folge von Schmerzempfindungen, die in Abständen wiederkehren. Innerhalb von 24 Stunden kann es zu zwei oder drei, ja sogar sechs einzelnen Schmerzanfällen kommen, die ganz plötzlich beginnen und nach 20 bis 90 Minuten ebenso plötzlich wieder abebben.

Ist Migräne wirklich nicht zu heilen?

Bisher stehen die Chancen schlecht, weil es sich um ein halb körperliches, halb seelischen Leiden handelt – und bei solchen Erkrankungen gleicht kein Fall dem anderen.

So haben Psychologen in den Lebensgeschichten vieler Migränepatienten eine „verschüttete Liebesfähigkeit" gefunden. Diese Menschen möchten lieben und zärtlich sein, aber sie können es nicht. Vielmehr werden sie starr und abweisend, wenn andere ihnen zu nahe rücken. Ganz bewußt suchen sie sich deshalb Partner aus, die auch ihrerseits kühl und wenig liebebedürftig sind.

Weil sich diese Migränepatienten keine Liebe gönnen, wenden sie sich im Übermaß anderen Menschen zu. Sie versorgen die kranke Nachbarin, kümmern sich um Drogenabhängige, übernehmen die Patenschaft für Heimkinder. Die „verschüttete Liebesfähigkeit" wird in die Sorge für andere umgeleitet, und eine solche massive Verdrängung führt zwangsläufig zu Spannungen, die sich in der Migräne körperlich ausdrücken.

Eine Psychotherapie wäre für die Erforschung der seelischen Ursachen sicher gut, aber Migränepatienten sind schwierige Menschen in der Psychotherapie: Dort ist die wichtigste Voraussetzung, sich auf Gefühle einzulassen. Und gerade das ist das größte Problem von Menschen, die unter Migräne leiden. Ein Arzt aber, dem es nicht gelingt, in die Seele eines Migräne-Geplagten zu leuchten, wird ihn kaum heilen können.

Doch ob körperlich oder seelisch bedingt – Menschen, die oft unter Migräneanfällen leiden, sollten zur Aufklärung der Ursachen eine gründliche Untersuchung in einer Schmerzambulanz (Auskunft gibt die örtliche Ärztekammer) machen lassen. Möglicherweise wird ihnen dann ein Weg gezeigt, sich von Tabletten unabhängig zu machen und auf eine andere Therapie umzusteigen – zum Beispiel die Reflexzonenmassage.

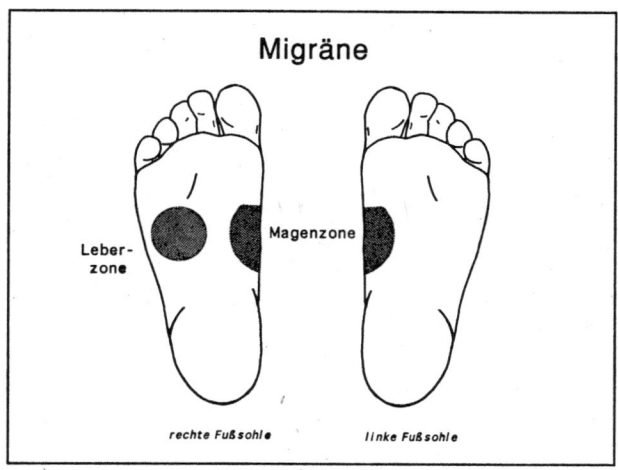

Fußmassage: Zunächst behandeln Sie Ihre rechte Fußsohle wie im Kapitel „Kopfschmerzen" beschrieben. Anschließend suchen Sie die Magenzone, die drei Fingerbreit unter dem Ende der großen Zehe an der Fuß-Innenseite liegt und genauso breit ist. Reiben Sie diese Stelle mit dem linken Daumen (Hauptgriff) und unter starkem Druck kreisförmig drei Minuten lang, dann rutschen Sie mit dem Daumen zweieinhalb Fingerbreit nach links zur Leberzone. Diese etwa zwei Finger breite Region gibt es nur am rechten Fuß, sie liegt auf der Höhe der Magenzone unter der dritten und vierten Zehe, hat zwei Fingerbreit Durchmesser und muß ebenfalls drei Minuten lang kräftig und mit kreisenden Bewegungen massiert werden. Sobald Sie damit fertig sind, bearbeiten Sie wie im Kapitel „Kopfschmerzen" erläutert die linke Fußsohle und dann die Magenzone. Behandeln Sie Ihre Füße so mindestens dreimal am Tag zur Vorbeugung.

Handmassage: Auch hier behandeln Sie zunächst die rechte Handfläche wie im Kapitel „Kopfschmerzen" erklärt und anschließend die einen Finger breite und hohe Magenzone. Sie liegt in der Lücke zwischen Daumen und

Zeigefinger – einen Fingerbreit über der Falte. Massieren Sie diese Stelle mit dem linken Daumen oder Zeige-/Mittelfinger drei Minuten lang unter kräftigem Druck mit kreisenden Bewegungen. Danach suchen Sie die nur auf der

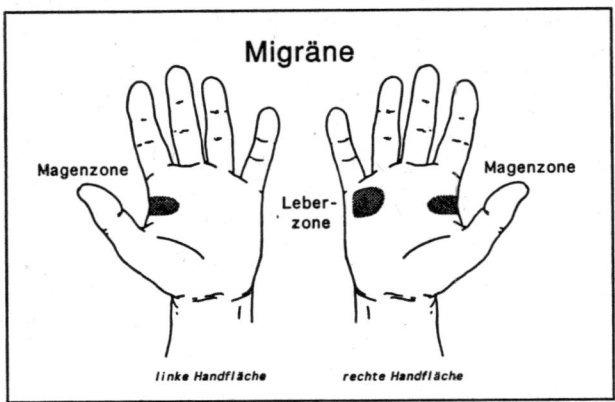

rechten Handfläche befindliche Leberregion. Sie hat einen Durchmesser von eineinhalb Fingerbreit und liegt in gleicher Höhe wie die Magenzone genau unter der Lücke zwischen Ringfinger und kleinem Finger. Die Leberzone reiben Sie drei Minuten lang kräftig und kreisförmig. Wenn Sie damit fertig sind, behandeln Sie die Magenzone auf der linken Handfläche wie oben beschrieben und machen diese Massagen möglichst dreimal täglich zur Vorbeugung.

Müdigkeit

„Herr Doktor, ich bin immer so müde!" In fast jeder Arztpraxis klagt mindestens die Hälfte aller Patienten über Müdigkeit. Ob Mann oder Frau, ob alt oder jung, reich oder arm – es ist ein ganzes Heer erschöpfter Menschen, denen die Tabletten, Spritzen und Untersuchungen, die sie von ihren Ärzten erhoffen, wenig helfen.

Heute leiden viel mehr Menschen unter Müdigkeit als früher, als das Heu noch von Hand gemäht wurde und man die Wäsche noch auf dem Waschbrett rubbelte. Ständig hört man Sätze wie: „Nach Büroschluß bin ich total erledigt!" – „Ich bin so fertig, daß ich den Kindern schon seit einer Woche kein ordentliches Essen mehr gekocht habe." – „Egal, wie lange ich schlafe – beim Aufstehen bin ich noch müder als am Abend zuvor."

Warum sind in unserer Zeit der arbeitssparenden Geräte und bequemen Transportmittel viele Menschen so müde?

Dazu muß zunächst gesagt werden, daß es drei Arten von Müdigkeit gibt: Zur *körperlichen Müdigkeit* kommt es, wenn sich nach einer Überanstrengung der Muskeln Stoffwechselschlacken – Kohlendioxyd und Milchsäure – im Blut ansammeln und die Kräfte nachlassen. Das führt im allgemeinen zu einer wohligen Mattigkeit, wie man sie zum Beispiel nach einer langen Wanderung oder einer anstrengenden Sportart verspürt. Diese Art Müdigkeit ist einfach und schnell zu kurieren: Man ruht sich aus oder geht schlafen und gibt so dem Körper Gelegenheit, die Schlacken abzubauen und sich zu erholen.

Aber die Müdigkeit unserer modernen Zeit ist eher die Folge von Unterforderung als von Überanstrengung. Eine erhöhte körperliche Aktivität erweist sich daher oft als ein gutes Mittel gegen ein Nachlassen der Energie.

Die *krankhafte Müdigkeit* ist ein Zeichen, daß körperlich etwas nicht in Ordnung ist – ob es sich nun um eine harmlose Erkältung oder etwas Ernstes wie Diabetes oder Krebs handelt. Normalerweise treten gleichzeitig weitere Symptome auf, aus denen man die wahre Ursache der Müdigkeit erschließen kann.

Bei der *seelischen Müdigkeit* sind meist emotionale Schwierigkeiten und Konflikte, vor allem Depressionen und Ängste die Ursache. Es handelt sich um einen Abwehrmechanismus, der den Betroffenen davor bewahrt, sich der eigentlichen Ursache seiner Depression zu stellen. Müdigkeit ist aber auch ein Sicherheitsventil für unterdrückte seelische Konflikte, wie sie durch eine unglückliche Ehe entstehen.

Wenn solche Gefühle nicht offen geäußert werden, zeigen sie sich oft als körperliche Symptome; Müdigkeit ist eines der häufigsten. Viele Menschen, die an extremer Müdigkeit leiden, wissen nicht einmal, daß sie deprimiert sind. Sie sind so sehr damit beschäftigt, sich zu zerstreuen oder sich um ihre Müdigkeit zu sorgen, daß sie ihre Depression nicht erkennen.

So eine Form der Depression ist das Hausfrauensyndrom. Es tritt oft bei jungen Müttern auf, die tagein, tagaus das gleiche Pensum zu bewältigen haben: Sie sorgen für den Haushalt, für die kleinen Kinder, für das Essen und haben in der Regel niemanden, mit dem sie ein paar interessante Worte wechseln, und auch nichts, worauf sie sich abends freuen könnten. Solche Frauen sind meist innerlich gereizt, neidisch auf den Beruf ihres Mannes und haben deshalb Schuldgefühle. Doch statt sich diesen Gefühlen zu stellen, werden sie müde.

Heute, wo viele Mütter kleiner Kinder berufstätig sind, kann das Hausfrauensyndrom auch aus schwer zu vereinbarenden Rollen entstehen. Welche Mutter hat keine Schuldgefühle, wenn sie sich nicht selbst um ihre Kinder kümmert? Hinzu kommt bei ihr oft echte körperliche Erschöpfung, weil sie versucht, es allem und jedem recht zu machen.

Das unterschwellige emotionale Problem zu erkennen ist der erste entscheidende Schritt zur Heilung der seelisch bedingten Müdigkeit; oft wird allein schon dadurch die Müdigkeit erheblich reduziert. In manchen Fällen ist vielleicht fachmännische Hilfe nötig, etwa eine Berufs- oder Eheberatung. Aber man kann viel selbst tun, um anhaltende bleierne Müdigkeit und periodisch auftretende Erschöpfungszustände zu bekämpfen.

Vitamine und Beruhigungspillen bringen selten den gewünschten Erfolg. Schlaftabletten und Alkohol bewirken das Gegenteil, Koffein ist bestenfalls eine vorübergehende Lösung – noch dazu eine, die Angstzustände hervorrufen kann. Statt dessen sollten Sie folgendes versuchen:

1. Sorgen Sie für eine richtige Ernährung. Wenn Sie zuwenig oder gar nicht frühstücken, werden Sie im Lauf des Vormittags bestimmt Hunger bekommen, weil der Blutzucker absinkt, der Körper und Gehirn mit Energie versorgt. Sie sind vormittags am leistungsfähigsten, wenn Ihr Frühstück wenig Zucker und viel Eiweiß enthält; dadurch bleibt der Blutzuckerspiegel konstant. Ähnliches gilt auch für den Rest des Tages: Süßigkeiten sind schlechte Energiespender, denn Sie werden dadurch bald müder, als Sie es vorher waren. Halten Sie sich lieber an regelmäßige, gut ausgewogene Mahlzeiten.

2. Überflüssige Pfunde belasten physisch und psychisch. Gelingt es Ihnen, Ihr Normalgewicht zu erreichen, so macht Sie das auch munterer.

3. Durch Sport können Sie Ihre Leistungsfähigkeit sogar steigern. Regelmäßiges Training wie Jogging, Radfahren, Schwimmen oder Spazierengehen hilft Ihnen, mit mehr Aufgaben leichter fertig zu werden. Fitneßübungen haben auch eine beruhigende Wirkung, so daß Sie in Spannungssituationen gelassener reagieren. Ausgleichssport nach einem Arbeitstag macht Sie frisch für den Abend, und Sie schlafen besser.

4. Wenn Sie müde sind, weil Sie nicht genug Schlaf bekommen, ist die Lösung einfach: Gehen Sie früher zu Bett. Schlaflosigkeit und andere Schlafstörungen sollten nicht mit Tabletten bekämpft werden, weil sie das Problem verschlimmern könnten.

5. Versuchen Sie, die anstrengendsten Aufgaben in Ihr Tageshoch zu legen. Manche Morgenmenschen ermüden am frühen Nachmittag, andere haben abends ihre beste Zeit. Versuchen Sie nicht, die Erfolgsleiter im Sturm zu erklettern oder alle Erwartungen zu erfüllen, die man in Sie setzt. Werden Sie sich über Ihre Leistungskurve klar, und planen Sie dementsprechend.

6. Machen Sie zwischendurch Pause. Egal, wie interessant oder wie anspruchsvoll Ihre Arbeit ist – Sie werden sie mit mehr Schwung bewältigen, wenn Sie ab und zu eine Pause einlegen, sich ausruhen und strecken. Doch statt mit der gewohnten Tasse Kaffee und dem Stück Kuchen sollten Sie sich mit einer Reflexzonenmassage wieder fit machen.

Fußmassage: Massieren Sie die Gehirnzone, die an der Unterseite Ihrer rechten großen Zehe liegt, mit dem linken Daumen (Hauptgriff) zwei Minuten lang kreisförmig unter mittlerem Druck, wobei Sie eine kleine Region, die neben der zweiten Zehe liegt, auslassen. Anschließend reiben Sie die

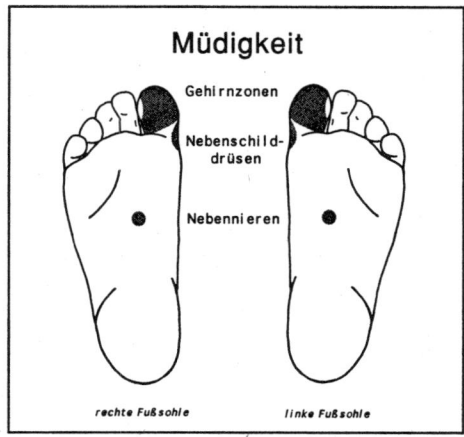

einen Fingerbreit hohe Nebenschilddrüsenzone – sie liegt oberhalb der Wurzel Ihrer großen Zehe an der Fußsohlen-Außenkante – zwei Minuten lang, wobei Sie nicht zu stark aufdrücken. Dann suchen Sie die Nebennierenzone, die sich in der Fußsohlenmitte genau unter der zweiten Zehe befindet und drei Minuten lang unter starkem Druck massiert werden muß. Sind Sie mit dem rechten Fuß fertig, behandeln Sie die gleichen Regionen auf der linken Fußsohle – und werden plötzlich feststellen, daß sie putzmunter geworden sind!

Handmassage: Zunächst reiben Sie mit dem Daumen oder Zeigefinger der linken Hand die Gehirnzone auf der rechten Daumen-Innenseite. Sie beginnt knapp unter der Daumenspitze und endet an der Falte des oberen Daumengelenks. Massieren Sie diese Fläche unter mittelstarkem Druck mit kreisenden Bewegungen zwei Minuten lang. Danach werden die Nebenschilddrüsen „auf Trab" gebracht, indem Sie ihre knapp unter der Falte Daumen/Zeigefinger liegende Zone zwei Minuten lang kreisförmig nicht zu stark reiben. Die folgende Behandlung der Nebennieren muß dagegen kräftig erfolgen: Die Zone liegt einen Fingerbreit unter der Lücke zwischen Zeige- und Mittelfinger. Bitte drei Minuten kreisförmig massieren, und wenn Sie die genannten Regionen auf der linken Handfläche behandelt haben, ist Ihre Müdigkeit sicher verflogen.

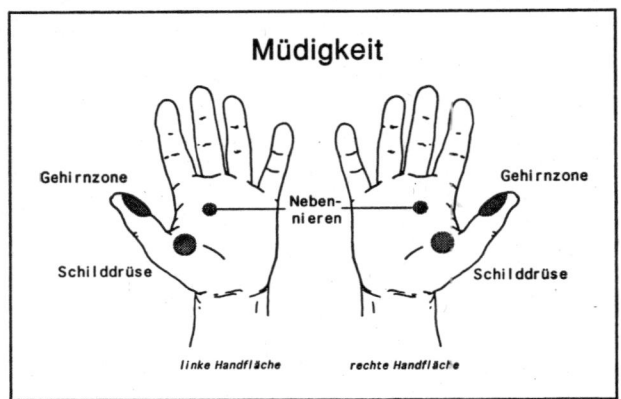

Nervenzusammenbruch

Was ist ein Nervenzusammenbruch? Stimmt dieser Ausdruck überhaupt, weil doch das Nervengewebe eigentlich nie „reißt" oder „zusammenbricht"? Verschiedene Ärzte tun den Begriff auch als „nichtssagendes Schlagwort" ab. Andere lassen ihn gelten. Dieser Ausdruck wird – glauben viele Ärzte – vor allem deswegen gern verwendet, weil alle Nervenzusammenbrüche einiges gemein haben:

Im Zentrum jedes Nervenzusammenbruchs steht die Angst, ein Zustand erhöhter seelischer Spannung, begleitet von einem übermächtigen Gefühl der Bedrohung, ohne daß ein erkennbarer Grund vorliegt. Denn wir alle leiden an irgendeinem Angsttrauma, dessen Ursache wir gewöhnlich vergessen haben. Wiederholt sich aber ein einst mit Schrecken verbundenes Erlebnis, so können diese unbestimmten Ängste aus den Tiefen unseres Unterbewußtseins emporsteigen und uns mit lähmendem Entsetzen und Grauen erfüllen.

Allen Nervenzusammenbrüchen ist weiterhin gemeinsam, daß der seelische Abwehrmechanismus versagt. Die meisten Menschen lernen schon früh, wie man sich gegen etwaige Konfliktsituationen schützen kann.

Das einfachste ist, man findet eine vernünftige Erklärung dafür. Ein Trinker wird sich vielleicht vormachen, daß er eben ein sehr geselliger Mensch sei. Eine andere Methode ist die sogenannte „Übertragung", bei der wir die negativen Gefühle, die eine bestimmte Person in uns erregt, vor ihr verbergen und sie dann an einem anderen Menschen auslassen. Wenn ein Angestellter seinen Chef haßt, was er natürlich nicht zeigen kann, wird er immer wieder Streit mit seiner Frau suchen. Andere Möglichkeiten der Angst- und Konfliktabwehr sind das Leugnen, das heißt die hartnäckige Negierung jeglicher Schwierigkeiten, und schließlich die Verdrängung, ein unbewußtes, aber sehr zweckmäßiges „Vergessen".

Manchmal funktionieren diese Abwehrmechanismen mehr oder weniger erfolgreich ein ganzes Leben hindurch. Oft aber, wenn seelischer Druck und Furcht zu mächtig werden, versagen sie plötzlich, und die Angst ist nicht mehr zu unterdrücken. Dann bricht der Mensch zusammen. In unserer modernen Gesellschaft, die viele Belastungen mit sich bringt, geschieht dies sehr häufig.

Alle Zusammenbrüche haben einen gemeinsamen Nenner: „Ich kann nicht mehr!" Doch handelt es sich in den seltensten Fällen um ein plötzliches Zusammenklappen unter dramatischen Umständen, wie es den Außenstehenden meist erscheint. Vielmehr ist der Nervenzusammenbruch das Ende eines langsamen Prozesses, der sich über Wochen oder Monate hingezogen hat. Es ist die zunehmende Unfähigkeit, die angestaute innere Angst zu beherrschen. Und die alarmierenden Symptome – die Zeichen einer wachsenden Depression – sind die ganze Zeit über klar zu erkennen.

Zusammenbrüche sind die Folge von Überlastung, sei es in körperlicher und gesellschaftlicher oder in seelischer Hinsicht. Die Widerstandskraft des Menschen gegenüber Belastungen ist begrenzt, und jeder von uns hat seinen eigenen Krisenpunkt. Wenn leichte körperliche Überforderung, etwa Mangel an Schlaf, sich zu einer schweren Neurose gesellt, wenn starke körperliche oder andere Beanspruchung, etwa Überstunden oder Ärger in der Familie, zu einer bereits vorhandenen seelischen Unausgeglichenheit tritt, kann es zum Nervenzusammenbruch kommen. Welche Formen er annimmt, hängt weitgehend von der jeweiligen psychischen Struktur des Betreffenden ab.

Wie merkt man, daß man auf eine derartige seelische Krise zusteuert? Das erste Warnzeichen ist gewöhnlich ein dauerndes unbestimmtes Gefühl des Unbehagens. Man ist „nicht ganz auf dem Damm". Kleinere Unpäßlichkeiten können auftreten wie Reizbarkeit, Unruhe, Müdigkeit, Schlaflosigkeit. Oft stellen sich auch stärkere Beschwerden ein, etwa Kopfschmerzen, Herzklopfen, Schwindelanfälle, Störungen im Magen-Darmkanal, Muskelschmerzen. All diese Erscheinungen dienen einem ganz bestimmten Zweck: Sie sind ein willkommener Vorwand, sich unangenehmen oder anstrengenden Situationen zu entziehen, einer lauten Gesellschaft, einer schwierigen Konferenz, einer Verabredung mit einem Menschen, dem wir nicht „grün" sind.

Ein Warnzeichen, das die Umgebung eher bemerken wird als der Betroffene selbst, ist eine auffällige Veränderung der Persönlichkeit. Entweder tritt ein bestimmter Charakterzug verstärkt hervor, oder das normale Verhalten schlägt plötzlich ins Gegenteil um. Ein schüchterner Mensch wird vielleicht noch schüchterner, ein Extrovertierter produziert sich noch mehr und redet stundenlang auf seine Umgebung ein. Ein bisher aufmerksamer und ordentlicher Mensch kann plötzlich nachlässig und schlampig werden. Das Entscheidende ist die Veränderung an sich. Kann sich die seelische Störung ungehindert weiterentwickeln, ist beim nächsten Schritt der kritische Punkt vielleicht erreicht: Der Mensch bricht zusammen.

Läßt sich ein Nervenzusammenbruch vermeiden? Ja, vor allem, wenn die Störung rechtzeitig erkannt und behoben wird. Denn in den meisten Fällen treten Änderungen im Verhalten bei einer seelischen Erkrankung schon in einem frühen Stadium auf. Wird der Kranke dann sofort behandelt, kann er die Krise normalerweise schnell meistern.

Denn die meisten Nervenzusammenbrüche sind heilbar. Noch besser ist es allerdings, es gar nicht erst so weit kommen zu lassen. Wenn Sie an sich Anzeichen an sich bemerken, die Sie selbst oder Ihre Umgebung quälen, sollten Sie sich schleunigst nach Hilfe umsehen – am besten zunächst bei einer vertrauten Person. Denn im Anfangsstadium einer seelischen Störung braucht der Mensch meist nicht mehr als eine offene Aussprache mit einem verständnisvollen Menschen. Und wenn Sie gleichzeitig Ihre Füße mit der Reflexzonenmassage behandeln, können Sie einen Nervenzusammenbruch verhindern.

Fußmassage: Zunächst massieren Sie unter der rechten großen Zehe die Gehirnzone. Sie nimmt – abgesehen von einer kleinen Stelle neben der zweiten Zehe – fast den gesamten Ballen der großen Zehe ein. Reiben Sie diese Fläche mit dem linken Daumen (Hauptgriff) kreisförmig und unter kräftigem Druck zwei Minuten lang. Anschließend massieren Sie auf der rechten Fußsohle mit dem linken Zeige- oder Mittelfinger zwei Minuten lang vorsichtig die Schilddrüsenregion – eine einen Finger breite und hohe Stelle, die unter der Wurzel der großen Zehe liegt. Haben Sie das geschafft, kommen die Nebennieren dran. Ihre Reflexzone befindet sich in einer gedachten Linie dreieinhalb Fingerbreit unter der zweiten Zehe in der Fußsohlenmitte. Massieren Sie diese Region mit dem linken Daumen mit Drehbewegungen und einem kräftigen Druck drei Minuten lang, anschließend rutschen Sie mit dem Daumen einen Fingerbreit tiefer und zur Fußsohlen-Innenseite. Dort liegt die einen halben Finger breite Bauchspeicheldrüsenzone, die zwei Minuten und mit sanftem Druck kreisförmig massiert werden soll.

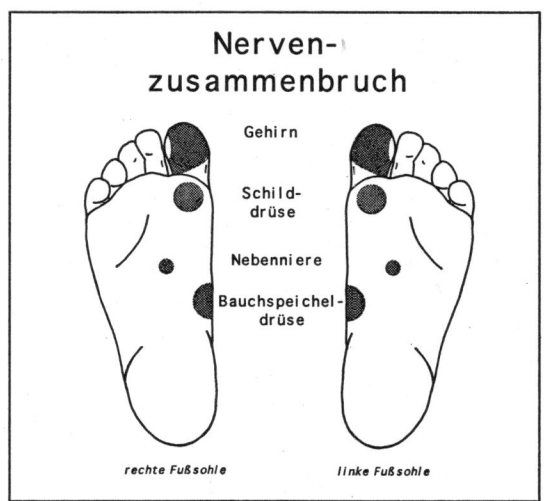

Haben Sie die Massage des rechten Fuß beendet, behandeln Sie die linke Fußsohle ebenso – mit einer Ausnahme: Weil sich die Bauchspeicheldrüsenzone am linken Fuß bis zur Sohlenmitte (bis zu einer gedachten Linie unter der dritten Zehe) hinzieht, muß sie bis dorthin massiert werden. Diesmal drei Minuten lang, und nicht zu stark aufdrücken! Behandeln Sie Ihre Füße so dreimal am Tag.

Nierenprobleme

Lange Zeit glaubte man, die Nieren hätten nur die Aufgabe, Stoffwechsel-schlacken aus dem Organismus auszuscheiden. Inzwischen hat uns die For-schung eines Besseren belehrt. Die Nieren bewältigen meisterhaft äußerst schwierige chemische Aufgaben; sie sorgen dafür, daß unser Blut einen ganz bestimmten Wassergehalt hat; sie sichern uns einen ausgewogenen Minerali-enhaushalt (etwas zuviel Kalzium zum Beispiel würde die Herztätigkeit ge-nauso lähmen wie ein starker elektrischer Schlag); sie regeln das Säureba-sengleichgewicht in unserem Organismus (ein etwas zu starker Ausschlag nach der einen oder der anderen Seite würde unser Ende bedeuten); sie schei-den den Harnstoff aus, der bei einer Aufspeicherung im Körper ebenso töd-lich wirken würde wie Blausäure.

Unsere fünf bis sechs Liter Blut passieren die Nieren in 24 Stunden rund dreihundertmal; das sind ungefähr 1650 Liter Blut, die dort täglich ent-schlackt werden. Und die Natur hat den Nieren vorsorglich eine Leistungs-fähigkeit verliehen, die neunmal größer ist, als zur Erhaltung unserer Ge-sundheit erforderlich wäre. Wenn eine erkrankte Niere entfernt werden muß, kann die zweite ihre doppelte Aufgabe ohne weiteres erfüllen.

Jedes der beiden rotbraunen, etwa faustgroßen Organe, die beiderseits der Wirbelsäule in Höhe der untersten Rippen liegen, ist etwa 100 Gramm schwer und enthält ein hochinteressantes, kompliziertes Röhrensystem, das aus rund einer Million Nephrone besteht, die der Harnbereitung dienen. Auf den ersten Blick sieht ein Nephron wie ein Sandkörnchen aus, unter dem Mi-kroskop aber wie ein großköpfiger Wurm mit einem schwanzähnlichen schlangenartig gewundenen Körper. Der Kopf birgt ein Knäuel feinster Blut-gefäße, das Endstück ist ein Kanälchen für den Harnabfluß. Ein dichtes Haargefäßnetz sondert ununterbrochen Blutserum (also keine roten Blutkör-perchen) in das taschenartige Gefäßknäuel ab; über 98 Prozent dieser Flüs-sigkeit gelangen aus den Harnkanälchen wieder in die Blutbahn.

Aneinandergelegt würden die Harnkanälchen einer Niere eine Länge von fast 225 Kilometern ergeben. Sie besitzen ein hochdifferenziertes Auslese-vermögen für körperwichtige Stoffe, zum Beispiel Aminosäuren, Eiweiße, Traubenzucker und Mineralien, die wieder der Blutbahn zugeführt werden. Schlacken und überschüssiges Wasser dagegen scheiden die Kanälchen in einer Tagesmenge von ein bis zwei Litern aus. Das geht so vor sich, daß sie mikroskopisch kleine Tröpfchen in winzige Kelche sickern lassen, von wo die Flüssigkeit alle 10 bis 30 Sekunden durch eine wellenförmig verlaufende Muskelzusammenziehung über den Harnleiter in die Blase getrieben wird.

Im Verhältnis zur Wichtigkeit und Vielzahl ihrer Aufgaben bereiten die Nieren dem Menschen erstaunlich wenige Probleme. Kommt es aber einmal zu einer Störung, so kann sie recht unangenehm sein. Eine der häufigsten ist die Bildung von Nierensteinen. Aus bisher ungeklärter Ursache kristallisieren Mineralsalze, Harnsäure und andere Stoffe aus dem Harn aus und verhärten zu Körnchen von Stecknadelkopfgröße oder zu Steinen, die bis zu Tischtennisballgröße anwachsen können. Sehr kleine Stein gehen oft unbemerkt durch den Harnleiter ab. Treten sie aber massenweise auf, verstopfen sie ihn. Schon ein erbsengroßer Stein verursacht, wenn er sich durch den Harnleiter zu zwängen sucht, heftigste Schmerzen und muß meist operativ entfernt werden.

Eine Krankheit, von der man oft hört, ist die Nierenentzündung. Sie kann verschiedene Ursachen haben – etwa Erkältungen, Verletzungen oder Gifte. Häufig spielen Gifte eine Rolle, die an anderen Stellen des Körper von den Erregern des Scharlachs, der Diphtherie, der Mandelentzündung und sonstiger Infektionskrankheiten abgesondert werden. Bei einer Nierenentzündung verliert die Niere ihr Unterscheidungsvermögen, so daß rote Blutkörperchen und Bluteiweiße statt in die Blutbahn in die Harnflüssigkeit abgeschieden werden. (Aus Blut und Eiweiß im Harn kann man daher auf Nierenentzündung schließen.) Auch kann es sein, daß sie dem Organismus zuviel Wasser und überschüssige Salze zurückgibt, wodurch es an Armen, Beinen und Augen zu Anschwellungen kommt. Eine durch Bakteriengifte verursachte akute Nierenentzündung war früher lebensgefährlich. Heute läßt sie sich, frühzeitig entdeckt, mit antibiotischen Mitteln heilen.

Die Urämie war bis vor einigen Jahren die gefährlichste aller Nierenstörungen. Weil die normalen Ausscheidungsprodukte mit dem Harn nicht mehr ausgeschieden werden können, speichern sich im Körper rasch Stoffwechselschlacken auf. Ursache eines solchen Nierenversagens können Kreislaufstörungen verschiedener Art sein, die eine ausreichende Blutzufuhr zu den Nieren verhindern, oder schwere, von Schock begleitete Verbrennungen und Verletzungen, ferner schwere Infektionen sowie Vergiftungen.

Noch vor 60 Jahren stellte eine derartige Erkrankung den Arzt vor eine überaus ernste Situation. Wohl versuchte er mit allen Mitteln, die Nieren wieder zum Arbeiten zu bringen, doch in vielen Fällen fiel der Kranke allmählich in eine tiefe Bewußtlosigkeit, aus der er nicht mehr erwachte.

Im zweiten Weltkrieg fragte sich ein holländischer Arzt, ob nicht vielleicht die winzigen Poren des Zellophans die Funktion der Nephrone übernehmen könnten, das heißt, ob Zellophanröhrchen, die man in eine osmotisch wirksame Flüssigkeit getaucht hielt, hindurchgeführtes Blut ebenso entschlacken könnten, wie es gesunde Nephrone tun. In diesem Sinne schuf er eine primitive „künstliche Niere" und erprobte sie an Patienten, für die keine Hoffnung mehr bestand. Die Wirkung war verblüffend. Bewußtlose Patienten erwachten wieder. Manche, die bereits aufgegeben waren, konnten dreißig Tage und länger an Leben erhalten werden – Zeit genug für geschädigtes Nierengewebe, sich zu erholen und seine Funktion wieder aufzunehmen.

Eine weitere, nicht so ernsthafte Krankheit ist die sogenannte Niereninsuffizienz, bei der die Nieren nur ungenügend arbeiten. Dann sammelt sich
zwischen den Körperzellen Wasser an, so daß es zu Anschwellungen kommt.
Hier helfen verschiedene stark harntreibende Medikamente, nach deren Einnahme die Patienten in einer Woche 14 Liter überschüssige Flüssigkeit und
mehr verlieren.

Glücklicherweise können wir uns im allgemeinen darauf verlassen, daß
die Nieren ein Leben lang zuverlässig arbeiten. Tun sie es einmal nicht,
haben die Ärzte heute viele Möglichkeiten, uns zu helfen. Und ihre Mühe
kann mit einer Reflexzonenbehandlung unterstützt werden.

Fußmassage: Zunächst behandeln Sie mit dem linken Daumen und kreisförmigen Bewegungen die Nierenzone. Die zwei Fingerbreit hohe und einen
Finger breite Region befindet sich in einer gedachten Linie vier Fingerbreit
unter der zweiten Zehenwurzel. Massieren Sie diese Region mit dem linken
Daumen (Hauptgriff) drei Minuten lang mit drehenden Bewegungen und

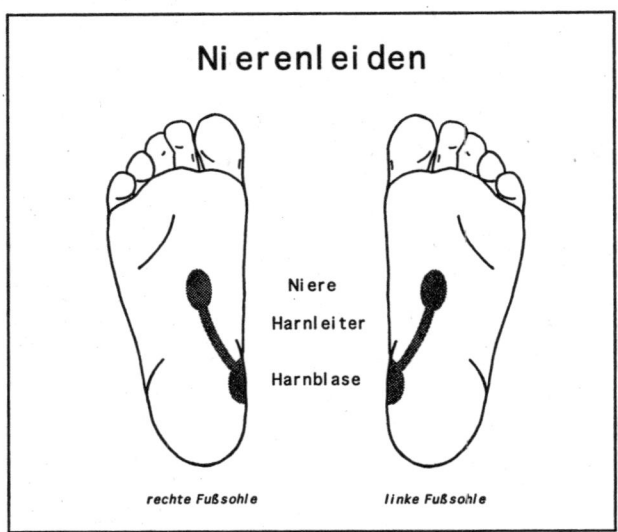

Nierenleiden

Niere
Harnleiter
Harnblase

rechte Fußsohle   linke Fußsohle

kräftigem Druck, anschließend kommt der Harnleiter dran. Das ist ein
schmaler Strang, der sich nach unten zur Harnblasenzone zieht. Sie liegt
zwei Fingerbreit oberhalb der Ferse an der Fußsohlen-Innenseite. Massieren
Sie aber erst den Harnleiter (am besten mit einem am Bleistift befindlichen
Radiergummi), indem Sie den Strang drei Minuten lang von oben bis unten

unter mittelkräftigem Druck bearbeiten. Haben Sie das geschafft, reiben Sie mit dem linken Daumen die Harnblasenzone. Drei Minuten lang unter kräftigem Druck. Anschließend machen Sie das gleiche auf der linken Fußsohle und führen diese Übung möglichst dreimal am Tag zur Vorbeugung durch.

Handmassage: Suchen Sie auf der rechten Handfläche die Nierenzone, die auf einer gedachten Linie zweieinhalb Fingerbreit unter dem Zeigefinger liegt. Diese Stelle massieren Sie drei Minuten lang mit dem linken Zeige- oder Mittelfinger und kräftigen Drehbewegungen, dann wenden Sie sich dem

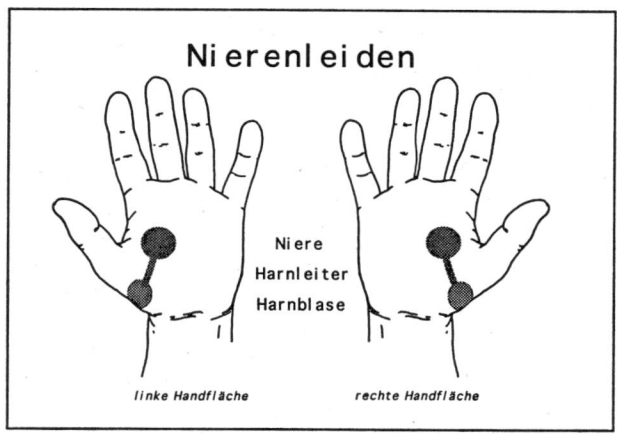

Nierenleiden

Niere
Harnleiter
Harnblase

linke Handfläche   rechte Handfläche

Harnleiter zu. Bei dieser Zone handelt es sich ebenfalls um einen schmalen Strang, der sich bis zur Harnblasenzone an der Hand-Außenseite direkt neben der Handwurzel hinzieht. Den Harnleiter massieren Sie drei Minuten von oben nach unten mit dem linken Zeige- oder Mittelfinger, wobei Sie nicht zu kräftig aufdrücken, hinterher wird die Harnblasenzone mit dem linken Daumen drei Minuten lang kreisförmig und mit kräftigem Druck gerieben. Anschließend behandeln Sie ebenso die gleichen Zonen auf der linken Handfläche. Bitte beide Hände dreimal täglich zur Vorbeugung massieren.

Ohrenprobleme

„Wasch dir die Ohren!" Wer kennt nicht die Ermahnung, daß man besser hinhören soll? Doch mit dem Waschen allein ist es nicht getan – unsere Ohren müssen regelrecht gepflegt werden. Allerdings wird dabei vieles falsch gemacht, weil bei der Säuberung der Ohren nur die Ohrmuscheln mit lauwarmem Wasser und einem sauberen Waschlappen gereinigt werden sollen.

Tatsächlich ist der äußere Gehörgang in der Lage, sich durch das Ohrenschmalz und kleinste Bewegungen der oberen Hautschichten selbst zu säubern. Drastische Reinigungsversuche mit starren Gegenständen wie Wattestäbchen, Haarnadeln und ähnlichem können das Trommelfell verletzen, außerdem wird dabei das Ohrenschmalz nur weiter in den Gehörgang eingedrückt. Aber auch bei einer normalen Reinigung sollte man beachten, daß durch übertriebenes Reiben die Haut im Gehörgang gereizt werden kann. Die Folge ist eine zusätzliche Produktion von Ohrenschmalz, es bildet sich ein Pfropf, der sich durch ein Druckgefühl und schlechteres Hören bemerkbar macht.

Doch auch wer seine Ohren stets sanft und gründlich reinigt, kann plötzlich heftige Stiche in den Ohren verspüren. Die Schmerzen haben aber nicht immer die gleiche Ursache, und wenn sie trotz Wärme und Ohrentropfen aus der Apotheke länger als zwei Tage andauern, ist der Arztbesuch unumgänglich.

Und was ist, wenn Sie plötzlich Schmerzen im Mittelohr spüren?

Das kann einen ganz banalen Grund haben: Sie haben sich zu kräftig geschneuzt. Wird nämlich die Luft gleichzeitig durch beide Nasenlöcher ausgestoßen, macht der dabei entstehende Luftdruck die Ohrtrompete undurchlässig. Der Überdruck (zum Beispiel beim Bergauffahren) ist nicht so schmerzhaft (wie beim Tauchen). Zum Ausgleich können Sie bei zugehaltener Nase Luft schlucken.

Viel schlimmer wird es bei einer Mittelohrentzündung. Nicht nur, weil die typisch stechenden Ohrenschmerzen auftreten, man hört im Ohr auch ein Klingen. Und bei der Untersuchung stellt der Arzt fest, daß das Trommelfell hochrot und nach außen gewölbt ist. Der Grund ist Eiter, der von innen gegen das Trommelfell drückt, bis es von selber aufreißt oder vom Arzt aufgestochen wird, was nicht tragisch ist. Denn der Schmerz läßt sofort nach, außerdem heilt das Löchlein problemlos wieder zu.

Weitaus mehr verbreitet ist die Schwerhörigkeit. Tatsächlich haben in Deutschland rund 15 Millionen Menschen Probleme mit dem Hören, aber die meisten kümmern sich weiter nicht darum. Dadurch geht ihnen nicht nur ein Stück Lebensqualität verloren.

Denn Schwerhörigkeit heißt vor allem: ausgeschlossen sein. Nicht verstehen, falsch reagieren, nicht ernstgenommen werden. Schwerhörig sein bedeutet auch: Musik oder Meeresbrandung nicht mehr wahrnehmen.

Menschen mit gutem Gehör können die stille Wattewelt der Schwerhörigen kaum begreifen. Diese ignorieren und verheimlichen oft ihre Probleme. Schwerhörigkeit wird ja oft mit „begriffsstutzig" und „alt" gleichgesetzt.

Wie funktioniert eigentlich das Hören? Normalerweise versetzen die Schallwellen das Trommelfell in Schwingungen, die auf die Gehörknöchel des Mittelohrs übertragen und von diesen durch Hebelwirkung übertragen werden. Die verstärkten Schwingungen breiten sich in der Flüssigkeit der Innenohrschnecke aus und stimulieren dort die hochempfindlichen Haarzellen, die zusammen die spezielle Hör-Information jedes Klangs an die Nervenfasern des Gehirns weiterleiten.

So komplex wie der Vorgang des Hörens sind auch die Ursachen der Schwerhörigkeit. Am häufigsten ist die Schallempfindlichkeit im Innenohr gestört. Die Haarzellen sind Tag und Nacht auf Lauschposten und reagieren sehr empfindlich auf jeden Klang: Die Stimme einer Person wird genauso registriert wie das vorbeifahrende Auto. Insbesondere sehr laute Geräusche können die Haarzellen dauerhaft schädigen, und bei ständiger Lärmbelästigung entstehen viele kleine Schäden, die sich schleichend als Hörverlust bemerkbar machen.

Diese Zerstörung der Haarzellen im Innenohr wird oft fälschlich als Altersschwerhörigkeit bezeichnet. Viel besser wäre es, von Lärmschwerhörigkeit zu sprechen. Bei Naturvölkern sind alte Menschen nicht schwerhöriger als junge. In unserer industrialisierten Welt aber summieren sich im Laufe der Lebens die Lärmbelästigungen.

Hörstörungen werden meist sehr spät oder gar nicht festgestellt – und noch seltener fachgerecht behandelt. Meist ist die Schwerhörigkeit dem Betroffenen gar nicht bewußt. Oder er scheut den Weg zum Arzt, der ihn vielleicht von seiner Behinderung befreien kann. Die Schwerhörigkeit tritt nämlich in zwei verschiedenen Formen auf.

Bei einer *Schalleitungsschwerhörigkeit* wird der Schall nicht mehr zum Innenohr geleitet. Die Ursachen sind Störungen im Gehörgang (zum Beispiel ein Ohrenschmalzpfropf), Entzündungen oder Mißbildungen des Gehörgangs, Entzündungen oder Erkrankungen des Mittelohres, chronischer Tubenkatarrh, Verkalkung der Gehörknöchelchen oder Verletzungen. Diese Schalleitungsschwerhörigkeit kann in vielen Fällen operativ beseitigt oder verringert werden. Ohrenschmalz kann der Arzt ambulant entfernen.

Die *Schallempfindungsschwerhörigkeit* oder auch *Innenohrschwerhörigkeit* entsteht durch eine Funktionsstörung im Innenohr. Die häufigste Ursache ist Lärm. Aber auch Infektionen, Gifte und bestimmte Medikamente können das Gehör schädigen. Durch einen Hörsturz kann es plötzlich und ohne weitere Symptome zu einer meist einseitigen Störung des Gehörs kommen. Die Altersschwerhörigkeit ist ebenfalls eine Schallempfindungsschwerhörigkeit. Ihr Anlaß ist meist die Summe dessen, was das Ohr im Laufe des Lebens an Geräuschbelästigungen und Erkrankungen ertragen mußte.

Die Schallempfindungsschwerhörigkeit kann in der Regel nicht durch eine Operation behoben werden. Nur nach einem Hörsturz läßt sich das Hörvermögen wieder verbessern. In allen anderen Fällen ist das Gehör nachhaltig geschädigt.

Wenn bei Ihnen das Gehör nachgelassen hat, sollten Sie nicht glauben, daß der Hals-, Nasen- und Ohrenfacharzt diese Beschwerden ohne weiteres „reparieren" kann. Akute Ohrenkrankheiten behandelt der fabelhaft, doch ob Sie schon „reif" für ein Hörgerät sind, da übt der Arzt Zurückhaltung. Denn es dauert manchmal Jahre, bis er eine klare Antwort geben kann. Inzwischen werden Sie mißmutig und „grantig", weil Sie nur die Hälfte von dem mitbekommen, was die Menschen Ihnen erzählen.

Was können Sie selbst tun, um Ihr Hörvermögen zu erhalten oder zu verbessern? Ganz einfach: Behandeln Sie an den Füßen oder Händen die richtigen Reflexzonen!

Fußmassage: Reiben Sie am rechten Fuß die Ohrenzonen, die unter der vierten und fünften Zehe zwischen dem oberen Gelenk und der Wurzel liegen. Zuerst massieren Sie an der vierten Zehe drei Minuten lang kreisförmig unter starkem Druck, dann an der kleinen Zehe. Sind Sie damit fertig, machen Sie die gleiche Übung am linken Fuß. Behandeln Sie Ihre Füße so mindestens dreimal täglich.

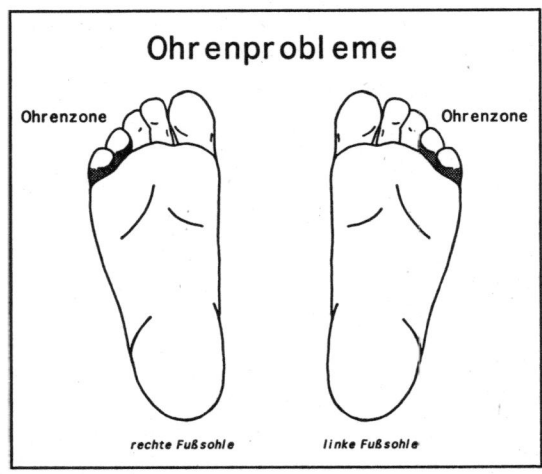

Handmassage: Legen Sie den rechten Handrücken so auf die linke Handfläche, daß der linke Daumen auf der Ohrenzone zwischen unterem Gelenk und Wurzel des Ringfingers liegt. Nun massieren Sie mit dem linken Daumen diese Stelle, indem Sie kräftig aufdrücken und dabei drehende Bewegungen machen. Bitte drei Minuten lang, dann machen Sie das gleiche auf der danebenliegenden Stelle am kleinen Finger. Wenn Sie damit fertig sind, massieren Sie die gleichen Zonen an der linken Hand. Reiben Sie Ihre Ohrenzonen so drei- bis fünfmal am Tag.

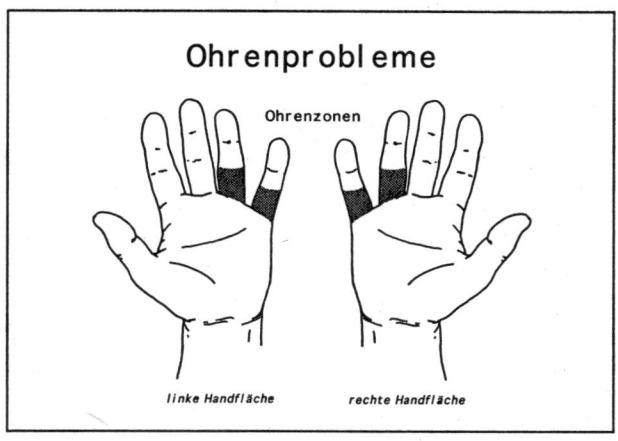

Osteoporose

Rund 6 Millionen Menschen in unserem Lande zählen zu den Betroffenen – und es werden immer mehr. Fachleute glauben, daß die Osteoporose im kommenden Jahrtausend zu den häufigsten Alterskrankheiten zählt.

Bei der Osteoporose handelt es sich um einen krankhaften Knochenschwund. Durch den Abbau werden die Knochen poröser und brechen leichter als gesunde Knochen. Knochenbrüche des Handgelenks, der Wirbelsäule und der Hüfte sind häufig die Folge, es kann jedoch auch das ganze Skelett betroffen sein. Weitere Symptome sind Schmerzen, die durch Fehlbelastungen der Muskulatur und der Bänder hervorgerufen werden. Zwar beginnt mit 35 bis 40 Jahren der altersbedingte Knochenabbau, so daß der Mensch mit 70 Jahren rund ein Drittel seiner Knochenmasse verloren hat. Das ist belanglos, solange die Knochen das Körpergewicht tragen können. Normalerweise vollzieht sich dieser Prozeß langsam, beim Osteoporose-Erkrankten jedoch oft in geradezu atemberaubendem Tempo. Die betroffenen Menschen stolpern, stürzen und brechen sich dabei vorwiegend die Unterarme oder den Oberschenkelhals.

Und es trifft nicht nur die Senioren – schon zehn Prozent der 50jährigen werden von dieser Degenerationserscheinung heimgesucht. In erster Linie sind es Frauen – bei ihnen tritt die Krankheit dreimal so häufig auf wie bei den Männern und verläuft auch schwerer: Die Knochen werden brüchig, verbiegen sich, bauen ab, die Wirbelsäule deformiert sich. Die Rückenwirbel fallen in sich zusammen (Folgen: verringerte Körpergröße, „Witwenbuckel").

Schuld daran ist der Organismus, der wie eh und je das Alte, Verbrauchte abbaut. Doch weil er nicht mehr in der Lage ist, die entstandenen Lücken zu füllen, schwindet im Laufe der Zeit das Knochengewebe. Zunächst werden die feinen Verstrebungen im Knocheninnern immer dünner und weniger, in dem ehemals dichten Geflecht entstehen richtige Löcher: Der Knochen verliert nach und nach seine Festigkeit.

Denn alles, was den Knochenaufbau behindert, begünstigt die Osteoporose:
– Mangel an Sexualhormonen;
– ungenügende Kalziumaufnahme;
– zuviel oder zu wenig Vitamin D, das für die Aufnahme des Kalziums im Darm und seinen Einbau in die Knochen wichtig ist.
– Nierenschwäche;
– Erkrankung der Nebenschilddrüsen;
– andauernde Einnahme von kortisonhaltigen Medikamenten (zum Beispiel bei Rheuma, Asthma).

Von der Osteoporose werden besonders ältere Frauen betroffen, weil sie nach den Wechseljahren die schützende Wirkung des Sexualhormons Östrogen weitgehend verloren haben. Der Östrogenspiegel hatte zuvor die Produktion der Mineralokortokoide gesteuert, die für den Mineralstoffwechsel und Knochenaufbau zuständig sind. Es erfolgte also mit dem Absinken des Östrogenspiegels eine Drosselung des Mineralokortokoiden-Ausstoßes.

Nicht alle Frauen müssen befürchten, daß sie nach den Wechseljahren an Osteoporose erkranken. Nur ein Viertel gehört zur Risikogruppe. Warum, ist bisher ungeklärt, doch wurde festgestellt, daß knabenhaft schlanke Frauen mit kleinen Brüsten und großem Ehrgeiz besonders gefährdet sind. Solche „dynamischen" Frauen, wie sie oft von der Werbung gezeigt werden: selbständig, etwas nervös und leicht erregbar.

Das soll nicht heißen, daß die „wohlgerundeten" Frauen ungefährdet sind. Sie können ebenfalls an der Osteroperose erkranken, wenn sie
- vor ihrem 40. Geburtstag in die Wechseljahre kamen;
- ihre Eierstöcke vor dem 40. Lebensjahr entfernt wurden;
- sich kalziumarm ernähren;
- keine Kinder geboren haben;
- sich körperlich nicht ausreichend bewegen;
- viel rauchen;
- oft größere Mengen Alkohol trinken;
- früher magersüchtig waren;
- sich im Sport derart verausgabten, daß ihre Menstruation ausblieb;
- Verwandte haben, die an Osteoporose leiden.

Auch Medikamente können schuld sein, wenn sie dem Körper auf Dauer viel Kalzium entziehen. Zu ihnen gehören einige Antibiotika. Vor dem übermäßigen Gebrauch von Abführmitteln muß ebenfalls gewarnt werden, weil sie das mit der Nahrung aufgenommene Kalzium wieder ausscheiden lassen, bevor es über den Darm in den Blutkreislauf und somit in die Knochen gelangen konnte. Einige Antibabypillen greifen in den körpereigenen Hormonhaushalt ein, indem sie die Östrogenproduktion beeinflussen, was sich auf die Knochenbildung negativ auswirkt. Männer können an Osteoporose erkranken, wenn die Produktion ihrer Sexualhormone (zum Beispiel durch Medikamente bei Prostatakrebs) abgebrochen wurde.

Wie kann man sich davor schützen, daß es zur Erkrankung kommt?

Schwimmen, Wandern, Jogging, und Gymnastik verringern das Risiko, an Osteoporose zu erkranken, ganz erheblich. Und auch wenn man älter wird, darf man sich nicht im Haus verkriechen, sondern muß bei jedem Wetter raus an die frische Luft. Die Sonne bildet unter der Haut das wichtige Vitamin D, das die Knochen stabil hält. Voraussetzung für die positiven Resultate ist jedoch, daß ein wichtiger Faktor nicht vergessen wird: Nehmen Sie pro Tag mindestens 800 bis 1.000 Milligramm Kalzium zu sich, was mit einer vollwertigen Ernährung leicht möglich ist.

Das Leiden beginnt schleichend, und seine Symptome werden oft nicht ernst genommen, weil man glaubt, es handele sich um eine „normale" Unpäßlichkeit wie Überanstrengung, Menstruationsprobleme, Muskelkater oder eine Grippe. Der Rücken schmerzt, die Glieder sind schwer wie Blei, ein Druck im Brustkorb macht das Atmen schwer. Mancher glaubt, sich einen „Tennisarm" zugezogen zu haben, und wird ihn schonen, so daß die Beschwerden – wie die anderen auch – bald abklingen.

Trotzdem sollte ein Arzt aufgesucht werden, besonders von Menschen ab 40, die oft unter Rückenschmerzen leiden. Eine ärztliche Behandlung ist unbedingt nötig, wenn es immer wieder zu hexenschußartigen Schmerzen kommt. Zudem gibt es ein weiteres Symptom der Osteoporose, das vom Betroffenen selbst erkannt werden kann:

– Messen Sie regelmäßig vor dem Schlafengehen und nach dem Aufstehen Ihre genaue Körpergröße. Sind Sie morgens zwei oder mehr Zentimeter größer? Dann sind Sie vielleicht schon an Osteoporose erkrankt.
– Bei den Männern kann ein abnehmendes Interesse an der Sexualität oder Impotenz ein Zeichen sein, daß im Körper zuwenig Sexualhormone gebildet werden. Treten zudem immer wieder Rückenschmerzen auf, ist die Möglichkeit einer Osteoporose-Erkrankung nicht ausgeschlossen.

Allerdings ist es für den Arzt nicht einfach, den Knochenschwund zu diagnostizieren. Traurig, aber wahr: Meist erkennt er die Osteoporose erst nach der Röntgenaufnahme eines gebrochenen Knochens. Ob ein Verdacht auf Osteoporose besteht, kann der Arzt durch die Überprüfung der Nieren- und Verdauungstätigkeit diagnostizieren. Herrscht immer noch Ungewißheit, sind (recht aufwendige) Labor- und Computeruntersuchungen möglich.

Jedoch kann kein Arzt die Osteoporose heilen, nur behandeln. Denn ist das Knochengewebe erst einmal zerstört, läßt es sich (noch) nicht erneuern. Viele Ärzte verschreiben den Patienten fluoridhaltige Medikamente. In schweren Fällen verabreichen sie noch Schmerzmittel, die es den Patienten ermöglichen, sich zu bewegen. Jedoch sind bei den Präparaten schädliche Nebenwirkungen nicht ausgeschlossen, so daß es besser wäre, die Beschwerden mit der Reflexzonentherapie zu lindern.

Fußmassage: Weil bei der Osteoporose die Behandlung der eigenen Füße sehr beschwerlich ist, sollte sie möglichst von einem Partner ausgeführt werden. Suchen Sie beim rechten Fuß am Außenrand der unteren großen Zehe die Nebenschilddrüsenzone, und massieren Sie diese mit dem Daumen (Hauptgriff) zwei Minuten lang unter mäßigem Druck mit drehenden Bewegungen. Danach machen Sie das gleiche an der gleichen Stelle am linken Fuß. Ihre Füße sollten möglichst dreimal am Tag so behandelt werden.

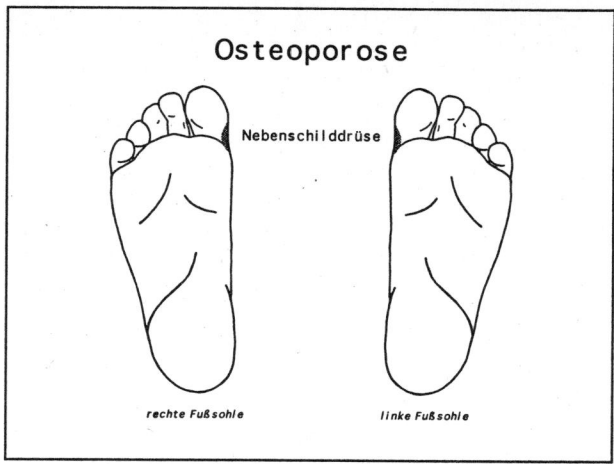

Handmassage: Die Nebenschilddrüsenzone (sie bildet an der Hand mit der Schilddrüsenzone eine Einheit) liegt in einer gedachten Linie drei Fingerbreit unterhalb des Zeigefingers knapp neben dem Lücken-Ende von Daumen und Zeigefinger. Reiben Sie mit dem linken Zeige- oder Mittelfinger diese Region auf der rechten Handfläche mit drehenden Bewegungen – aber drücken Sie dabei nur mäßig auf! Sind zwei Minuten verstrichen, machen Sie die gleiche Übung an der gleichen Stelle auf der linken Handfläche. Diese Behandlung sollten Sie drei- bis fünfmal am Tag durchführen.

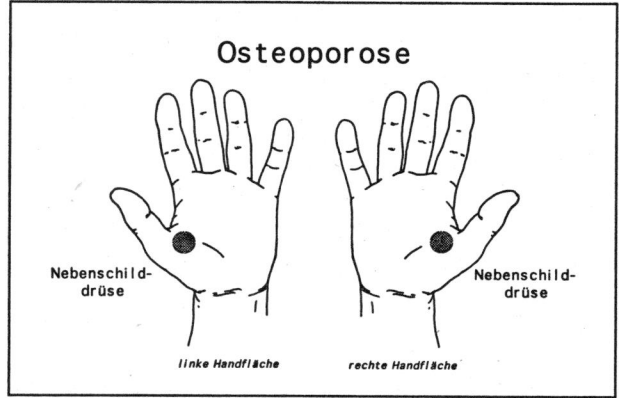

Potenzschwäche

Über die Potenz des Mannes wird viel erzählt – wobei das meiste falsch ist. Zum Beispiel wird noch immer behauptet, häufiger Orgasmus schade durch den Eiweißverlust bei der Ejakulation den geistigen Fähigkeiten. Genauso falsch ist das Ammenmärchen, daß häufiger Geschlechtsverkehr impotent macht. Genau das Gegenteil ist richtig: Bei Enthaltsamkeit lassen die Keimdrüsen des Mannes in ihrer Tätigkeit nach und können sogar ganz verkümmern.

Ebenso ist es ein Irrglaube, daß Männer über 60 keine „richtigen" Männer mehr sind. Ein Mann kann potent bleiben, solange er lebt. Medizinische Untersuchungen beweisen das: Jeder dritte Mann über 70 hat noch Geschlechtsverkehr.

Mit dem Körper des Mannes ist also alles in Ordnung? Nicht ganz. Viel mehr als bei der Frau hängen beim Mann die sexuellen Funktionen von der seelischen Verfassung ab. In dieser Beziehung haben die Wissenschaftler bei ihren Untersuchungen weniger gute Erfahrungen gemacht: Jeder zweite deutsche Mann leidet zeitweilig unter Impotenz. Körperliche Krankheiten sind nur ganz selten die Ursache dafür; in den meisten Fällen ist die Impotenz psychisch bedingt.

So vielfältig die seelischen Gründe sind, so einfach ist die Heilung der daraus entstandenen Impotenz. Oft genügt schon ein Gespräch mit dem Arzt oder einem Psychologen, um dem Mann die Angst vor dem Versagen zu nehmen.

Viele Männer werden sich nun fragen: Soll ich gleichzeitig Aufputschmittel schlucken – also Substanzen, über die Hunderte von gelehrten Büchern geschrieben wurden?

Dazu ist eines zu sagen: Alles, was bislang über die Wunderwirkung dieser „Aphrodisiaka" gesagt oder geschrieben wurde, ist Aberglaube, Scharlatanerie oder purer Betrug!

Die Chinesen stellen aus Wurzeln nach einem Geheimrezept das *Ginseng* her, und weil es teuer ist, können sich nur wenige Menschen diesen Luxus leisten. *Yohimbim,* der Extrakt aus der Rinde eines afrikanischen Baumes, ist ein ebenso bekanntes Aphrodisiakum, vor dem aber ebenso strikt gewarnt werden muß. Denn es erweitert die Arterien und führt zu schmerzhaften Erektionen.

Wie also kann einem Mann, der gerne möchte, aber nicht kann, geholfen werden? Muß er für immer auf die körperliche Liebe verzichten?

Nein, denn die sexuelle Leistungsfähigkeit des Mannes erreicht im Alter von etwa zwanzig Jahren ihren Höhepunkt und erlischt normalerweise mit dem Tod. Sollte sie trotzdem zwischendurch nachlassen, liegt das normalerweise am Streß oder körperlicher Erschöpfung. Nun kann er sich mit der Wunderpille „Viagra" helfen, was aber auf Dauer recht teuer wird. Eine bessere – und billigere – Lösung bietet die Reflexzonenbehandlung.

Fußmassage: Stellen Sie zunächst Ihren rechten Fuß auf einen Hocker, und massieren Sie die Hodenzone unter dem äußeren Knöchel mit dem Zeige- oder Mittelfinger (Hilfsgriff). Der Durchmesser dieser Region beträgt etwa

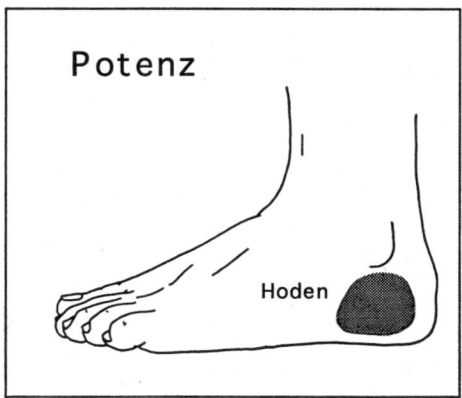

drei Fingerbreit. Behandeln Sie jeden Millimeter dieser Region drei, besser fünf Minuten lang unter starkem Druck mit kreisförmigen Bewegungen. Anschließend bilden Sie auf der Fuß-Innenseite eine gedachte Linie vom Knöchel bis zur Fußmitte. Auf dieser Peniszone massieren Sie mit dem

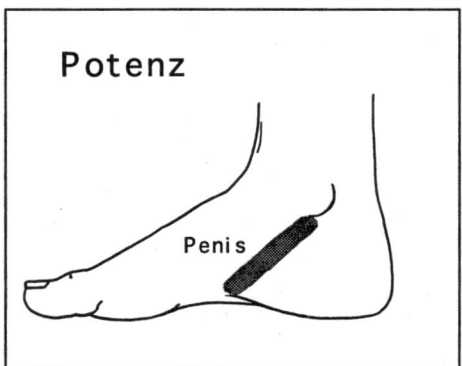

Zeige- oder Mittelfinger ebenfalls jeden Millimeter mit kreisförmigen Bewegungen drei bis fünf Minuten lang – aber drücken Sie diesmal nicht zu

kräftig auf! Danach machen Sie das gleiche am linken Fuß: Zuerst behandeln Sie die Außenseite, danach die gedachte Linie am Innenfuß. Führen Sie beide Massagen mindestens dreimal am Tag durch, weil durch diese Reflexzonenmassage die Tätigkeit von Hoden und Penis angeregt wird.

Handmassage: Massieren Sie unter der rechten Handfläche mit dem linken Zeige- oder Mittelfinger eine Region unterhalb des kleinen Fingers – und zwar dort, wo der Arm beginnt. Diese Hodenreflexzone müssen Sie fünf Minuten lang kreisförmig mit starkem Druck reiben. Danach suchen Sie an der Handwurzel auf der Daumenseite die Peniszone. Auch hier muß fünf Minuten lang mit Drehbewegungen massiert werden, aber mit sanftem Druck. Machen Sie diese Aufbau-Übungen für Hoden und Penis mindestens dreimal täglich.

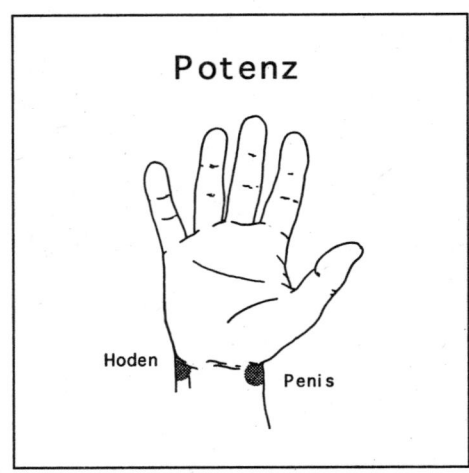

Prostata

Es ist seltsam: Wenn Männer das Wort „Prostata" hören, denken sie meist an ein Altersleiden. Nur die wenigsten wissen, welch entscheidende Wirkung diese Drüse in ihrem Körper ausübt. Die Prostata ist ein ausgesprochen „männliches" Organ, das direkt vor dem Ausgang zur Blase sitzt – daher ihr deutscher Name „Vorsteherdrüse". Sie hat die Größe einer Kastanie und umschließt ringförmig ein etwa drei Zentimeter langes Stück der inneren Harnröhre.

Bei sexueller Erregung des Mannes sondert die Prostata eine Gleitflüssigkeit ab; wenige Augenblicke vor dem Austritt des Samens zieht sie sich krampfartig zusammen – der Orgasmus beginnt. Die Prostata-Flüssigkeit macht den größten Teil des Samenergusses aus und ist schuld an dessen typischem Geruch. Die Absonderung der Prostata hat aber noch eine andere lebenswichtige Aufgabe: Sie schafft in der Scheide erst die chemischen Bedingungen, in denen der männliche Samen leben und die weibliche Eizelle befruchten kann.

Schon bei einem jungen Mann können diese Drüsenfunktionen gestört sein – zum Beispiel wegen einer Prostata-Entzündung. Schuld daran sind Bakterien, vor allem die Erreger der Gonorrhoe (Tripper): Gonokokken. Die Entzündung beginnt mit Schmerzen und Brennen beim Wasserlassen. Wenn die Vorsteherdrüse nicht sofort behandelt wird, verschlimmert sich das Leiden – es kann sogar zur Unfruchtbarkeit führen. Mit den entsprechenden Medikamenten kann die Entzündung aber so gut ausheilen, daß der Samen seine Fruchtbarkeit wiedergewinnt.

Wachstum und Funktion der Prostata werden von den männlichen Geschlechtshormonen geregelt. Wird der Mann älter, läßt die Produktion der männlichen Hormone nach – wodurch der Anteil der weiblichen Geschlechtshormone in seinem Körper steigt. Das Gleichgewicht wird gestört und kann die Prostata bis zur Größe einer Apfelsine wuchern lassen.

Das beginnt schon bei Männern über fünfzig, und meist ist die Wucherung gutartig. Andererseits kann sie zu einer lebensgefährlichen Krankheit führen: Prostatakrebs. Er ist aber nicht so weit verbreitet: Von eintausend Männern sterben vier an Prostatakrebs. Und selbst die vier wären oft zu retten, denn je früher der Krebs erkannt wird, um so größer ist die Chance, ihn vollständig zu heilen!

Alle über fünfzigjährigen Männer sollten daher einmal im Jahr ihre Vorsteherdrüse untersuchen lassen: Durch Tasten vom Mastdarm aus kann der Arzt in zehn Sekunden seine Diagnose stellen. Aber die meisten Männer scheuen die Untersuchung aus falscher Scham, auch wenn sie schon monatelang Probleme mit der Prostata haben: Die vergrößerte Drüse drückt die

Harnröhre zusammen, der Mann muß nachts öfter und unter Schmerzen Wasser lassen. Das ist die berüchtigte „Altherrenkrankheit".

Zu Beginn des Leidens hilft sich der Körper allerdings selbst: Die Muskulatur der Blase verstärkt sich und überwindet den Widerstand in der Harnröhre – oft jahrelang. Die Potenz ist zu Beginn des Leidens sogar gesteigert; der Mann hat ungewollte Erektionen. Im fortgeschrittenen Stadium aber läßt die sexuelle Kraft nach. Auch die Muskulatur der Blase erlahmt, sie kann nicht mehr restlos entleert werden. Der Rückstau greift die Nieren an, das Blut wird langsam vernichtet. Die Folge: Kopfschmerzen und Schlaflosigkeit, Abmagerung bis zum körperlichen Verfall.

Ein weiteres, sehr häufiges Leiden ist die Prostatitis – eine Entzündung der Vorsteherdrüse. Sie entsteht, wenn der Mann an einer Blasen- oder Harnröhrenentzündung leidet und der bakterienhaltige Urin auf die Prostata übergreift. Dies kann sich durch folgende Anzeichen bemerkbar machen:
– brennender Schmerz beim Wasserlassen,
– häufiger Harndrang mit Entleerung winziger Harnmengen,
– Stuhldrang und ziehende Schmerzen im Dammbereich,
– trüben, manchmal sogar mit Blut vermischtem Harn,
– Muskel- und Gelenkschmerzen.

Zur Ausheilung einer akuten bakteriellen Prostatitis verschreibt der Arzt Antibiotika, die konsequent und ausreichend lange eingenommen werden müssen. Befolgt der Patient die ärztlichen Anweisungen nicht, droht der Übergang zur chronischen bakteriellen Prostatitis, die eine Nebenhodenentzündung mit folgender Sterilität nach sich ziehen kann und nur sehr schwer zu heilen ist.

Bei der chronischen, nichtbakteriellen Prostatitis lassen sich im Prostatasekret zwar Entzündungen, aber keine Bakterien nachweisen. Von den Beschwerden her läßt sich diese Form der Prostataentzündung nicht von der durch Bakterien entstandenen Vorsteherdrüseninfektion unterscheiden. Es ist für den Betroffenen wichtig zu wissen, daß diese Form der Prostatitis zwar Beschwerden verursacht, aber keine gefährlichen Folgen hat.

Die Behandlung kann sich daher auf die Linderung der Beschwerden beschränken. Es helfen die gleichen unterstützende Maßnahmen, die auch bei der bakteriellen Vorsteherdrüsenentzündung die Symptome mildern. Eine spezielle Lebensweise oder Einschränkungen beim Sexualleben sind nicht nötig.

Manchmal lassen sich bei der chronischen nichtbakteriellen Prostatitis Mikroorganismen nachweisen, zum Beispiel Chlamydien und Mykoplasmen. Die Chlamydien können bei Mann und Frau hartnäckige Infektionen der inneren Geschlechtsorgane verursachen, die bei der Frau sogar zur Unfruchtbarkeit führen können. Deshalb wird der Arzt bei jeder nichtbakteriellen Form der Prostataentzündung zunächst eine spezielle Laboruntersuchung veranlassen und im Zweifelsfall zu einer antimikrobiellen Therapie gegen diese Krankheitserreger raten. Weil sich Sexualpartner immer wieder gegenseitig anstecken („Pingpong-Infektion"), muß der Partner mitbehandelt werden.

Eine Besonderheit ist die Prostatopathie, bei der sich die gleichen Beschwerden wie bei einer Prostatitis zeigen. Jedoch können keine Bakterien, Mikroorganismen und Entzündungszellen nachgewiesen werden. Etwa dreißig Prozent der Patienten mit Prostatabeschwerden sind von dieser Krankheit betroffen, und häufig leiden sie unter einer psychische Belastung. Daher ist es wichtig, daß der Arzt den Betroffenen über die Harmlosigkeit der Beschwerden aufklärt.

Zurück zum Alter: Kann ein Mann das Anschwellen seiner Prostata hinauszögern? Ja, indem er sie mit Hilfe der Reflexzonentherapie pfleglich behandelt.

Fußmassage: Die Prostatazone liegt auf der Innenseite des Fußes hinter dem Knöchel etwa zwei Fingerbreit über der Fußsohle. Massieren Sie diese drei Finger hohe und zwei Finger breite Region fünf Minuten lang auf dem rechten Fuß mit dem Zeige- oder Mittelfinger (Hilfsgriff) mit kreisenden Bewe-

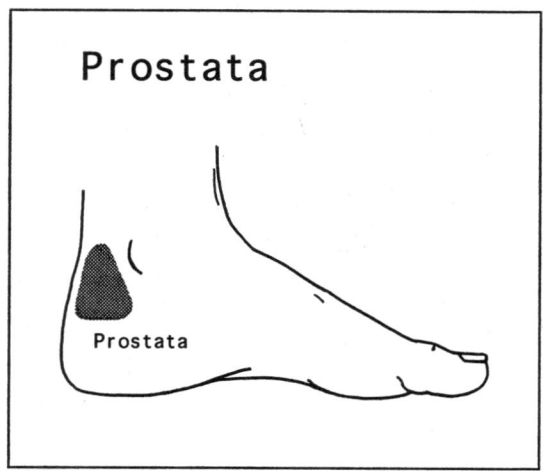

Prostata

gungen, wobei Sie nur wenig aufdrücken. Anschließend suchen Sie die gleiche Stelle am linken Fuß und bearbeiten sie ebenso intensiv und genauso lang. Behandeln Sie die Flächen an beiden Füßen zweimal täglich – am besten morgens nach dem Aufstehen und abends vor dem Schlafengehen.

Handmassage: Suchen Sie auf der Daumenseite der rechten Handkante eine Stelle, die genau dort liegt, wo der Arm beginnt, und die einen Fingerbreit in die Armwurzel hineinragt. Hier müssen Sie mit dem Zeige- oder Mittelfinger der linken Hand fünf Minuten lang kreisförmig massieren, aber mit sanftem Druck. Danach behandeln Sie ebenso die gleiche Stelle an der linken Hand. Machen Sie diese Übung bitte zweimal am Tag.

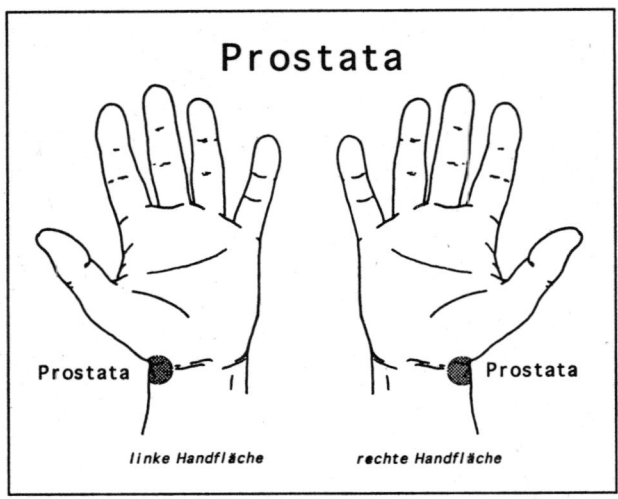

Eines muß noch einmal betont werden: Wenn Sie unter Prostatabeschwerden leiden, ist eine Behandlung durch den Arzt zwingend erforderlich! Nur er kann feststellen, ob die Vorsteherdrüse an Krebs erkrankt ist – dann kann die Reflexzonenmassage keinesfalls helfen!

Rheuma

Eigentlich gibt es die teuerste aller Volkskrankheiten, an der jeder fünfte in Deutschland leidet, gar nicht. Vielmehr handelt es sich beim Rheumatismus um ein Sammelsurium von über 60 verschiedenen Erkrankungen, angefangen von leichten Muskelschmerzen über Polyarthritis und Herzmuskelentzündungen bis hin zur echten Gicht.

Nicht immer kommt es zu Entzündungen. Eine Arthrose, die Veränderung von Gelenken, kann schleichend verlaufen, vor allem nach dem 50. Lebensjahr.

Es tut halt der Ellenbogen oder das Knie weh, doch weil man nicht wehleidig sein will, achtet man lange nicht darauf. Der Arzt verordnet Salben, Spritzen, eventuell Bestrahlungen und Bewegungsübungen.

Er spricht von „Abnutzungserscheinungen", aber das ist falsch. Vielmehr handelt es sich bei den Beschwerden um eine erhöhte Anfälligkeit gegenüber Streptokokken; um Muskelverspannungen, einseitige Belastung des Bewegungsapparates und falsche Ernährung.

Weil man bis heute – ähnlich wie bei Krebs – die eigentlichen Ursachen rheumatischer Erkrankungen immer noch nicht kennt, behandelt der Arzt überwiegend die Symptome wie Fieber, Schmerz und Bewegungseinschränkungen. Das bringt dem Patienten zwar Erleichterung, aber keine Heilung. Er nimmt Medikamente und Bäder, notfalls beantragt er vorzeitig seine Rente.

Wo aber mag der Ursprung liegen?

In der „Wohlstandsgesellschaft"! Die Älteren unter uns haben noch den Hunger kennengelernt. In den „schlechten Zeiten" gab es aber kein Rheumaproblem im heutigen Sinn. Auch Herz und Kreislauf erkrankten viel seltener. Ist das Leben in Notzeiten gesünder?

Nein! Die dürftige und einseitige Ernährung führt zu Mangelerscheinungen. Aber es fehlte der Überfluß an krankheitsfördernden Nahrungsmitteln. Heute essen wir zuviel Fleisch, Wurst und Eier. Ein Schweinebraten mit Knödeln schmeckt herrlich und macht satt. Ebenso drei Stück Sahnetorte. Aber dem Körper tun wir damit keinen Gefallen.

Eine reichliche Ernährung mit den Schwerpunkten Fleisch, Weißmehl und Zucker verursacht nämlich eine chronische Übersäuerung im Körper. Sie ist der ideale Nährboden für Entzündungen, Infekte, Infarkt und Krebs.

Erschwerend kommen Übergewicht und Bewegungsmangel hinzu. Gelenke, Sehnen und Muskeln werden dauernd überlastet, aber nicht genug trainiert. Irgendwann rächen sie sich für diese Folter.

Doch so befremdlich es klingen mag – es stimmt: Bei all dem Überfluß dürften viele rheumatische Erkrankungen eine Folge von Mangelernährung sein. Die modernen Nahrungsmittel sind zwar schmackhaft, arbeitssparend und reichlich vorhanden. Aber es fehlen ihnen die Vitamine, Minerale und Spurenelemente einer natürlichen Kost, auf die sich unser Körper in den letzten hunderttausend Jahren eingestellt hat. Dafür werden die Lebensmittel mit Zusatzstoffen versehen. Die kommen zwar in winzigen Mengen vor, werden streng kontrolliert und sind – jeweils für sich betrachtet – unschädlich. Aber die Menge macht's, und die Natur stellt sich so schnell nicht um.

Denn wie kommt es, daß ein Gelenk auf einmal schmerzt? Das Wasser für die Gleitmittel zwischen den Gelenkflächen hat keine Schuld. Die Ursache liegt bei den Proteinen, die in den Schleimhäuten gebildet werden. Das Rohmaterial dafür beziehen die Zellen aus der Nahrung, ebenso über ein Dutzend Mineralstoffe. Fehlt nun ein einziges Mineral, ein Vitamin, eine bestimmte Säure oder ein Enzym, bleibt das Gelenk ungeschmiert. Es entzündet sich, bildet höckerige Ablagerungen, wird rauh wie Schmirgelpapier. Das tut weh.

Nun sind zahlreiche Ärzte versucht, solche Erkrankungen als „chronisch" abzutun. Doch es gibt keine chronischen Erkrankungen in dem Sinne, daß keine Heilung oder zumindest Besserung möglich wäre. Wer bei einem Unfall ein Bein verloren hat oder querschnittgelähmt wurde, muß sich damit abfinden, das stimmt. Aber alle Krankheiten, die „von innen heraus" entstehen, sind beeinflußbar. Allerdings weniger vom Arzt als vom Betroffenen selbst.

Denn verloren ist nur, wer sich selbst aufgibt. Wer aber sein Geschick in die Hand nimmt, wird sich von der Krankheit nicht besiegen lassen.

Für den Rheumakranken bedeutet das: Der Arzt kann meine Schmerzen lindern, Entzündungen und Verformungen bekämpfen, mir Kuren oder bestimmte Anwendungen verschreiben. Aber wenn ich gesund werden will, muß ich selbst an mir etwas ändern.

Ich muß meine Ernährung umstellen, schädliche Stoffe vermeiden und dafür sorgen, daß der Körper alles bekommt, was er braucht. Vielleicht muß ich abnehmen. Etwas an meiner Lebensweise ändern. Öfter an die Luft, an die Sonne gehen. Mich mehr bewegen. Und sehr wichtig: mich freuen!

Denn eine positive seelische Verfassung ist für die Heilung wichtig. Und für die Diät. Es hätte wenig Sinn, die Schonkost mißmutig anzugehen, sie als Opfer zu empfinden. Außerdem kommt es nicht nur darauf an, was, sondern auch, wie man ißt.

Das sollten Sie essen:
- mageres Fleisch in bescheidener Menge, lieber gekocht als gebraten;
- frisches Gemüse und Obst;
- rohe Getreideprodukte wie Müsli oder Haferflocken, Vollkornbrot; selbstgebackenes aus nicht ausgemahlenem Mehl.
- Honig, braunen Zucker, hausgemachte Säfte und Marmeladen, Nüsse, Zwiebel und Knoblauch;
- Bier und Wein in kleinen Mengen.

Das sollten Sie meiden:
- Fleisch und tierisches Eiweiß in größeren Mengen;
- alle Nahrungsmittel mit künstlichen Zusätzen wie Konserven, Fertigge-
  richte, Backmischungen usw.
- scharfe Gewürze, weißes Mehl und raffinierten Zucker;
- hochprozentigen Alkohol, Nikotin, Süßigkeiten.

Eine Heilung vom Rheuma ist nur möglich, wenn der Arzt die eigentliche
Ursache gefunden und ausgeschaltet hat. Dabei ist eine Linderung der
Schmerzen sehr wichtig, damit keine weiteren Fehlhaltungen hervorgerufen
werden, die neue Muskelverspannungen zur Folge haben können. Wenn jedoch das Grundleiden nicht behandelt wird, dann tauchen die Symptome nur
vorübergehend nicht mehr auf – kommen aber mit größeren Schmerzen wieder und greifen andere Organe an, zum Beispiel das Herz. Es ist daher ein
gefährlicher Irrtum, daß sich das Rheuma und die Schmerzen mit ein paar
Tabletten überwinden lassen! Eine frühzeitige ärztliche Behandlung ist überaus wichtig, um ein Chronischwerden der Krankheit zu verhindern.
   Auch die Reflexzonenmassage kann Rheuma nicht heilen, sie kann nur
Rheumaschmerzen in den Schultern lindern.

Fußmassage: Suchen Sie an der rechten Fußkante eine Region, die unter der
Wurzel der kleinen Zehe beginnt und sich ein Fingerbreit in Richtung Ferse
erstreckt. Diese einen halben Finger hohe Schultergelenkzone müssen Sie
mit dem linken Daumen (Hauptgriff) fünf Minuten lang unter Drehbewegungen und starkem Druck massieren. Anschließend suchen Sie die gleiche
Region am linken Fuß und behandeln sie ebenso. Machen Sie diese Übung
drei-, besser fünfmal am Tag.

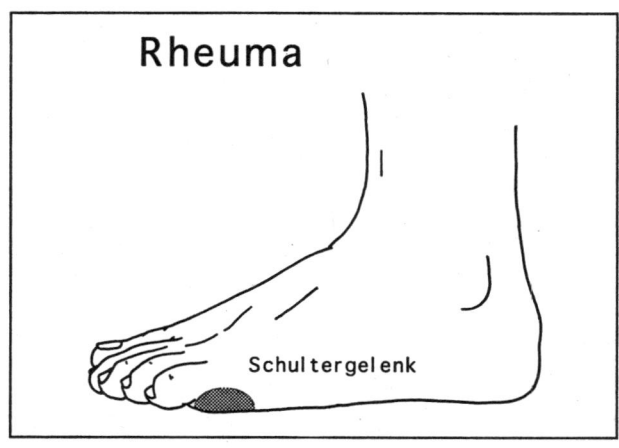

Handmassage: Die Schultergelenkzone liegt auf der rechten Handfläche ein halben Fingerbreit unter der Wurzel des kleinen Fingers und ist genauso breit. Massieren Sie diese Region kreisförmig mit dem Zeige- oder Mittelfinger der linken Hand, indem Sie kräftig aufdrücken. Wenn fünf Minuten vergangen sind, behandeln Sie die gleiche Zone auf der linken Handfläche. Behandeln Sie beide Handflächen so drei-, besser fünfmal täglich.

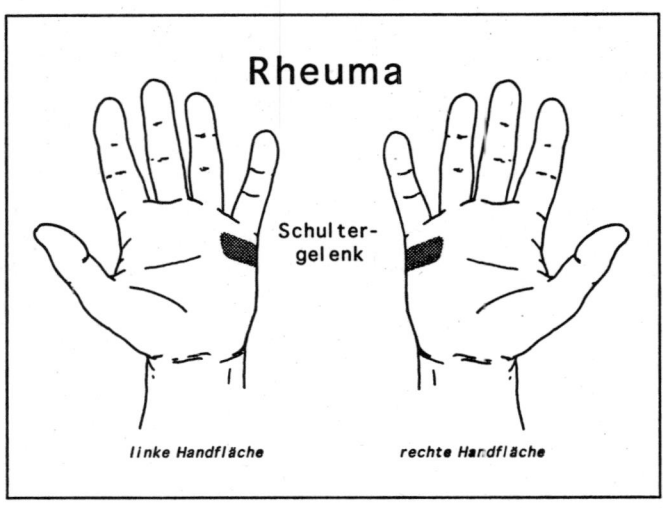

Rückenschmerzen

Ursachen für Rückenschmerzen gibt es viele, und zwar harmlose als auch ernstzunehmende. Tägliche Routine-Verrichtungen und Allerwelts-Bewegungen, die man bislang mit größter Selbstverständlichkeit ausgeführt hat, werden zur Qual: Sie bücken sich, um einen Strumpf aufzuheben, und plötzlich krümmen Sie sich vor Schmerzen und können sich nicht wieder aufrichten. Oder Sie strecken sich nach einem Ball, machen eine lange Autofahrt – Rückenschmerzen beginnen auf die verschiedenste Weise.

Der Schmerz kann plötzlich und unerträglich, aber auch anhaltend und bohrend sein. Von fünf Erwachsenen haben mindestens vier einmal im Leben Rückenschmerzen.

Aber nicht immer hat ein Bandscheibenvorfall die Schuld. Zunächst sind es Veränderungen an der Wirbelsäule selbst. Haltungsfehler, Rundrücken, Hohlkreuze, Flachrücken, seitliche Verbiegungen. Außerdem gibt es angeborene Wirbelveränderungen, Wachstumsstörungen, Entzündungen, Geschwülste, Stoffwechselerkrankungen sowie die Spätfolgen von Unfällen.

Bei der oft diagnostizierten vegetativen Dystonie stehen Herz-Kreislauf-Fehlregulationen im Vordergrund, doch sind Rückenbeschwerden eine wesentliche Begleiterscheinung. Denn zu den Eigenarten der Kreuzschmerzen gehört es, daß der Sitz der Beschwerden nicht mit dem Ort der krankhaften Veränderungen übereinstimmen muß. Oft machen sich Fernwirkungen – die Rückenschmerzen – wesentlich stärker bemerkbar als die eigentliche Erkrankung:

Nierensteine, Koliken und andere Erkrankungen der Bauchorgane führen zu Rückenschmerzen. Bei Frauen können Gebärmutterveränderungen oder Geschwülste und andere Stauungen, verbunden mit Senkungen, die Ursache sein. Sogar arterielle Durchblutungsstörungen können Rückenschmerzen bewirken.

Viele dieser Schmerzursachen lassen sich nicht nur vom Arzt oder Orthopäden kurieren – auch auf naturheilkundlichem Wege ist es möglich. Nicht selten ist auch das Können eines Psychotherapeuten gefragt. Man hat nämlich festgestellt, daß Rückenschmerzen besonders häufig bei Menschen mit Depressionen auftreten. Dann ist es nicht nur notwendig, den Rücken zu behandeln – in erster Linie ruft die Seele nach Hilfe.

Welche Vorbeugungsmaßnahmen gibt es?

Sitzen Sie? Dann erheben Sie sich bitte, weil Sie diese Zeilen auch im Stehen lesen – und damit Ihrem Rücken etwas Gutes tun können. Ihr Kreuz mag Ihnen zwar jetzt keine Probleme bereiten, aber vielleicht ist es auch nicht mehr gesund. Beachten Sie daher folgende Regeln, mit denen eine „angeknackste" Wirbelsäule stabilisiert und Rückenschmerzen vermieden werden können:

- Bewegen Sie sich! Der Körper ist nicht dazu gebaut, daß er andauernd stillhält. Bewegung macht die Wirbelsäule auf natürlichem Wege geschmeidig.
- Strecken und dehnen sich jeden Tag. Das ist auch im Büro möglich. Sie lösen durch die Dehn- und Streckübungen mögliche Versteifungen und Verspannungen und kräftigen zudem Ihren Kreislauf.
- Halten Sie den Rücken stets gerade.
- Gehen Sie beim Bücken in die Hocke.
- Heben Sie keine schweren Gegenstände. Falls es sich nicht umgehen läßt, dann niemals mit gekrümmter Wirbelsäule. Nicht der Rücken soll die Hauptarbeit leisten, sondern die Beinmuskulatur.
- Verteilen Sie die Lasten auf beide Arme und halten sie dicht am Körper.
- Stehen Sie immer aufrecht – aber nicht mit geraden Beinen. Leicht angeknickt ist besser, und lehnen Sie bei längerem Stehen den Rücken an die Wand.
- Suchen Sie den Wechsel zwischen Sitzen und Stehen. Manche Büroarbeit (Telefonieren) läßt sich auch stehend ausführen.
- Legen Sie einen Keil auf die Sitzfläche Ihres Stuhls, damit Wirbelsäule und Oberschenkel einen Winkel von mehr als 90° bilden können.
- Auch beim Liegen sollte die Wirbelsäule immer gerade sein. Wechseln Sie durchgelegene, allzu weiche Matratzen aus. Und nehmen Sie kein zu dickes Kopfkissen. Es soll Kopf und Nacken, nicht die Schultern stützen.
- Ziehen Sie beim Liegen die Beine an.
- Treiben Sie Sport – möglichst Schwimmen, Laufen oder Radfahren. Achten Sie beim Fahrrad auf die richtige Höheneinstellung von Lenker und Sattel, so daß Sie mit geradem Rücken fahren.
- Tragen Sie nur bequeme, stützende Schuhe mit niedrigem Absatz und gutem Fußbett. Die Sohlen sollten dick genug sein, um Ihre Schritte etwas abzufedern.

Noch einmal zurück zum Sitzen: Es strengt die Wirbelsäule mächtig an, besonders wenn der Stuhl oder der Autositz nicht den geforderten Ansprüchen genügt. Obendrein spielt eine falsche Haltung eine große Rolle. Zum Beispiel empfiehlt es sich beim Autofahren so zu sitzen, daß zwischen Rumpf und Oberschenkel ein Rückenneigungswinkel von 20 bis 30 Grad besteht.

Aber was helfen Ihnen all diese Feststellungen, wenn Sie unter Rückenschmerzen leiden? Greifen Sie dann nicht zu Schmerztabletten, sondern lindern Sie Ihre Beschwerden durch eine Reflexzonenbehandlung!

Fußmassage: Die Brustwirbelzone liegt auf der Fuß-Innenseite, etwa fünf Millimeter über der Fußsohle, und ist einen Fingerbreit hoch. Sie beginnt einen Fingerbreit hinter der Wurzel der großen Zehe und erstreckt sich bis zur Fußmitte. Massieren Sie diese Region mit dem linken Daumen (Hauptgriff) kreisförmig und sehr kräftigem Druck von vorne nach hinten – wenn

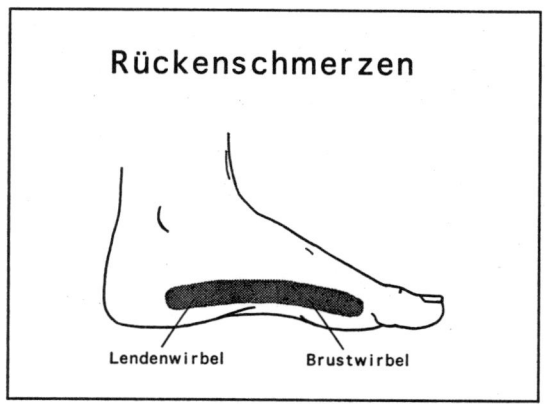

Sie dort angekommen sind, fangen Sie vorne wieder an. Bitte drei Minuten lang, danach müssen Sie die Lendenwirbelzone massieren, die sich in der Fußmitte an die Brustwirbelzone anschließt und bis zu einer gedachten Linie unter dem Mittelpunkt des Fußknöchels reicht. Diese Region massieren Sie nur zwei Minuten lang kräftig und kreisförmig mit dem Hauptgriff – und wenn Sie damit fertig sind, behandeln Sie ebenso die gleichen Zonen am linken Fuß.

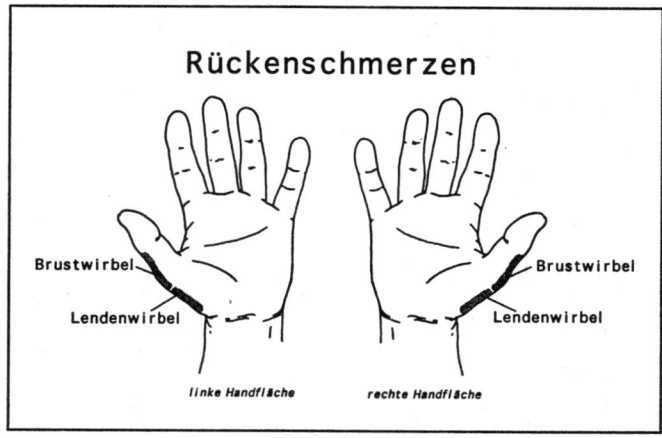

Handmassage: Die Brustwirbelzone liegt auf der Daumen-Oberfläche. Sie beginnt am oberen Gelenk und zieht sich zwei Fingerbreit auf dem Daumenballen hinunter. Massieren Sie an der rechten Hand diese etwa einen Zentimeter breite Region mit dem linken Daumen unter kräftigem Druck und mit Drehbewegungen von oben nach unten. Drei Minuten lang, danach behandeln Sie den Lendenwirbel. Er schließt sich direkt an die Brustwirbelzone an, ist ebenfalls etwa einen Zentimeter breit und endet auf dem Daumenballen einen halben Fingerbreit über dem Handgelenk. Diese Region massieren Sie wie oben angegeben, aber nur zwei Minuten lang. Und wenn Sie damit fertig sind, behandeln Sie die Brustwirbel- und Lendenzone an den gleichen Flächen auf der linken Hand.

Schilddrüsenstörungen

Haben Sie eine Abneigung gegen enge Kragen, Rollis, Krawatten? Sind Sie empfindlich gegen Druck oder Berührungen am Hals? Leiden Sie manchmal unter Atemnot oder Schluckbeschwerden, und verstärken sich diese bei Aufregung oder Streß? Dann ist es durchaus möglich, daß eine Störung der Schilddrüse dahintersteckt.

Wer häufig lustlos und müde ist, wem die Arbeit nicht so recht von der Hand gehen will, wer langsam wie eine Schnecke reagiert, zögerlich und schwach ist, der muß nicht gleich ein Faulpelz sein. Denn auch das alles kann mit der Schilddrüse zusammenhängen.

Ohne es zu wissen, haben viele Menschen Schwierigkeiten mit diesem normalerweise nur daumengroßen Organ. So können auch leichte Augenbeschwerden (Bindehautentzündung, trockene Augen oder Tränenträufeln) Ausdruck einer Schilddrüsenstörung sein. Und wenn Kinder nicht richtig wachsen, ist vielleicht die Schilddrüse schuld.

40 Prozent der Deutschen leiden unter einer Veränderung der Schilddrüse, weltweit haben etwa 200 Millionen Menschen einen Kropf (Vergrößerung der Schilddrüse). Frauen sind drei- bis viermal häufiger von einem Kropf betroffen als Männer. Darüber hinaus gibt es in der Bundesrepublik ein deutliches Süd-Nord-Gefälle bei der Kropf-Bildung. In Süddeutschland zeigt sich die Erkrankung häufiger als im Norden.

Die Schilddrüse des Menschen ist ein bräunlichrotes Organ. Sie besteht aus zwei Lappen (Lobi), die über eine Brücke (Isthmus) miteinander verbunden sind. Bei gesunden Menschen wiegt das kleine Organ etwa 28 Gramm, bei Kranken hat man nach Entfernung der Schilddrüse Gewichte von einem Pfund und mehr festgestellt.

Wie kommt es zu dieser Vergrößerung des Organs? Die Schilddrüse benötigt zum Aufbau ihrer Hormone das Spurenelement Jod. Durch die geologische Entwicklung unserer Erde gibt es jedoch weltweit nicht genug Jod in der Nahrung. Bei einem Defizit unternimmt die Schilddrüse nun den verzweifelten Versuch, durch eine ständige Vergrößerung ihres Gewebes ausreichend jodhaltige Hormone zu bilden. Dieser Versuch ist natürlich erfolglos, aber er veranlaßt das Organ, enorm zu wachsen.

Chronischer Jodmangel führt also zwangsläufig zu einer Unterversorgung mit Schilddrüsenhormonen. Diese sind aber sehr wichtig für den Menschen, denn sie regulieren den Stoffwechsel, die Körperwärme, die geistige Beweglichkeit, die Erregbarkeit, das Temperament – kurz: Sie steuern unser Wohlbefinden.

Manche Menschen stellen bei sich fest, daß sie immer häufiger müde und abgeschlagen sind. Sie nehmen an Gewicht zu, ihre Haut ist trocken und rauh, der Puls langsam, die Verdauung schlecht. Sie leiden unter depressiven Verstimmungen, Konzentrationsschwäche und Gedächtnisstörungen. Bei ihnen produziert die Schilddrüse zuwenig Hormone. Dann spricht man von einer *Unterfunktion.*

Andererseits gibt es viele Menschen, die sehr unruhig sind, einen schnellen Puls haben, an Gewicht zunehmen und ständig gereizt sind. Bei ihnen wird zuviel Schilddrüsenhormon produziert, es handelt sich um eine *Überproduktion,* die von einer Vergrößerung des Organs begleitet werden kann.

Bedingt durch den chronischen Jodmangel bilden sich im Gewebe oft gutartige Knoten. Man spricht dann von ein- oder mehrknotigen Kröpfen. Diese können aber nicht mit Jod und Hormonen behandelt werden, vielmehr ist eine operative Entfernung notwendig. Allerdings muß man dabei bedenken, daß durch den Eingriff zwar das krank erscheinende Gewebe beseitigt wird, nicht aber die durch Jodmangel oder Vererbung entstandene Kropf-Entstehung. Das bedeutet, daß auch nach der Operation eine lang andauernde Behandlung zur Verhütung von weiteren Schilddrüsen-Knoten nötig ist.

Der naturbedingte Jodmangel in der Nahrung und die dadurch entstehenden Schilddrüsenleiden sind aber kein unausweichliches Schicksal. Durch die Verwendung von jodiertem Speisesalz kann man das Minus ausgleichen, daher sollte in jedem Haushalt nur mit Jodsalz gewürzt werden.

Es gibt auch Situationen, in denen eine jodhaltige Nahrung (Seefische und Meerestiere) sowie jodiertes Salz nicht ausreichen, weil der Körper dann mehr Schilddrüsenhormone braucht: in der Pubertät, Schwangerschaft, Stillzeit, Klimakterium. Und wenn zusätzlich eine familiäre Veranlagung zum Kropf besteht, sollte mit dem Arzt besprochen werden, ob es nicht ratsam wäre, zusätzlich Jodtabletten zu nehmen. Sofern Sie aber unter einer Schilddrüsen-Unterfunktion leiden, weil das Organ zu faul ist, um die nötigen Hormone zu produzieren, können Sie das kleine Organ mit einer Reflexzonenbehandlung auf Trab bringen.

Fußmassage: Reiben Sie die einen Fingerbreit hohe und dicke Schilddrüsenzone, die auf der Fußsohle knapp unter der Wurzel Ihrer großen Zehe liegt, mit dem Daumen (Hauptgriff) in kreisenden Bewegungen. Zwei Minuten lang und nur ganz sanft – die Schilddrüse ist sehr sensibel und möchte schonend behandelt werden. Anschließend verfahren Sie genauso mit der Schilddrüsenzone auf der linken Fußsohle. Behandeln Sie diese Regionen jeden Morgen und Abend zur Vorbeugung.

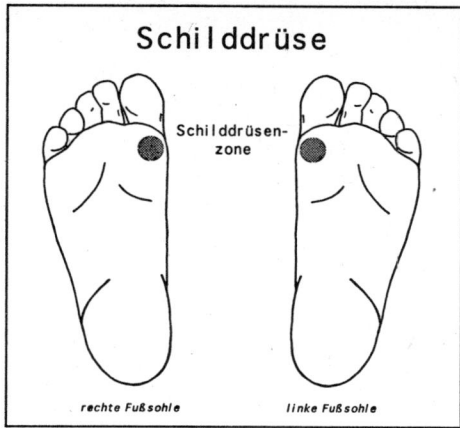

Handmassage: Die Schilddrüsenzone befindet sich auf der rechten Handfläche einen halben Fingerbreit von der Lücke Daumen/Zeigefinger entfernt. Reiben Sie diese Region mit dem linken Zeige- oder Mittelfinger zwei Minuten mit sanften und drehenden Bewegungen. Anschließend behandeln Sie genauso Schilddrüsenzone auf Ihrer linken Handfläche. Machen Sie diese Übungen morgens und abends.

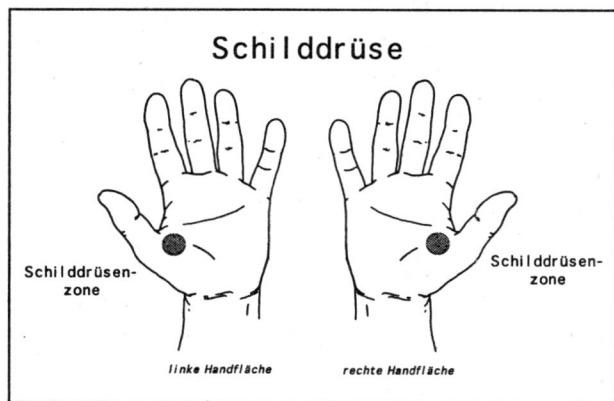

Schlafstörungen

Eine für unseren Körper und für unsere Gesundheit ungewöhnlich wichtige Funktion wird ebenfalls vom Gehirn gesteuert: der gesunde Schlaf. Was ist eigentlich Schlaf? Diese Frage beschäftigt die Menschheit schon seit Jahrhunderten. Ebensolange haben sich Forscher und Philosophen mit der Frage befaßt, woher Schlafstörungen kommen und was man dagegen tun kann, denn gestörter Schlaf führt zu mangelndem Wohlbefinden und eingeschränkter Leistungsfähigkeit am Tag.

Schlafen ist – wie Essen und Trinken – ein Grundbedürfnis. Während des Schlafens ist das Gehirn nicht etwa „abgeschaltet", sondern es bleibt aktiv, wenn auch in veränderter Form. Gegenüber dem Wachzustand sind während des Schlafes andere Bereiche des Gehirns tätig; Zeichen dieser Aktivität sind unter anderem unsere Träume.

Darüber, was letztendlich den Schlaf auslöst, wurden bislang verschiedene Theorien entwickelt. Die größte Bedeutung scheint einer Art von „innerer Uhr" zuzukommen. Diese läßt den Menschen, unabhängig von äußeren Einflüssen, zu einer bestimmten Zeit müde werden, einschlafen und wieder erwachen. Einen ähnlichen Steuerrhythmus findet man auch bei anderen Körperfunktionen wie der Ausschüttung bestimmter Hormone oder der Regulation der Körpertemperatur. Wer einmal eine lange Flugreise mit Zeitverschiebung erlebt hat, der weiß, wie diese „innere Uhr" unseren Körper im Griff hat.

Schlaf ist aber nun nicht gleich Schlaf. Man kann ihn in verschiedene Stadien einteilen. Jeder hat es sicher schon einmal erlebt, wenn er versucht hat, einen Schlafenden aufzuwecken. Manchmal gelingt es relativ einfach, zu einem anderen Zeitpunkt ist es kaum möglich. Das ist darauf zurückzuführen, daß der Schlaf im Verlauf der Nacht in seiner Intensität schwankt. Phasen des leichteren Schlafes wechseln sich ab mit Tiefschlafphasen. Die Stärke des erforderlichen Weckreizes kann somit als ein einfaches Maß für die Schlaftiefe dienen. In der Schlafforschung tätige Unternehmen haben herausgefunden, daß der Mensch während einer Nacht abwechselnd fünf verschiedene Phasen mit leichterem und tiefem Schlaf beziehungsweise Träumen durchläuft.

Träume hat jeder Mensch in jeder Nacht mehrmals. Bei vielen fehlt nach dem Aufwachen die Erinnerung daran, aber mit modernen Untersuchungsmethoden können die einzelnen Traumphasen während des Schlafes bei jedem Menschen eindeutig nachgewiesen werden. Warum wir träumen, das ist nicht endgültig aufgeklärt. Einige Wissenschaftler sehen im Traum einen „Selbstreinigungsversuch" des Gehirns, um unbrauchbare oder überflüssige Informationen zu entfernen. Schon eine alte Volksweisheit sagt, daß man ein schwieriges Problem erst einmal überschlafen soll, bevor man die endgültige Entscheidung trifft. Der Begründer der Psychoanalyse Sigmund Freud dagegen hat den Traum als eine spezielle Ausdrucksmöglichkeit der Psyche betrachtet.

Wieviel Schlaf braucht nun der Mensch? Statistisch betrachtet schläft der Erwachsene im Durchschnitt etwa 7,6 Stunden. Bei ausgesprochenen Kurzschläfern wie Napoleon Bonaparte und Winston Churchill reichten schon vier bis sechs Stunden Schlaf vollkommen aus. Der Genius Albert Einstein dagegen soll bis zu zehn Stunden im Bett verbracht haben. Diese Beispiele zeigen, daß es keine Normwerte für die erforderliche Schlafdauer gibt, sondern das Schlafbedürfnis individuell von Mensch zu Mensch schwanken kann. Es nimmt jedoch mit zunehmendem Alter ab, während ein Neugeborenes etwa zwei Drittel des Tages verschläft, begnügen sich ältere Menschen mit sieben bis acht Schlafstunden.

Doch relativ viele Menschen klagen über Schlafstörungen. Dabei scheinen Frauen häufiger als Männer betroffen zu sein. Auch ältere Menschen neigen dazu. Doch Schlafstörungen und Schlafmangel über längere Zeit schaden der seelischen und körperlichen Gesundheit.

Es gibt drei verschiedene Arten von Schlafstörungen:

1. Einschlafstörungen. Sie stellen die häufigste Form einer Schlafstörung dar.
2. Durchschlafstörungen mit häufigem Erwachen in der Nacht.
3. Vorzeitiges Erwachen am frühen Morgen; ein erneutes Einschlafen wird nur schwer erreicht.

Die Ursachen von Schlafstörungen können außerordentlich vielfältig sein. Ein häufiger Grund sind akute Probleme, die einem „einfach nicht aus dem Kopf gehen". Das können zum Beispiel finanzielle Schwierigkeiten, Konflikte am Arbeitsplatz oder auch Partnerschaftsprobleme sein. Der ersehnte Schlaf, durch den man die Probleme wenigstens für die Nacht vergessen könnte, läßt dann meist auf sich warten, solange man nicht aufhört, über seine Schwierigkeiten nachzugrübeln. Es müssen aber nicht nur Schwierigkeiten sein, die das Einschlafen verzögern – es gilt auch für freudige Erregung. Ebenso beeinträchtigen äußere Reize wie Straßenlärm den erholsamen Schlaf.

Schichtarbeiter müssen besonders leiden, weil sie während des Tages schlafen müssen. Hinzu kommt, daß der Schichtarbeiter gegen den Rhythmus seiner „inneren Uhr" arbeitet, deshalb sind Schlafstörungen hier sehr verbreitet. Wetterfühligkeit, reichhaltige oder schwere Mahlzeiten am Abend und natürlich Gesundheitsstörungen wie Schmerzen, Hustenreiz oder Atemnot sind Feinde des gesunden Schlafs.

Ob hinter einer Schlafstörung eine Depression oder eine psychische Störung steht, muß der Arzt entscheiden. Das heißt also, wenn Schlafstörungen längere Zeit anhalten, ist eine ärztliche Behandlung unbedingt notwendig. Und was können Sie selbst tun, um wieder traumhaft schlafen zu können? Bei leichten Schlafstörungen hilft oft schon die Befolgung einiger Regeln zur sogenannten Schlafhygiene:

1. Schaffen Sie sich günstige Schlafbedingungen: abgedunkelt, nicht zu warm und gut belüftet.
2. Gehen Sie regelmäßig zu einer bestimmten Zeit zu Bett.
3. Verzichten Sie auf Ihr „Nachmittags-Nickerchen".
4. Vermeiden Sie vor dem Zubettgehen schwere Mahlzeiten, Kaffee oder zuviel Alkohol.
5. Gönnen Sie sich abends entspannende Tätigkeiten, strengen Sie sich aber nicht geistig oder körperlich an.

Einschlaf-Probleme lassen sich auch mit Baldrian und Hopfen bewältigen. Das ist jedoch unnötig, wenn Sie vorher etwas gegen die Schlafstörungen tun – mit der Reflexzonentherapie. Das geht ganz einfach, weil Sie an den Füßen oder Händen nur eine Zone behandeln müssen.

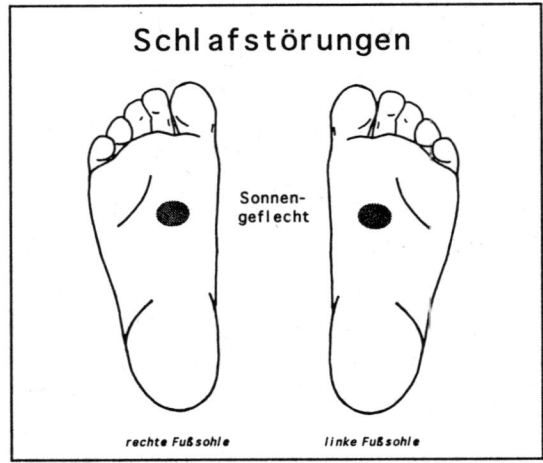

Fußmassage: Suchen Sie auf der rechten Fußsohle eine Region, die auf einer gedachten Linie dreieinhalb Fingerbreit genau unter der zweiten Zehe liegt. Dort befindet sich das sogenannte „Sonnengeflecht". Massieren Sie nun diese einen Finger breite und hohe Fläche mit dem linken Daumen (Hauptgriff) kreisförmig unter mäßigem Druck nur eine Minute lang. Danach machen Sie das gleiche auf der linken Fußsohle.

Handmassage: Hier liegt das „Sonnengeflecht" einen Fingerbreit exakt unter der Lücke zwischen Mittel- und Ringfinger. Massieren Sie auf der rechten Handfläche diese einen Fingerbreit große Region mit dem linken

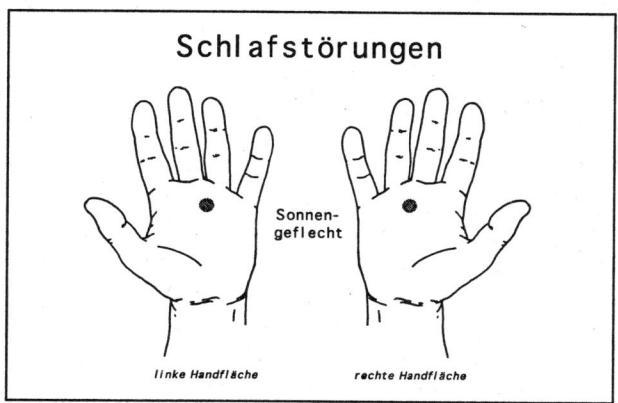

Zeige- oder Mittelfinger mit Drehbewegungen unter mäßigem Druck eine Minute lang. Anschließend suchen Sie das „Sonnengeflecht" auf der linken Handfläche und massieren es wie oben angegeben ebenfalls eine Minute lang.

Sexuelle Unlust

Die Klagen über ein sexuelles Desinteresse häufen sich. Besonders Frauen berichten, ihre Liebeslust sei nur schwach ausgeprägt oder schlichtweg nicht vorhanden.

Noch vor zehn Jahren wurden die Sexualtherapeuten hauptsächlich wegen sexueller Funktionsstörungen wie Impotenz oder Frigidität aufgesucht. Heute, so haben Wissenschaftler festgestellt, sind drei Viertel der Sexualprobleme auf Angst, Spannungen, Übererregbarkeit oder Langeweile zurückzuführen. Und in den meisten Fällen klagen die Frauen über mangelndes Verlangen.

Im Gegensatz zu den oft leicht zu behebenden Schwierigkeiten, den Geschlechtsverkehr zu vollziehen, ist die Abnahme der Libido ein viel komplizierteres Problem. Wie läßt sich Verlangen wiederbeleben? Was heißt in diesem Zusammenhang „normal"? Maßstab können hier nur die persönlichen Bedürfnisse sein: Wie oft möchte ich mit meinem Partner schlafen? Stimmen wir in dem Punkt überein?

Auf diese Fragen gibt es keine pauschale Antwort, sie lassen sich nur individuell lösen. Doch keine Frau muß sich mit ihrer sexuellen Lustlosigkeit abfinden – sie muß nur die Ursachen ihres Desinteresses erkennen:

1. Stehen Sie unter Streß? Berufliche Überanstrengung ist einer der Hauptgründe für das nachlassende Interesse an der körperlichen Liebe. Für Männer bedeutet Sex eher Vergnügen oder Entspannung, die meisten Frauen glauben aber, sie müßten dafür in Hochform sein. Doch chronische Müdigkeit und psychische Erschöpfung können einer Frau die zusätzliche Energie rauben, die sie nach eigener Ansicht für die Liebe braucht.

Unter einer anderen Art von Streß leiden Frauen, die noch nie einen Orgasmus hatten. Und weil ihre Bemühungen immer wieder enttäuscht werden, geben sie schließlich auf und verlieren die Lust. Andere Frauen bilden sich ein, das Begehren sei eine Frage des Willens. Sie setzen sich einem großen Leistungsdruck aus, weil sie glauben, reagieren zu müssen, um ihren Partner zu erregen. Diese Frauen müssen lernen, den Sex nicht als Anstrengung zu sehen, sondern eher als eine Möglichkeit für den Partner, zärtlich zu ihr zu sein.

2. Stimmen Sie zeitlich überein? Im Gegensatz zu den meisten Frauen schätzen viele Männer den Sex am Morgen. Diese Diskrepanz ist teils anerzogen, teils biologisch bedingt – und häufig die Ursache für die Lustlosigkeit der Frau.

Oft haben Männer beim Aufwachen eine Erektion, und manche halten dies für einen „Einsatzbefehl". Doch bei Frauen ist das anders, sie kennen diesen Zustand nicht und finden Sex am Morgen unpassend. Das ist ein Irrtum, denn der Morgen kann seine eigene träge Sinnlichkeit haben, und Sex bei Sonnenaufgang ist manchmal die natürliche Verlängerung eines angenehmen, traumerfüllten Schlafs.

3. Was spielt sich zwischen Ihnen ab? Oft sind die Gründe für sexuelles Desinteresse in Problemen innerhalb einer Partnerschaft zu suchen, die nichts mit Sex zu tun haben. Manchmal liegt es nur an der Unterschiedlichkeit des Verlangens. Das bedeutet nicht, daß es dafür einen absoluten Maßstab gibt mit hohen Werten beim Mann und zu niedrigen bei der Frau.

Wo geistiges Verständnis und Zärtlichkeit fehlen, kann ein einfaches Rezept helfen: Die Frauen sollten sich mit ihrem Partner beschäftigen, damit er sich mit ihnen wieder beschäftigt. Es gibt viele Möglichkeiten, mit denen Frauen ihren Mann vom Fernseher aufscheuchen und für sich interessieren können. Das gilt besonders dann, wenn es im Bett nicht „stimmt".

Leider schweigen dann die meisten Frauen – ihr Partner, der große Liebhaber, könnte beleidigt sein! Sie täuschen lieber Gefühle vor, die sie nicht empfinden. Das ist falsch. Jede Frau, bei der „es" nicht richtig klappt, sollte ihren Partner einmal fragen, was er beim Sex empfindet. Das löst zweifellos die Gegenfrage aus.

Ein weiterer Grund für die Lustlosigkeit ist die Langeweile und Inhaltslosigkeit. Weil alles geschieht, was geschehen muß. Man geht zu festgelegten Terminen ins Bett, schläft rein mechanisch miteinander. Keine Spur von Zärtlichkeit.

Viele Frauen befürchten auch, daß ihnen der Sex schaden könne. Immerhin schlägt ihr Herz beim Höhepunkt rund 180mal in der Minute – noch schneller als das Herz eines Mannes in der gleichen Situation. Denn eine Frau, die wirklich liebt, gibt ihre ganze Kraft, sie gibt alles, was sie an Gefühl besitzt. Viel mehr als ein Mann kann sich eine Frau restlos hingeben. Das ist die Ursache dafür, daß manche Frauen während der Orgasmusphase für einen Augenblick bewußtlos werden. Und es ist auch der Grund für die Frage: Kann denn Sex schädlich sein? Den prüfenden Blick einer Frau in den Spiegel am Morgen danach – die meisten Männer kennen ihn. Jede Frau hat Angst, daß die Anstrengungen der Liebe ihrer Schönheit Abbruch tun könnten.

Dabei stimmt genau das Gegenteil. Denn von der Zärtlichkeit hängt, indirekt, die Durchblutung des Unterhautzellgewebes ab. Fehlt sie, verliert die Haut ihre Elastizität. Sie wird welk – und die Frau sieht um Jahre älter aus. Oder die Drüsen bewirken, daß mehr Fett in der Haut abgelagert wird – die Frau setzt „Kummerspeck" an. Außerdem können Frauen, die beim Sex nicht bekommen, was sie erwarten, krank werden: Es kommt zu Verkrampfungen der Geschlechtsorgane und im Magen-Darm-Trakt.

4. Nehmen Sie Tabletten? Viele Medikamente wirken sich negativ auf die Libido aus. Zu ihnen gehören Beruhigungs- und Blutdruckmittel und be-

stimmte Psychopharmaka. Auch der regelmäßige Konsum von Rauschgift oder Alkohol kann das sexuelle Verlangen beeinträchtigen.

Können Medikamente sexuelle Unlust nicht nur verursachen, sondern auch beheben? Tatsächlich werden bestimmte Vitamine und Mineralien als Aphrodisiaka angepriesen, doch bisher ließ sich diese Wirkung wissenschaftlich kaum beweisen. Doch mit einer anderen, Jahrtausende alten Behandlung läßt sich die Unlust bestimmt vertreiben: der Reflexzonentherapie!

Fußmassage: Fahren Sie mit den Fingern an der Innenseite des rechten Fußes, von der Ferse beginnend, drei Fingerbreit nach vorne. Jetzt befinden sich Ihre Finger unterhalb des Knöchels. Die nächsten vier Fingerbreit weiter nach vorne sind eine „erogene Zone". Massieren Sie nun diese einen

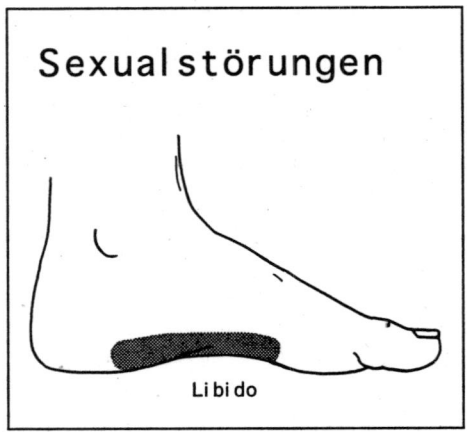

Fingerbreit hohe Region mit dem Daumen (Hauptgriff) drei Minuten lang mit stark aufgedrückten Drehbewegungen. Anschließend behandeln Sie die gleiche Zone am linken Fuß. Wenn Sie kräftig genug massiert haben, werden Sie in der Lendenwirbelsäule ein deutliches Wärmegefühl spüren. Und nicht nur das, denn von dieser Massage werden indirekt alle Beckenorgane beeinflußt und die Libido angeregt, was auf deutsch nichts anderes heißt, als daß diese Massage die Sehnsucht nach Liebe ungemein fördert.

Streß

Ohne Streß spielt sich bei uns nichts ab. Wir hetzen morgens zur Arbeit, abends nach Hause, zwischendurch streßt uns der Job, und am Wochenende nervt der Freizeit-Streß. Denn wir haben das Talent zur Muße verloren, zur Beschaulichkeit, zum entspannenden Nichtstun.

Aber der Streß ist nicht – wie immer behauptet wird – ein Produkt unserer modernen Zeit. Er ist schon so alt wie die Menschheit. Streß hatten schon – ohne ihn zu empfinden – die Urzeitmenschen, aber sie blieben gesund. Daß der übermäßige Streß krank macht, im Extremfall sogar zum Tod führen kann, gehört zu den negativen Zeichen des technischen Zeitalters.

Aber der Streß läßt sich nicht als Krankheit einstufen. Denn: Zuviel Streß bedeutet Tod, zuwenig Streß aber auch Tod. Es kommt also, wie überall in der Medizin, auf die richtige Dosierung des Stresses an.

Und Streß ist nicht gleich Streß. Die Wissenschaft unterscheidet zwischen dem sogenannten Eustreß, womit der unschädliche Streß gemeint ist, und dem Distreß, der – wenn er über einen längeren Zeitraum anhält – krank machen kann.

Schon bei den Höhlenmenschen der Urzeit wurde der Organismus vor einem drohenden Kampf oder einer bevorstehenden Flucht für die dafür erforderliche Muskelarbeit gerüstet. Der Fortschritt der Menschheit bis zur Industrialisierung hat diese körperlichen Reaktionen um kein bißchen geändert – aber sehr die Bedingungen, unter denen der moderne Mensch leben muß.

Heute muß man sich im Job nicht mit Keule oder Lanze gegen die Feinde wehren, auch gibt es dort keine Raubtiere, vor denen man flüchten muß. Daher sind die eigentlichen Streßsituationen unserer Zeit überflüssig, zumal sie sich nicht körperlich abreagieren lassen. Denn sobald wir uns aufregen, starken Lärm ertragen oder über uns die Arbeit zusammenbricht, stellt der Organismus Energien bereit, als gelte es, im nächsten Moment zu kämpfen oder zu fliehen. Das ist heute nicht mehr nötig, alle Bemühungen des Organismus laufen ins Leere – so entsteht aus dem Eustreß der Distreß.

Und das ist gefährlich. Wenn der Distreß überhandnimmt und die laufend vom Organismus bereitgestellten Energiestoffe nicht immer wieder abgebaut werden, gerät der Mensch nach und nach in ein Stadium der Erschöpfung, seine Leistungskraft läßt nach. Er hat keine Freude mehr am Leben und klagt über chronische Müdigkeit.

In diesem Zustand erhöht sich auch die Infektionsgefahr. Wer ständig „unter Dampf steht", ist bedroht von grippalen Infekten, von Mandel- oder Lungenentzündung. Weitere streßbedingte Störungen sind gastrointestinale Erkrankungen (Störungen des Magen-Darm-Traktes). Zu den schwerwiegenderen Krankheiten zählen Magengeschwüre, deren Ursachen die Überproduktion von Magensaft oder eine Überempfindlichkeit der Magenschleimhaut sind, die auch Übelkeit und Magenschmerzen bewirken. Andere Streß-Krankheiten betreffen den Darm: Dazu zählen die ulzeröse Kolitis (Dickdarmentzündung mit Geschwürbildung) und die chronische Dünndarmentzündung.

Übermäßiger Streß kann Herzrhythmusstörungen bewirken, die Verkalkung der Blutgefäße wird beschleunigt, Migräne-Anfälle häufen sich. Dazu gesellen sich eine innere Unrast, Reizbarkeit und Antriebsschwäche, die dem Betroffenen auf die Nerven gehen und so einen neuen Streß auslösen.

Allerdings ist der Streß nicht berufsbedingt. Private schwerwiegende Ereignisse wie der Tod einer nahestehenden Person können so viel seelischen Schmerz auslösen, daß die Abwehrkräfte des Körpers geschwächt werden. Auch positive Veränderungen wie ein neuer Arbeitsplatz oder die Geburt eines neuen Familienmitglieds können die normale Fähigkeit eines Menschen, Krankheiten abzuwehren, beeinträchtigen.

Der Streß wird also von ganz alltäglichen Dingen unseres Lebens, traurigen oder fröhlichen, ausgelöst. Das hat körperliche Folgen, die über das vegetative Nervensystem ausgelöst werden. Das vegetative Nervensystem reguliert die Körperfunktionen unwillkürlich – ohne Zutun des Menschen.

Bei zuviel Streß ziehen sich die Muskeln ruckartig zusammen. Es werden Hormone freigesetzt, die chemische Reaktionen in unserem Körper auslösen. Wir werden von den sogenannten Stressoren gefordert – egal, ob sie positiv oder negativ sind.

Allerdings sind die Auswirkungen der verschiedenen Streßfaktoren für jeden Menschen unterschiedlich. Beobachten Sie sich einmal selbst: Sind Ihre Muskeln angespannt? Ballen Sie etwa permanent die Fäuste? Sind Ihre Schultern hochgezogen? Leiden Sie unter schnellen und kräftigen Herzschlägen? Schwitzen Sie sehr, besonders unter den Armen und an den Innenflächen der Hände? Müssen Sie oft die Toilette aufsuchen? Leiden Sie unter Appetitlosigkeit, Schlafstörungen und Kopfschmerzen? Denken Sie oft an *alle* ungelösten Aufgaben, anstatt eine nach der anderen durchzudenken? Schieben Sie unangenehme Termine und Aufgaben immer weiter vor sich her? Betäuben Sie sich oft mit Alkohol und Beruhigungsmitteln?

Wenn Sie nur einmal „ja" gesagt haben, stehen Sie mächtig unter Streß. Und damit Sie eines Tages nicht „zusammenklappen", sollten Sie Ihre Füße oder Hände einer Reflexzonenmassage unterziehen, um wieder ein ruhiger Mensch zu werden.

Fuß- und Handmassage: Behandeln Sie Ihre Fußsohlen und Handflächen wie im Kapitel „Schlafstörungen" beschrieben.

Suchtprobleme

„Autofahren und Alkohol vertragen sich nicht", lautet eine allseits bekannte Warnung. Mediziner setzen noch eins drauf: „Alkohol und Tabak vertragen sich nicht." Die zwei Stoffe – beide sind gesundheitsschädlich – wirken synergistisch, das heißt, sie verstärken einander und richten zusammen mehr Schaden an als einzeln.

Deshalb kann für jemanden, der stark raucht und trinkt, das Erkrankungsrisiko größer sein als für jemanden, der „säuft wie ein Loch", aber nie raucht, oder „qualmt wie ein Schlot", aber keinen Alkohol anrührt. Ärzte am Krebsforschungszentrum im französischen Lyon haben herausgefunden, daß bei einer Person, die stark rauchte (täglich eine Packung oder mehr) und mäßig trank (weniger als einen halben Liter Wein pro Tag), die Wahrscheinlichkeit, an Speiseröhrenkrebs zu erkranken, fünfmal größer war als bei einer Person, die mäßig trank und auch mäßig rauchte (täglich zehn Zigaretten oder weniger). 18mal so groß war die Gefahr von Speiseröhrenkrebs für jemanden, der mäßig rauchte und stark trank (einen Liter Wein oder mehr pro Tag). Aber die Ärzte entdeckten auch: Für einen starken Raucher, der auch stark trank, war die Gefahr 44mal so groß! Nach einer Überprüfung wissenschaftlicher Untersuchungen, die bei verschiedenen Arten von alkoholischen Getränken und anderen Krebsarten (darunter Mundhöhlen-, Rachen- und Kehlkopfkrebs) zu ähnlichen Ergebnissen gelangt waren, wurde festgestellt: Alkohol hat mit Tabak einen synergistischen Effekt, der die Krebsgefahr erhöht.

Was geschieht, wenn sich ein Raucher eine Zigarette angesteckt hat? Mit jedem Zug inhaliert er mindestens 4.000 verschiedene chemische Stoffe, darunter Dämpfe der giftigen Blausäure und die Gase Kohlenmonoxyd und Stickstoffdioxyd sowie vier Dutzend Verbindungen wie Benzpyrene und radioaktives Polonium 210. Von allen weiß man, daß sie Karzinogene sind. Die meisten chemischen Dämpfe im Tabakrauch lagern sich im Mund, in der Nase, in der Kehle und in den Lungen als Belag aus verbrannten Pflanzenharzen ab, der Teer genannt wird. Darin steckt der größte Teil des krebsauslösenden Potentials des Tabakrauches.

Spielen wir einmal ein Szenarium durch, das typisch ist für chronisch starke Trinker (von denen die meisten auch rauchen): Der Raucher hat Durst und spült den Rauchbelag im Mund mit Schnaps hinunter. Der Alkohol in seinem Getränk ist selbst kein Krebserreger, aber er wirkt als Lösungsmittel, das die im Teer enthaltenen Tabakgifte löst und so den Transport von Karzinogenen durch Membranen begünstigt.

Der Raucher trinkt weiter. Bald zündet er sich die nächste Zigarette an und raucht tief „auf Lunge". Für die im Hintergrund sich abmühende Leber ist inzwischen die höchste Alarmstufe angesagt: Sie kämpft um das Leben des trinkenden Rauchers. Die „chemische Fabrik", die das Blut von den meisten Giftstoffen befreit, reagiert auf Alkohol wie auf einen Fremdstoff und wandelt 95 Prozent davon in andere chemische Substanzen um. Aber wenn die Leber auch nur 15 Kubikzentimeter reinen Alkohol pro Stunde aus dem Blut des trinkenden Rauchers zu filtern hat, kann sie ihre anderen Stoffwechselaufgaben nur noch ungenügend erfüllen. Gifte aus dem Tabakrauch, die die Leber sonst in Minuten aus dem Blut entfernen würde, können nun je nachdem, wieviel Alkohol sie beseitigen muß, stunden- oder tagelang den Körper verseuchen.

Solange sich die Leber mit Alkohol abrackert, ist auch eine andere wichtige Funktion dieses Organs lahmgelegt – die Umwandlung der Fette. Ein Überschuß an Fettsubstanzen, Lipide genannt, ist dem Blutstrom mehr und mehr im Weg. Zugleich verstärken Stoffe aus dem Zigarettenrauch die Gerinnungsneigung des Blutes. Verdicktes Blut verstopft die Kapillaren (die kleinsten Blutgefäße) und erschwert es den Nährstoffe und Sauerstoff transportierenden Blutzellen, jede Körperzelle zu erreichen.

In den Lungen lagern sich Sauerstoffmoleküle an rote Blutzellen an, die das Eisenmolekül Hämoglobin enthalten. Fatal ist nun, daß der trinkende Raucher mit jedem Zug an seiner Zigarette Kohlenmonoxyd einsaugt, das zu Hämoglobin eine 240mal stärkere Bindungsneigung als der Sauerstoff hat. Die Folge ist, daß diese roten Blutzellen für den Sauerstofftransport ausfallen. Wer täglich eine oder zwei Packungen Zigaretten raucht, dessen Blut büßt im Durchschnitt 6 bis 8 Prozent seiner Sauerstofftransportkapazität ein.

Wenn sich das Trinkverhalten des starken Rauchers zum chronischen Alkoholmißbrauch gesteigert hat, ist er wahrscheinlich zugleich unterernährt. Die Mangelernährung verschärft bei ihm Probleme, die auf ungenügende Sauerstoffversorgung zurückgehen. Alle Teile seines Nervensystems sind bedroht.

Die synergistische Wirkung von Alkohol plus Tabak kann dem Kreislauf sowie den oberen Atemwegen hart zusetzen. Menschen, die eine Veranlagung zu hohem Blutdruck haben und täglich mehr als 60 Kubikzentimeter Alkohol trinken, entwickeln häufig eine manifeste Hypertonie. Sie sind verstärkt schlaganfall- und herzinfarktgefährdet. Noch größer sind die Risiken für Hypertoniker, die rauchen und trinken.

Wissenschaftler untersuchten die Frage: Wie viele der Menschen, die stark rauchen und trinken, sind durch die Mischung Tabak und Alkohol doppelt gefährdet? Das Ergebnis: Alkohol- und Tabakgenuß können zu Vitaminmangelerscheinungen führen. Zur Verbrennung von Alkohol benötigt der Körper Thiamin (Vitamin B1) und Niacin (im Vitamin-B6-Komplex). Rauchen erschöpft den Vorrat des Körpers an Vitamin C und Vitamin B12 – die Leber verbraucht sie bei der Entgiftung von Nikotin.

Bei Frauen, die rauchen und die Pille nehmen, besteht eine erhöhte Herzinfarkt- und Thromboemboliegefahr. Auch verringert der Alkohol die Wirksamkeit von Medikamenten gegen Bluthochdruck. Patienten, die wegen Zwölffingerdarm- und Magengeschwüren in Behandlung sind, müssen wissen, daß Rauchen die Wirkung mancher Arzneien abschwächt oder blockiert. Alkohol wiederum wirkt als Lösungsmittel. Wenn ein Medikament eingenommen und dazu Alkohol getrunken wird, besteht die Gefahr, daß der Alkohol die Überzüge auflöst und das Präparat nicht schrittweise, sondern auf einen Schlag – also in schädlicher Dosis – im Körper freigesetzt wird.

Für werdende Mütter ist es besonders wichtig, über das gefährliche Gespann Alkohol/Nikotin Bescheid zu wissen. Raucht eine Schwangere, wird ein großer Teil der Sauerstoffkapazität ihres Blutes, die für das Ungeborene lebenswichtig ist, durch das inhalierte Kohlenmonoxyd besetzt. Nikotin im Blut der Mutter bewirkt eine Verengung der Blutgefäße und beeinträchtigt die Versorgung des ungeborenen Kindes mit Sauerstoff und Nährstoffen. Und schon mäßiges Trinken kann bewirken, daß das Baby mit einem zu niedrigen Geburtsgewicht auf die Welt kommt und für viele Krankheiten anfällig ist.

Was spricht also – nach allem, was hier gesagt wurde – dagegen, mit dem Rauchen und Trinken aufzuhören? Ja, das ist leichter gesagt als getan. Aber es ist möglich, wenn man den festen Willen hat, mit dem Gebrauch der Genußgifte endgültig aufzuhören. Sinnvoll ist es auch, diesen Entschluß publik zu machen, weil man in Zugzwang gerät, wenn die Mitwisser nach dem Erfolg der Entwöhnung fragen. Und es gibt auch viele Hilfen. Sie reichen von der Hypnose über Gruppen- und Einzeltherapien bis hin zu Mitteln, die den Geschmack von Alkohol und Nikotin verderben und einen Widerwillen oder sogar Ekel dagegen erzeugen.

Das kann die Reflexzonentherapie nicht. Aber wenn Sie wirklich das Rauchen und Trinken unterlassen wollen, können Sie sich mit der Fuß- oder Handmassage von den zwanghaften Gedanken befreien, zur Flasche oder Zigarette greifen zu müssen.

Fuß- und Handmassage: Behandeln Sie das „Sonnengeflecht" auf Ihren Fußsohlen und Handflächen wie im Kapitel „Schlafstörungen" aufgeführt.

Übergewicht

Wer eine Lebensversicherung abschließen will und starkes Übergewicht hat, muß damit rechnen, daß ihm ein höherer Beitrag berechnet wird. Denn mit jedem Kilo Übergewicht wird die Lebenserwartung verkürzt. Wer übergewichtig ist, bekommt leichter einen Herzinfarkt, leidet häufiger an Herz- und Kreislaufstörungen, Gallen- und Leberleiden, Arterienverkalkung und Bluthochdruck. Übergewichtige riskieren eher, zuckerkrank zu werden, und sind mehr gefährdet bei Unfällen und Operationen.

Man schätzt, daß heute rund ein Viertel der Deutschen zu dick ist. Der Übergang vom Normalgewicht zum Übergewicht ist fließend. Das *Normalgewicht* des Menschen ist abhängig von Alter, Größe und Geschlecht. Unter dem *Idealgewicht* versteht man ganz allgemein die Schwere, bei der sich ein Mensch wohl fühlt und bei der er die größte Leistungsfähigkeit hat.

Zeigt die Waage bei Männern und Frauen 20 Prozent mehr an, spricht man vom Übergewicht. Alles, was dazwischen liegt, hängt mit dem Schönheitsideal zusammen, das seit Menschengedenken einem dauernden Wandel unterworfen und für die einzelnen Völker unterschiedlich ist. Heute noch gilt eine dünne Frau bei den Orientalen als häßlich, während Nordländer schlanke Frauen bevorzugen. Früher wurde in Griechenland den fetten Männern das Bürgerrecht entzogen, heute haben schlanke Männer weitaus größere Berufschancen.

Denn wer zu fett ist, hat ein schlechtes Image. Dabei ist das Fett für uns lebensnotwendig. Es schützt vor Verletzungen; als Isolation ermöglicht es die Anpassung des Körpers an die verschiedensten Temperaturen. Fett dient als Formgewebe und als Polster. Es sorgt für die Körperrundungen und kann mit einem Zuviel oder Zuwenig für den einzelnen zum Glück oder Unglück werden.

Vor allem aber dient das Fettgewebe als Energielieferant und Nahrungsspeicher. Sämtliche Speisen, die Fette, Kohlehydrate oder Eiweiß enthalten, können jederzeit in Fett umgewandelt, gespeichert und bei Bedarf dem Körper wieder zur Verfügung gestellt werden. Für Übergewichtige ist also nicht nur das Fett gefährlich, sondern auch die kohlehydratreichen Nahrungsmittel.

Die Behauptung, die Ursachen des Übergewichts seien erbbedingt, ist falsch. Untersuchungen haben gezeigt, daß 74 Prozent aller Kinder, die von dicken Eltern stammen, selbst übergewichtig waren. Wenn solche Kinder aber bei normalgewichtigen Pflegeeltern aufwuchsen, wurden nur sieben Prozent zu dick. Also wird nicht die Stoffwechselanlage vererbt, es sind vielmehr die Eßgewohnheiten und -sitten, die den Kindern mitgegeben werden.

Das Essen wird durch ein Appetitzentrum im Zwischenhirn gesteuert. Normalerweise reagiert der Mensch mit Hunger, wenn der Körper Nahrung braucht, und mit Sättigung, wenn der Bedarf gedeckt ist. Andererseits können schon ganz geringe Reize dieses Wechselspiel stören. So ist bei Brustkindern die Mahlzeit mit dem Saugreflex verbunden – sie steuern ihren Speiseplan weitgehend selbst. Beim Flaschenkind wird die Nahrungsaufnahme erleichtert und die natürliche Regulation negativ beeinflußt. Und so kommt es, daß Flaschenkinder häufig dicker werden als Brustkinder.

Tatsächlich liegen die Ursachen des ungeregelten Appetits meist in frühester Kindheit, weil viele Mütter mit Füttern reagieren, sobald ihre Kinder schreien. Deshalb versuchen manche Erwachsene zeitlebens, Spannungen und Unlustgefühle allein dadurch zu lösen, daß sie ausgiebig essen. Ähnlich entsteht der „Kummerspeck": Nach dem Verlust eines geliebten Menschen, nach dem Ende einer Liebe nehmen viele Menschen an Gewicht zu. Zwischen Leid und Essen besteht also ein enger Zusammenhang.

Doch eins ist klar: Man nimmt nur zu, wenn man über seinen Bedarf hinaus ißt. Allerdings gibt es Ausnahmen. Das sind die seltenen Fälle, in denen das Übergewicht hormonelle Ursachen haben kann. Zum Beispiel kann es passieren, daß eine Frau durch die Umstellung in der Schwangerschaft stark übergewichtig wird.

Wie sieht es nun bei Ihnen aus? Wenn Sie über gewisse „Pölsterchen" verfügen oder eine dicke Speckschicht am Körper tragen, sollten Sie einmal Taille-zu-Hüfte-Relation errechnen: Teilen Sie Ihren Taillen- durch Ihren Hüftumfang. Sobald das Ergebnis über 0,85 liegt, müssen Sie sich von einigen Pfunden trennen! Dahin führt nur ein einziger richtiger Weg, nämlich, von kalorienreichen Nahrungsmitteln weniger zu essen, sie aber nicht total auszuschalten. Meiden Sie schwere Süßspeisen, und schränken Sie auch den Fettkonsum ein – aber nicht zu sehr, denn etwas Fett braucht ja der Körper. Das gleiche gilt für Stärke, Kohlehydrate und Eiweiß. Versuchen Sie auch, durch mehr körperliche Bewegung den Energieumsatz zu steigern. Saunakuren haben wenig Erfolg. Weil das Fettgewebe einen hohen Wassergehalt hat, verlieren Übergewichtige nach dem Schwitzen oft von einem Tag zum anderen viel Gewicht. Das ist aber ein unechtes Abnehmen, weil hier kein Körperfett abgebaut wird.

Berücksichtigen Sie beim Abnehmen auch Ihr Alter. Denn sobald Sie das 25. Lebensjahr überschritten haben, verbraucht Ihr Organismus alle zehn Jahre fünf Prozent weniger Kalorien. Das heißt, Sie dürfen mit 25 ohne Bedenken täglich 2.500 Kalorien zu sich nehmen, aber mit 45 Jahren nur noch 2.250. Nicht umsonst neigen viele Menschen im mittleren Alter zu dem bekannten Fettansatz.

Und was ist mit den Schlankheitskuren? Lassen Sie die Finger davon, denn der Nutzen dieser Wunderdiäten ist höchst zweifelhaft! Zwar hören wir seit Jahren von „garantiert erfolgreichen Entfettungskuren", von „verblüffend schnell wirkenden Abmagerungsmitteln" die alle überflüssigen Pfunde schnell, mühelos und sicher dahinschwinden lassen. Von einigen „Schlankmachern" wird sogar behauptet, man könne während ihrer Anwendung essen, soviel man wolle, oder man brauche auf den Kaloriengehalt der Speisen überhaupt nicht zu achten.

Die bittere Wahrheit ist, daß viele Schlankheitsmittel nur für Frust sorgen. Denn was nützt es, wenn Sie mit Hilfe der angeblichen „Wunderkuren" neun Tage lang täglich ein Pfund abnehmen – und vom zehnten Tag an prompt wieder so viel – oder sogar mehr – Speck ansetzen? Denn zu diesem „Jo-Jo-Effekt" kommt es, sobald man auf die Versprechungen der meisten Abmagerungskuren hereinfällt.

Wenn Sie also wirklich abnehmen wollen, müssen Sie sich im Grunde nur von Ihrem gesunden Menschenverstand leiten lassen, indem Sie nicht zuviel essen. Und wenn Sie Ihre Bemühungen mit der Reflexzonenmassage unterstützen, wird der Appetit unterdrückt, so daß sich der Erfolg schneller einstellt.

Fußmassage: Reiben Sie auf der rechten Fußsohle drei Minuten lang mit dem linken Daumen (Hauptgriff) kreisförmig und unter kräftigem Druck Ihre Nierenzone, die sich vier Fingerbreit auf einer gedachten Linie unter der zweiten Zehe befindet und einen Durchmesser von etwa eineinhalb Fingerbreit hat. Danach rücken Sie vom oberen Rand der Nierenzone einen halben Fingerbreit nach oben und massieren zwei Minuten lang die Nebennierenzone. Ebenfalls kräftig und mit kreisenden Bewegungen. Sind Sie damit fertig, kommt die Schilddrüse dran. Sie liegt unter der Wurzel der großen Zehe

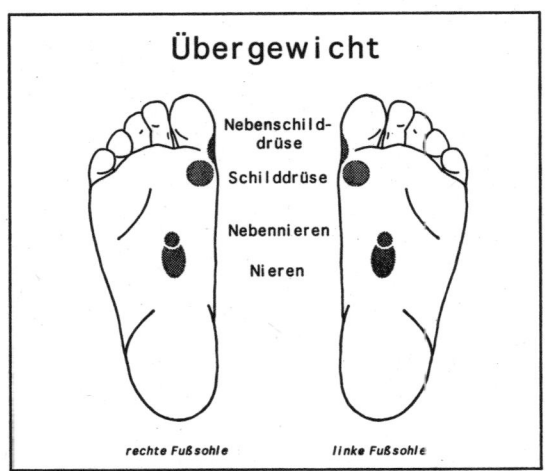

und muß zwei Minuten lang kreisförmig und unter sanftem(!) Druck gerieben werden. Als letztes massieren Sie die Nebenschilddrüsenzone am Außenrand der großen Zehe oberhalb der Wurzel. Ebenfalls zwei Minuten mit kreisenden Bewegungen unter sanftem Druck.

Nach der Behandlung des rechten Fußes massieren Sie die gleichen Regionen auf der linken Fußsohle. Führen Sie diese Massagen möglichst dreimal am Tag durch.

Handmassage: Sie ist nicht so intensiv wie die Fußmassage und sollte nur angewendet werden, wenn eine Behandlung der Fußsohlen nicht möglich ist. Massieren Sie mit den linken Zeige- oder Mittelfinger auf der rechten Handfläche drei Minuten lang die Nierenzone. Sie liegt zweieinhalb Fingerbreit auf einer gedachten Linie direkt unter dem Zeigefinger. Danach rücken Sie eine halbe Fingerbreite hoch und bearbeiten die direkt unter der Lücke

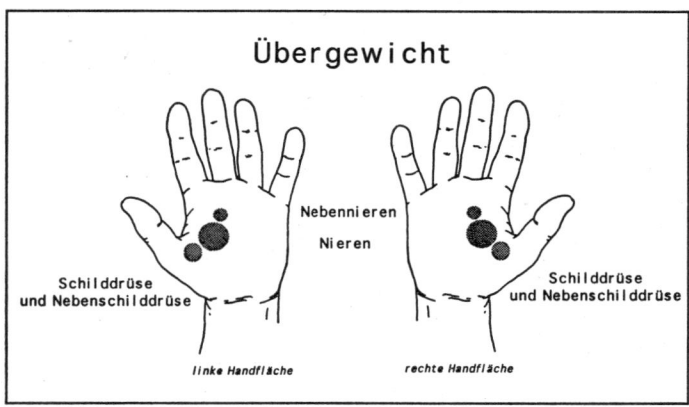

Zeige-/Mittelfinger liegende Nebennierenzone. Zwei Minuten lang kreisförmig unter starkem Druck. Haben Sie es geschafft, nehmen Sie sich die dicht aneinanderliegende Schilddrüsen- und Nebenschilddrüsenzone vor. Sie liegt auf einer gedachten Linie unter dem Zeigefinger einen halben Fingerbreit unter Falte zwischen Daumen und Zeigefinger. Diese Fläche massieren Sie unter sanftem(!) Druck kreisförmig zwei Minuten lang. Sind Sie damit fertig, reiben Sie die gleichen Zonen auf der linken Handfläche wie oben beschrieben. Und weil die Handmassage ein „Notnagel" ist, führen Sie bei der nächstpassenden Gelegenheit besser die Fußmassage durch.

Vegetative Dystonie

Die Vegetative Dystonie kann Fehlregulationen an verschiedenen Organen, besonders an Herz und Kreislauf auslösen. Sie ist eine Störung im Gleichgewicht unseres sogenannten sympathischen Nervensystems, das aus dem Sympathicus und Vagus besteht. Beide Nerven sind nicht unserem Willen unterworfen. Was der Sympathicus beschleunigt, verlangsamt der Vagus.

Normalerweise arbeiten diese Nerven in einem so ausbalancierten Gleichgewicht, daß sie Lebensvorgänge wie Atmung, Kreislauf, Stoffwechsel und Drüsentätigkeit steuern und allen Anforderungen, die an unseren Körper gestellt werden, anpassen. Gerät dieser Normalzustand durcheinander, spricht man von einer Vegetativen Dystonie. Sie ist also keine eigene Krankheit, sondern immer nur ein Symptom seelisch bedingter Störungen, die durch eine Fehlregulation des vegetativen Nervensystems entstanden sind.

Wenn ein Mensch heute dem Arzt sein Leid klagt, tauchen viele Beschwerden auf: Mißmut und Leistungsschwäche, Unlust und Abgeschlagenheit, schlechter Schlaf und Kreislaufstörungen, Atemnot, Magenschmerzen, Verstopfung, depressive Verstimmungen, Licht-, Lärm- und Wetterempfindlichkeit, Zyklusstörungen, Schwindel und allergische Erscheinungen. Kurz, die Ordnung im Nervensystem ist gestört. Die Anlage dazu ist oft erblich, aber meist werden solche Prozesse erst durch verschiedene Umwelteinwirkungen in der frühen Kindheit oder im späteren Leben wachgerufen.

Aber – nervenschwach und nervös? Diese Begriffe sind unmodern geworden. Dennoch treffen sie genau zu, wenn man berücksichtigt, daß die Nervosität keine Schande, auch nicht immer etwas Unechtes, Eingebildetes oder Übersteigertes ist. Tatsächlich ist die zeitweilige oder andauernde Schwäche beim Lenken und Regulieren wichtiger Lebensvorgänge ein durchaus glaubwürdiges, teils ererbtes, teils erworbenes Merkmal vieler Menschen. Sie tritt bei dem einen mehr im körperlichen, bei dem anderen eher im seelischen Bereich auf. Doch letztlich sind fast immer beide Bereiche beteiligt.

Trotzdem ist der moderne Mensch nicht mehr nervös – er hat eine „Vegetative Dystonie". Denn in unserer leistungsorientierten Gesellschaft wollen wir nur ungern daran erinnert werden, daß wir auch seelisch verletzlich sind. Wenn wir uns gesundheitlich nicht wohl fühlen, dürfen nach weitverbreiteter Ansicht nur der Körper und seine Organe und allenfalls das vegetative Nervensystem des Körpers „schuld" sein. Was aber das vegetative Nervensystem ist, kann sich der Laie kaum vorstellen. Auch die Wissenschaft bezweifelt, ob sich das Nervensystem wirklich so mechanisch aufteilen läßt, daß je ein Bereich für die animalischen und für die vegetativen Abläufe zuständig ist. Deshalb wird die vor rund 60 Jahren in Mode gekommene „Vegetative Dystonie" nur noch selten diagnostiziert.

Damit ist aber das Problem nicht gelöst. Denn viele Menschen leiden an Kopfschmerzen, Schwindel, raschem Frieren, Schwitzen, Herzklopfen und Erregbarkeit. Und diese Übererregbarkeit, die ein schweres Krankheitsgefühl auslösen kann, führt direkt und indirekt zur Herzschwäche. Der Grund: Wenn der Körper so empfindlich reagiert, daß er bei jeder erhöhten Anforderung oder vermeintlichen Gefahr oder beim kleinsten Temperaturwechsel in Panik gerät, so daß er nur noch damit beschäftigt ist, eine Notmaßnahme mit der nächsten zu korrigieren (Dämpfung nach Aufregung, Kühlung nach überflüssiger Erwärmung), wenn also die Durchblutung pausenlos verändert, gestoppt oder angetrieben werden muß, dann sind die Herzmuskeln bald nicht mehr imstande, sich den Anforderungen anzupassen und größere Belastungen auszuhalten. Der Mensch fühlt sich kraftlos, gerät bei den kleinsten Anstrengungen außer Atem, er hat Nierenstörungen, Verdauungsprobleme.

Wie kann den Betroffenen geholfen werden? Gerade bei einer psychovegetativen Störung ist es wichtig, daß der Mensch nicht gleichsam gegen sich anlebt, sondern seine seelisch-körperliche Lebensweise gezielt ändert:

– Versuchen Sie, Ihr Seelenleben zu stabilisieren, indem Sie Angst und Minderwertigkeitsgefühle bekämpfen. Gehen Sie Konflikten nicht aus dem Weg, sondern suchen Sie eine Lösung und setzen Sie sich klare Ziele. Machen Sie autogenes Training zur Entspannung. Wie der Körper braucht auch Ihre Seele eine „dicke Haut", an der alle Angriffe abprallen.

– Härten Sie sich durch Bewegung oder Ausgleichssport an der frischen Luft ab. Sorgen Sie für eine gesunde Ernährung, und trainieren Sie Ihre Sinnesorgane an wohltuenden Reizen (zum Beispiel durch bewußtes Wahrnehmen beruhigender, harmonischer Musik).

– Sorgen Sie für eine Herabsetzung des Reizangebots, indem Sie übermäßigen Lärm und grelle optische Lichtquellen meiden. Essen Sie weniger scharfe Gewürze, und passen Sie Ihre Kleidung veränderten Klimazonen sofort an.

Es gibt auch Medikamente, die das überreizte Nervensystem dämpfen und so den Patienten vorübergehend vor seinen eigenen Problemen schützen sollen. Mit solchen Arzneien wird aber viel Mißbrauch betrieben, weil viele Betroffene sich die Mittel „hintenrum" besorgen und sie nach Gutdünken einnehmen. Eine andere Therapie ist da viel ungefährlicher: die Reflexzonenbehandlung!

Fuß- und Handmassage: Behandeln Sie Ihre Fußsohlen und Handflächen wie unter dem Kapitel „Schlafstörungen" angegeben.

Vergeßlichkeit

„Herr Doktor, ich bin neuerdings so vergeßlich!" – „Wie äußert sich das?" – „Herr Doktor, wie äußert sich was...?"

Ein Witz, über den die Betroffenen nicht lachen können! Weil sie nämlich vieles vergessen: Der Wohnungsschlüssel bleibt zu Hause liegen, eine geschäftliche Verabredung platzt, weil der Terminkalender verlegt wurde, der Hochzeitstag „fällt aus".

Woran mag's liegen? Etwa am Alterungsprozeß des Gehirns – jenes grauweißen Klumpens aus Eiweiß, Kohlehydrat und Fett, zerfurcht wie eine Walnuß, weich wie eine Avocado? Dieses geheimnisvolle Nervenknäuel, dem die Wissenschaft immer noch nicht so richtig auf die Schliche gekommen ist?

Schon die Entstehung des Gehirns ist beispiellos: Neun Monate lang bilden sich im Kopf des menschlichen Fötus pro Sekunde 4000 Nervenzellen, dabei sendet jede Tausende kleiner Ärmchen aus und sucht in entfernten Hirngegenden nach den passenden Zielzellen. So haben sich bis zur Geburt unter der Schädeldecke des Säuglings rund 100 Milliarden Zellen zu einem Knäuel zusammengeschlossen.

Obwohl das Gehirn im Laufe des weiteren Menschenlebens um das Vierfache anwächst, werden nun keine weiteren Nervenzellen mehr gebildet. Statt dessen verbinden sie sich miteinander, während der Mensch Kenntnisse und Erinnerungen sammelt, bis schließlich hinter unserer Stirn etwa 100 Billionen Nervenärmchen miteinander verschlungen sind und jenes Zellgestrüpp bilden, das unser Denken und Handeln bestimmt: das „Ich".

Im Gehirn sind alle Sorgen und Nöte gespeichert, aber auch die schönen Erlebnisse. Das Encephalon – „das im Kopf Befindliche", wie der medizinische Fachausdruck für das Gehirn lautet, enthält die Erinnerung an schlechte Zeugnisnoten und an die erste Liebe. In seinen Windungen und Furchen entstanden umwälzende Erfindungen, Kriege, Meisterwerke der Kunst, irreparable Schäden.

Wie diese Gedanken entstanden, ging bis vor kurzem nur die Philosophen etwas an – die Medizin hatte sich mit der Erforschung des Körpers zu begnügen. Doch inzwischen ist die Trennlinie brüchig geworden, immer mehr Biologen wollen wissen, was sich wo, wie und warum in unserem Gehirn abspielt. Auch Politiker und Industrielle haben die hohe Bedeutung der Hirnforschung erkannt, so daß der ehemalige US-Präsident George Bush die neunziger Jahre zur „Dekade des Gehirns" ausrief.

Obwohl die Hirnforscher schon über 150 Jahre nach dem fahnden, was der Mensch hinter seiner Stirn als „Ich" bezeichnet, machten die Wissenschaftler erst in neuerer Zeit eine überraschende Entdeckung: Als sie sich mit dem Alterungsprozeß des Gehirns beschäftigten, stellten sie fest, daß die Merkfähigkeit im Laufe der Zeit nachläßt – was aber nicht heißt, daß ältere Menschen vergeßlicher werden müssen! Zwar verschlechtern sich die geistigen Begabungen, doch einen echten Leistungsabfall erleiden nur die Denkfaulen!

Damit steht fest: Das Gehirn muß stets gefordert werden, andernfalls läßt es nach. Ähnlich wie Muskelpartien, die nicht trainiert werden, verliert es seine Leistungskraft.

Meistens kommt es beim zunehmenden Alter zur Merkschwäche von Namen und Gesprächsinhalten. Viele Senioren können sich nach einiger Zeit nicht mehr an eine Mitteilung erinnern. Frauen vergessen schnell Wegbeschreibungen und können sich Zahlen und Telefonnummern schlecht merken. Den Männern entfallen Geburtstage, Verabredungen und Besorgungen für andere Personen.

Gegen solch oftmals peinliches Versagen des Gehirns hilft nur Denksport. Zwar gibt es chemische Substanzen, die der Arzt bei Hirnleistungsstörungen verordnen kann: sogenannte „Nootropika" – Medikamente, die den Hirnstoffwechsel und teilweise die Hirndurchblutung anregen. Auch durch Wirkstoffe von Heilpflanzen wird die Tätigkeit des Gehirns auf natürliche Weise gefördert – zum Beispiel durch den Extrakt der Gingko-Pflanze. Doch können diese Mittel nur als Unterstützung dienen. Am wichtigsten ist das Training des Sinnesspeichers – egal, ob beim Schachspiel, Kreuzworträtsellösen, Fremdsprachenlernen oder bei einer Laienschauspielgruppe. Hauptsache, der Denksport macht Spaß.

Daß viele Senioren über genug Leistungsreserven besitzen, die durch ein Gehirntraining aktiviert werden können, ist bewiesen. Doch unterfordern die meisten permanent ihr Gedächtnis.

Und das gilt nicht nur für die ältere Generation. Jeder, der sich langweilt oder beruflich nur einseitig gefordert oder ruhiggestellt wird, muß seine träge gewordenen grauen Zellen durch tägliches Gehirntraining in Schwung halten. Dazu Bernd Fischer, Präsident der Gesellschaft für Gehirntraining in Ebersberg bei München: „Wer sich jeden Abend tatenlos vom Fernsehen unterhalten läßt, muß etwas für seine geistige Beweglichkeit tun, sonst verdummt er!"

Fischer hat vor zehn Jahren gemeinsam mit dem Psychologen Siegfried Lehrl aus Erlangen das „Gehirn-Jogging" entwickelt – eine Methode, mit der inzwischen Zehntausende Menschen jeden Alters versucht haben, ihre Gedächtnisleistung zu erhalten oder zu steigern. Oft mit großem Erfolg. Besonders die älteren „Jogger" schätzten sich danach positiver ein als zuvor, denn sie konnten nach dem Training bewußter zuhören, lesen und beobachten.

Wie sieht es nun mit Ihrer geistigen Beweglichkeit aus? Passiert Ihnen das auch immer wieder, daß Ihnen die einzig richtige Lösung für ein geschäftliches Problem erst einfällt, wenn Sie die Konferenz verlassen haben? Und: Wie hieß doch gleich dieser interessante Gesprächsteilnehmer, der mit Ihnen eine vertrauliche Unterredung über eine eventuelle berufliche Veränderung führen wollte? Hieß er Käfer oder Kiefer? Oder vielleicht Klinger? Verflixt – andere schaffen es doch auch, im richtigen Moment die richtige Lösung zu finden und sich an die Namen wichtiger Personen zu erinnern!

Falls es Ihnen so ergeht, haben Sie Ihr Gehirn vernachlässigt. Denn geistig durchtrainierte Menschen können ihren Verstand jederzeit fordern. Sie interessiert alles, was in der Welt geschieht, und versuchen immer, den Dingen auf den Grund zu gehen. Mit Ihrer geistigen Fitneß sieht es jedoch etwas trübe aus, weil Ihr Gedächtnis in den letzten Monaten nicht genug gefordert wurde, und es wird Zeit, daß Sie Ihr Denkvermögen mit der Reflexzonentherapie wieder putzmunter machen.

Fußmassage: Reiben Sie sämtliche Unterseiten Ihrer Zehen des rechten Fußes, wobei Sie eine kleine Stelle auslassen, die sich unter der großen Zehe neben der zweiten Zehe befindet. Nehmen Sie zuerst die große Zehe zwischen Daumen und Zeigefinger – und zwar so, daß Sie die Zehen-Unterseite mit dem Daumen (Hauptgriff) kräftig massieren können. Tun Sie es zwei Minuten lang, danach massieren Sie ebenso die zweite Zehe, die dritte usw. Wenn Sie mit dem rechten Fuß fertig sind, machen Sie das gleiche mit allen linken Zehen. Führen Sie diese Übung drei- bis fünfmal täglich durch.

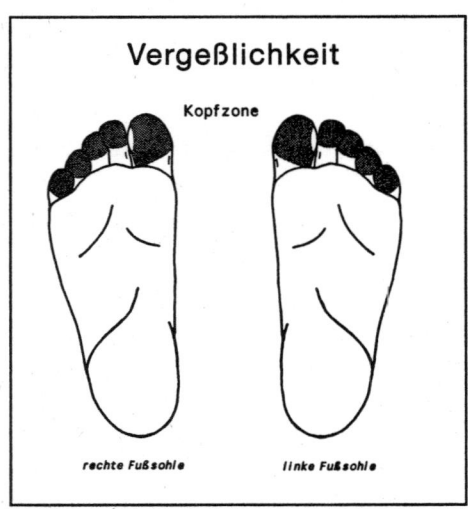

Vergeßlichkeit

Kopfzone

rechte Fußsohle   linke Fußsohle

Handmassage: Sie wirkt nicht so anregend wie die Fußmassage, kann aber in Situationen, wo eine Behandlung der Füße nicht möglich ist, das Gehirn schon etwas auf Trab bringen. Massieren Sie mit dem linken Zeige- oder Mittelfinger den Ballen Ihres rechten Daumens von der Spitze bis dorthin, wo auf der Daumenaußenseite das Nagelbett beginnt. Bearbeiten Sie diese Region drei-, besser fünf Minuten lang mit kreisenden Bewegungen und kräftigem Druck. Anschließend machen Sie das gleiche auf dem Daumenballen der linken Hand – und plötzlich fallen Ihnen wieder Dinge ein, die Sie längst vergessen haben!

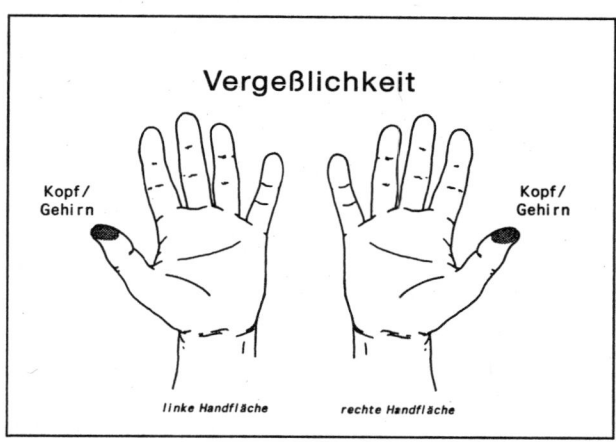

Verstopfung

Wenn man will, aber nicht kann, obwohl man muß und eigentlich auch sollte, entsteht ein Problem, das viele von uns plagt. Die regelmäßige Verdauung will einfach nicht funktionieren. Wir bezeichnen die chronische Verstopfung heute als eine typische Zivilisationskrankheit, und daraus ersehen Sie, daß sie in den meisten Fällen durch unsere heutige Lebensweise verursacht wird.

Deshalb haben Abführmittel Hochkonjunktur. In der Werbung für diese Präparate wird unablässig auf die Vorzüge einer regelmäßigen Verdauung hingewiesen. Das jeweils angepriesene Medikament verheißt strotzende Gesundheit, neue Lebenskraft und eine makellose Haut. Die Folge ist, daß mehr und mehr Menschen glauben, ohne Abführmittel nicht mehr auskommen zu können.

Der wahllose Gebrauch derartiger Präparate ist aber unklug und sogar gefährlich. Sie behindern das normale Aufsaugen der Nährstoffe im Dünndarm und die Wiederaufnahme unentbehrlicher Natrium- und Kaliumsalze im Dickdarm. Mineralöle reißen die öllöslichen Vitamine an sich und schwemmen sie aus dem Körper. Darüber hinaus hemmen alle Abführmittel die Bildung von Vitaminen im Dickdarm.

Der ständige Gebrauch von Abführmitteln kann Krankheitsbilder verschleiern, deren Symptom eine Verstopfung ist – bei Darminfektionen zum Beispiel. Oder sie verbergen womöglich die Warnsignale einer Darmverschlingung, eines Magengeschwürs und selbst der Krebskrankheit. Außerdem haben viele Abführmittel eine starke Reizwirkung. Werden sie regelmäßig eingenommen, überanstrengen sie womöglich die Darmmuskulatur bis zur völligen Erschlaffung und verursachen so die Verstopfung, die sie ja gerade bekämpfen sollen.

Früher wurde oft von einer „Selbstvergiftung" gesprochen – die Vorstellung, im Körper zurückgehaltene Abfallstoffe vergifteten das Blut und führten zu Kopfschmerzen, Ermattung und anderen Beschwerden. Obwohl viele Ärzte immer darauf hinwiesen, daß man eine wirkliche Vergiftung ebensowenig durch eine Darmentleerung beheben kann, wie ein Betrunkener durch Erbrechen augenblicklich wieder nüchtern wird. Etwa im Organismus vorhandene Gifte werden durch die Leber in harmlose Substanzen umgewandelt und durch die Nieren ausgeschieden.

Aber die Vorstellung von den „Darmgiften" ist noch weit verbreitet. Viele Menschen bilden sich ein, der Dickdarm brauche so etwas wie eine regelmäßige Durchspülung. Sie sollten aber wissen, daß es keine für alle Menschen gültige Regel gibt.

Eine genauere Kenntnis der Vorgänge im Darm wird viele irrige Vorstellugen beseitigen, die manche Hersteller von Abführmitteln so zielbewußt wachhalten. Der sechs bis sieben Meter lange Dünndarm sieht zwar aus wie eine simple Wursthaut, ist aber in Wirklichkeit eine komplizierte chemische Fabrik, die die Nährstoffe erst in brauchbare Bestandteile aufspaltet. Mit Hilfe der aus der Leber stammenden Galle – täglich ein halber bis ein Liter – und der gleichen Menge Verdauungssaft aus der Bauchspeicheldrüse zerlegt der Dünndarm Stärke in Zucker, Eiweiße in Aminosäuren und Fette in Fettsäuren. Der Vorgang wird beschleunigt durch die fünf bis zehn Liter Darmsaft, die täglich von den 20 Millionen Schleimdrüsen des Darmkanals abgesondert werden. Millionen der mikroskopisch kleinen Darmzotten an der inneren Darmwand saugen die verdauten Eiweißstoffe und Kohlenhydrate in den Blutstrom, die Fettsäuren in den Lymphstrom auf.

Nach drei bis fünfzehn Stunden gelangt eine breiige Masse, die in der Hauptsache aus Schleim, abgestoßenen Zellen der Darmwand und unverdauten Nahrungsresten besteht, in den etwa anderthalb Meter langen Dickdarm. Hier dauert die Wiederaufnahme bestimmter Stoffe drei bis vier Stunden, manchmal auch länger. Während der Dünndarm vorwiegend keimfrei ist, beherbergt der Dickdarm massenhaft Bakterien. Die meisten sind nützlich, weil sie wichtige Vitamine produzieren.

Die Hauptaufgabe des Dickdarms besteht darin, der breiigen Masse, die aus dem Dünndarm kommt, Wasser und Salze zu entziehen. Geschähe das nicht, ginge das lebensnotwendige Gleichgewicht im Flüssigkeits- und Mineralhaushalt des Körpers verloren. Die meisten Säuglinge, die an Durchfall sterben, sterben in Wirklichkeit an innerer Austrocknung, weil der Speisebrei so rasch durch den Dickdarm geschleust wurde, daß keine Zeit blieb, ihm das Wasser zu entziehen. Wenn Abführmittel die Nahrungsstoffe zu schnell durch den Dickdarm jagen, geht auch das wichtige Kalium verloren. Hält sich dieser Verlust in Grenzen, so spürt man höchstens Muskelerschlaffung und Abgeschlagenheit. Wenn nicht, können die Atemmuskeln und das Herz in Mitleidenschaft gezogen werden.

Viele Ursachen können die Kette der normalen Verdauungsvorgänge zerreißen – an erster Stelle nervöse Anspannung und Ärger. Bei einem verärgerten oder sorgengeplagten Menschen nimmt die normalerweise blaßrosa Darmschleimhaut eine knallrote Färbung an, und der Darm zieht sich krampfartig zusammen. Dadurch verlangsamt sich die natürliche Darmtätigkeit, oder sie setzt ganz aus, und der Dickdarm kann zu viel Flüssigkeit aus der Kotmasse absaugen. Die Folge ist meist Verstopfung.

Heute neigen die Ärzte zu der Ansicht, daß Kummer und Sorgen die Hauptursachen einer chronischen Verstopfung sind. Sie glauben sogar, daß übertriebenes Bedachtsein auf Darmentleerung das Grundübel sein kann. Ein Facharzt drückt das so aus: „Nicht der Dickdarm braucht Behandlung, sondern der Mensch drumherum!"

Die typische Situation: Jemand stellt beunruhigt fest, daß er einen oder zwei Tage lang keinen Stuhlgang gehabt hat. Prompt nimmt er ein Abführmittel, das den ganzen Darmkanal entleert. Die meisten Leute machen sich aber nicht klar, daß es vielleicht drei bis vier Tage dauert, bis sich der Darm wieder gefüllt hat und seine normale Tätigkeit wieder aufnimmt. Unser Mann mißversteht die Pause als Darmträgheit und nimmt in dieser Zeit ein weiteres Abführmittel, und der erste Schritt zu einer Gewohnheit ist getan.

Selbstverständlich gibt es Situationen, in denen ein Abführmittel nützliche Dienste leistet: bei einem Kranken vor einer Operation oder einer Röntgenuntersuchung, bei Krankenhauspatienten, deren Verdauung aus Mangel an Bewegung träge geworden ist, oder bei alten Leuten, deren Darm so malträtiert worden ist, daß er nicht mehr richtig funktionieren kann.

Aber der Mißbrauch solcher Präparate nimmt alarmierende Ausmaße an. Meist behaupten die Leute, sie wollten Verstopfungen vorbeugen. Viele Erwachsene verschreiben sich dem gleichen Unsinn, sie meinen, sie müßten in regelmäßigen Abständen „mal ordentlich durchputzen". Aber da wird nichts „durchgeputzt", vielmehr wird ein lebenswichtiger Prozeß durcheinandergebracht!

Wie läßt sich diese rückständige Gewohnheit abstellen? Der Arzt verordnet meist viel Flüssigkeit, mindestens zwei Liter Wasser täglich. Dazu eine Diät mit viel gekochtem Obst und Blattgemüse, die genügend Schlackenmaterial liefert. Und drittens: dem „natürlichen Bedürfnis" nachzugeben, sowie es sich meldet. Wiederholtes Hinausschieben des Stuhlgangs kann tatsächlich leicht zur Verstopfung führen. Und wenn es dann passiert ist, dann bringen Sie Ihren Darm nicht mit Abführmitteln, sondern mit einer Reflexzonenbehandlung auf Trab!

Fußmassage: Reiben Sie zunächst auf der rechten Fußsohle den gesamten Darmbereich, der vier Fingerbreit über der Ferse beginnt, sich drei Fingerbreit nach oben erstreckt und von der Fußsohlen-Innenseite bis fast zur Außenseite reicht. Diese Region bearbeiten Sie mit dem Daumen (Hauptgriff) unter mittelkräftigem Druck kreisförmig fünf Minuten lang. Anschließend nehmen Sie sich die Nebenschilddrüsenzone vor, die am Außenrand der großen Zehe oberhalb der Wurzel liegt. Massieren Sie diese kleine Region zwei Minuten mit drehenden Bewegungen und sanftem Druck. Nach der Behandlung des rechten Fußes massieren Sie die gleichen Regionen auf der linken Fußsohle. Führen Sie diese Massagen dreimal täglich durch, bis Sie von Ihrer Verstopfung erlöst sind.

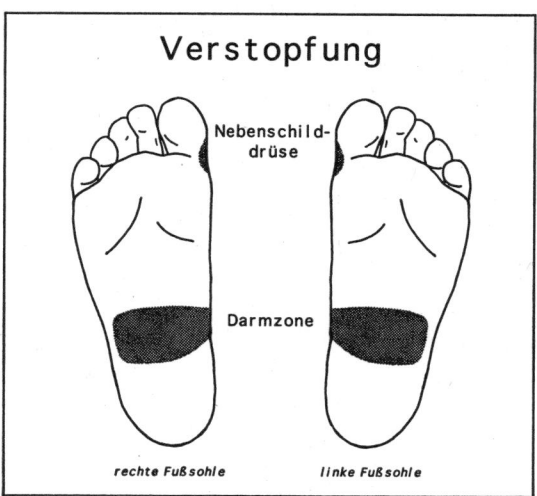

Handmassage: Reiben Sie auf der rechten Handfläche mit dem linken Zeige- oder Mittelfinger den zwei Finger breiten und eineinhalb Fingerbreit hohen Darmbereich. Er liegt eineinhalb Fingerbreit von der Handwurzel und ein Fingerbreit der Außenkante entfernt. Diese Region massieren Sie drei

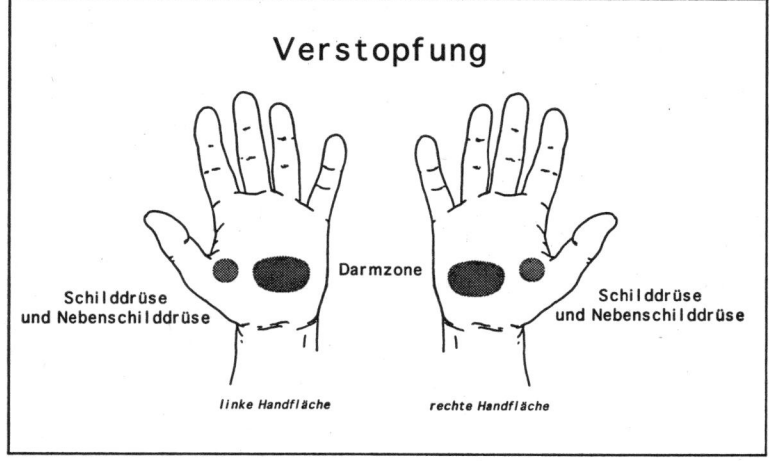

Minuten mit kreisenden Bewegungen unter mittelkräftigem Druck. Danach behandeln Sie die Schilddrüsen- und Nebenschilddrüsenzone, die auf einer gedachten Linie unter dem Zeigefinger einen halben Fingerbreit neben der Falte zwischen Daumen und Zeigefinger liegt. Diese Fläche massieren Sie sanft(!) und kreisförmig zwei Minuten lang, anschließend behandeln Sie die genannten Zonen genauso auf der anderen Handfläche. Bitte dreimal täglich.

Wadenkrämpfe

Wer häufig unter Muskelkrämpfen zu leiden hat, sollte sich vom Arzt gründlich untersuchen lassen. Hier besteht nämlich die Möglichkeit, daß organische Erkrankungen oder Mangelzustände im Körper als Auslöser für die Muskelkrämpfe in Frage kommen. So führen zum Beispiel entzündliche Erkrankungen im zentralen Nervensystem, aber auch zuwenig Mineralien wie Kalzium oder Magnesium, allergische und rheumatische Erkrankungen und vor allen Dingen auch mangelnde Durchblutung der Beine und Krampfadern zu Muskelkrämpfen. Nicht vergessen werden darf auch eine Vergiftung durch Alkohol- oder Nikotin-Mißbrauch. Darüber hinaus sollte auch jeder auf die Arzneimittel achten, die er einnimmt. So manche Medizin bringt unangenehme Nebenwirkungen mit sich – und nicht selten eben Muskelkrämpfe.

Ergibt das Blutbild Störungen des Mineralienhaushalts, ist es notwendig, die fehlenden Mineralien durch entsprechende Präparate zu ergänzen. Natürlich müssen auch andere Ursachen von Mineralienstörungen ausgeschlossen werden. Eine gründliche Blutuntersuchung wird sich also nicht umgehen lassen, gefundene Störungen müssen dann intensiv behandelt werden. Vorbeugend sollten Sie jedoch auf eine gesunde Ernährungsweise achten. Ein natürliches und ausgewogenes Angebot von Mineralien enthält jede Vollwertkost, die einen genügend großen Frischkostanteil hat. Neben gesundem Essen ist natürlich auch das gesunde Trinken wichtig. Täglich zwei bis drei Liter Flüssigkeit sollten obligatorisch sein. Bevorzugen Sie Mineralwasser mit hohem Mineralienanteil. Die Zusammensetzung des Wassers können Sie am Etikett ablesen. Vermeiden sollten Sie möglichst alle Arten von schädlichen Genußmitteln wie zum Beispiel Kaffee, Alkohol und Nikotin.

Sehr häufig klagen Sportler über Muskelkrämpfe in den Waden oder Oberschenkeln. Hier sind nur selten krankhafte Veränderungen des Körpers als „Übeltäter" für diese Krämpfe anzusehen. In den meisten Fällen liegt es ganz einfach an einer mangelnden Vorbereitung durch ausreichendes Training. Denn ist die Muskulatur ungenügend auf den sportlichen Einsatz vorbereitet, kann sie bei plötzlichen Höchstleistungen vom Körper nicht mehr ausreichend mit Nährstoffen, also mit Blut und Sauerstoff, versorgt werden. Die Folge ist, daß es zu Sauerstoffmangel, Durchblutungsstörungen und Unterversorgung mit wichtigen Mineralien und schließlich zu Krämpfen kommt.

Was aber können Sie nun tun, wenn Sie plötzlich von einem Muskelkrampf überrascht werden?

Wird der Wadenkrampf eindeutig von einer Überbelastung der Beinmuskulatur ausgelöst, wird kaum eine längere Behandlung notwendig sein. Hier ist Selbsthilfe die beste Therapie. Erwischt Sie der Wadenkrampf gerade beim Laufen oder beim Stehen, sollten Sie sich sofort hinsetzen und mit den Armen aufstützen. Winkeln Sie das Knie des betreffenden Beines dann leicht an. Ziehen Sie nun die Fußzehen möglichst weit nach oben, oder lassen Sie den ganzen Fuß von einem Helfer mit ganzer Kraft mit der Fußspitze schienbeinwärts drücken. Dadurch wird die Wadenmuskulatur in die Länge gezogen und der verkrampfte Muskel wieder gelöst. Anschließend sollten Sie das betreffende Bein vom Knöchel bis zum Knie gut durchmassieren. Streichen Sie dabei die Wadenmuskeln leicht nach oben aus, und versuchen Sie anschließend, die Waden kräftig zu schütteln und durchzukneten.

Gehören Sie zu den „Opfern", die der Wadenkrampf nachts im Bett überfällt, sollten Sie möglichst sofort aufstehen und umhergehen. Wenn Ihnen das wegen der Schmerzen nicht möglich ist, stoßen Sie mit der Fußsohle einfach kräftig gegen das Bettende, oder Sie nehmen die Fußspitze in die Hand und versuchen, das Bein kräftig auszustrecken. Auch hierdurch wird die Wadenmuskulatur wieder gestreckt und der Krampf allmählich gelöst.

Mitunter trifft es auch die Oberschenkelmuskulatur, vor allem die Rückseite des Oberschenkels. In einem solchen Fall sollten Sie sich gleich auf den Rücken legen und das verkrampfte Bein anheben. Das Knie muß dabei ganz gestreckt bleiben. Versuchen Sie nun, das Bein mit einem federnden, intensiven Druck so weit wie möglich aufwärts zu bewegen, bis Sie einen kräftigen Widerstand spüren. Danach lassen Sie wieder locker. Wiederholen Sie diese Prozedur mehrmals hintereinander, bis sich der Krampf gelöst hat.

Anschließend muß der betreffende Oberschenkel leicht massiert werden. Dazu sollten Sie ihn gut durchschütteln und nach oben hin ausstreichen. Unterstützen Sie die Massage bei einem Krampf durch Einreiben mit Kampferspiritus und Franzbranntwein. Bewährt haben sich auch feuchtkalte Essigwickel, die Sie nicht nur zur Therapie, sondern auch zur Vorbeugung verwenden sollten, wenn Sie wissen, daß Sie Ihre Muskulatur überanstrengt haben und Ihnen möglicherweise ein Krampf droht.

Vorbeugen ist besser als heilen, das gilt auch bei Muskelkrämpfen. Egal, ob Sie der Krampf bei einer sportlichen Anstrengung oder nachts im Bett überrascht – er ist immer ein Anzeichen dafür, daß der betreffende Muskel nicht ausreichend durchblutet und ungenügend mit wichtigen Nährstoffen versorgt wird. Neben einer regelmäßig durchgeführten gründlichen Untersuchung auf organische Störungen sollten Sie Ihren Sauerstoffdruck messen lassen, denn bei einem Sauerstoffmangel ist nicht nur die Muskulatur Ihrer Beine gefährdet, sondern auch Ihr Herz. In solchen Fällen ist natürlich eine ärztliche Behandlung unbedingt notwendig. Sind Sie aber nicht ernsthaft erkrankt, können Sie selbst Vorbeugungsmaßnahmen gegen die Wadenkrämpfe ergreifen – mit einer Reflexzonenbehandlung.

Fußmassage: Reiben Sie auf der rechten Fußsohle drei Minuten lang mit dem linken Daumen (Hauptgriff) kreisförmig und unter kräftigem Druck Ihre Nierenzone, die sich vier Fingerbreit auf einer gedachten Linie unter der

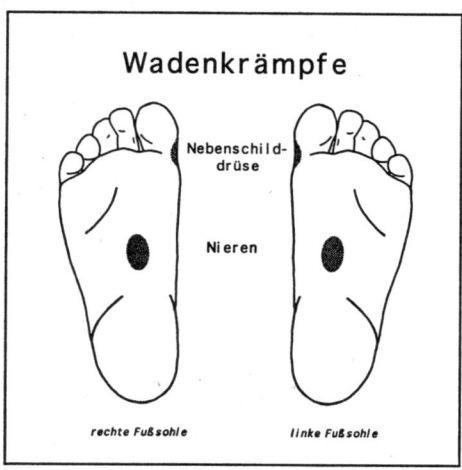

zweiten Zehe befindet und einen Durchmesser von etwa eineinhalb Fingerbreit hat. Anschließend massieren Sie die Nebenschilddrüsenzone am Außenrand der großen Zehe oberhalb der Wurzel. Bitte zwei Minuten mit kreisenden Bewegungen unter sanftem Druck. Wenn Sie damit fertig sind, behandeln Sie die gleichen Zonen auf der linken Fußsohle.

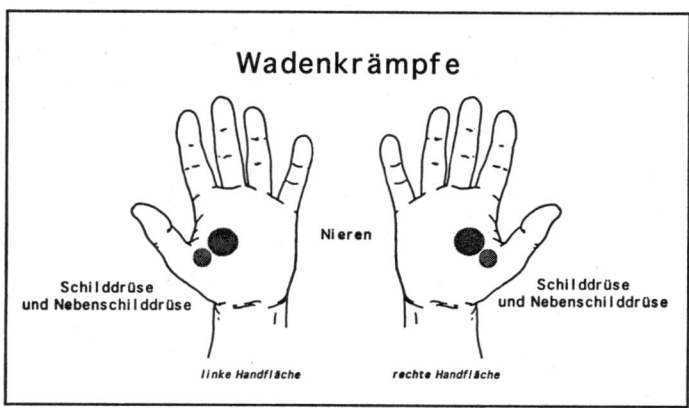

Handmassage: Massieren Sie auf der rechten Handfläche mit den linken Zeige- oder Mittelfinger die Nierenzone. Sie liegt zweieinhalb Fingerbreit auf einer gedachten Linie direkt unter dem Zeigefinger. Reiben Sie diese fingerdicke Fläche drei Minuten lang unter kräftigem Druck mit kreisförmigen Bewegungen, danach rutschen Sie einen halben Fingerbreit nach rechts und nach unten zur Schilddrüsen- und Nebenschilddrüsenzone. Diese Region massieren Sie unter sanftem(!) Druck kreisförmig zwei Minuten lang. Danach behandeln Sie auf der linken Handfläche die gleichen Zonen ebenso.

Wechseljahre

Die Wechseljahre – muß sich die Frau vor ihnen fürchten, weil das Klimakterium das Ende der persönlichen und weiblichen Anziehungskraft bedeutet? Auf keinen Fall, und nur verhältnismäßig wenige Frauen werden von den Leiden und Schmerzen heimgesucht, von denen in Schauermärchen immer wieder berichtet wird. Statt dessen sind die Wechseljahre eine Zeit der Umstellung, die gewöhnlich einen Lebensabschnitt voll produktiver Arbeit, allerlei Unternehmungen und mitmenschlicher Kontakte einleitet.

Doch zahlreiche Frauen wollen einfach nicht zur Kenntnis nehmen, daß es sich beim Klimakterium um eine ganz normale Lebensphase handelt, und selbst für die geschicktesten Ärzte ist es zuweilen schwierig, mit all den falschen Vorstellungen und dem Aberglauben, die eine fünfundvierzig- bis fünfundfünfzigjährige Frau im Laufe der Jahre genährt hat, aufzuräumen.

Nur wenige Frauen – von zehn etwa eine – haben beträchtliche Beschwerden während des Umstellungsprozesses. Das verbreitetste Symptom sind die sogenannten Wallungen – ein plötzlicher Andrang des Blutes zum Kopf und Oberkörper. Viele betroffene Frauen empfinden dies als peinlich und unangenehm. Andere Symptome sind Kopf- und Rückenschmerzen, Müdigkeit oder nur ein Gefühl allgemeiner Unpäßlichkeit.

Die körperlichen und seelischen Aspekte dieser Übergangszeit sind seltsam miteinander verwoben. Zu den seelischen zählen Befürchtungen verschiedenster Art, Depressionen und Angst. Manche Frauen machen sich Sorgen, daß ihr Verhältnis zum Ehemann darunter leidet, andere sorgen sich um ihr Aussehen. Viele bedrückt der Gedanke an die Zukunft. „Wie werde ich mich für den Rest meines Lebens fühlen?" ist eine oft gestellte Frage an den Arzt. Solche Befürchtungen haben gewöhnlich keine reale Grundlage: Sie sind Folgeerscheinungen der sich umstellenden Drüsenfunktion im Körper.

Eine beträchtliche Anzahl von Frauen spürt überhaupt keine Symptome der Wechseljahre; bei ihnen kommt es lediglich nach und nach zum Ausbleiben der Menstruation. Bei anderen treten hin und wieder Wallungen auf und von Zeit zu Zeit Depresssionen, aber keinerlei Beschwerden, die die Grenze des Erträglichen überschreiten. Für die wenigen, die an schweren Symptomen leiden, hält die Medizin zwei Heilmittel bereit: Hormone und verständnisvollen Zuspruch – wobei das letztere „Medikament" nach Ansicht vieler Frauenärzte am wirkungsvollsten ist.

Es gibt einige spezifische Punkte, in denen die Frauen besonders auf den Trost angewiesen sind. Bei manchen stehen Befürchtungen über das Schwinden der sexuellen Fähigkeit an erster Stelle. Diese Befürchtungen sind unbegründet! Von jenen Frauen, die in den unmittelbar vor dem Klimakterium liegenden Wechseljahren sexuell besonders aktiv waren, erfährt die überwiegende Mehrzahl in dieser Hinsicht keine Veränderung.

Frauen, die an Wallungen oder anderen klimakterischen Symptomen leiden, sollten darüber aufgeklärt werden, daß diese unangenehmen Störungen nicht von Dauer sind. Zwar können sich solche Beschwerden über ein Jahr oder noch länger hinziehen – was aber keinesfalls ein Jahr schlechten Befindens bedeuten soll. Zwischendurch wird es immer wieder Wochen oder sogar Monate geben, in denen die Gesundheit und das Wohlbefinden in keiner Weise beeinträchtigt werden.

Anderen Frauen machen der allgemeine Prozeß des Alterns und die Sorge um die äußere Erscheinung zu schaffen. Aber das Alter beginnt ja bekanntlich mit dem Tag, an dem man zur Welt kommt. Die Wechseljahre beschleunigen weder das äußere Altwerden, noch bewirken sie einen Fettansatz. Eine Gewichtszunahme während dieser Zeit rührt – wie sonst auch – hauptsächlich von zu reichlichem Essen her.

Viele Frauen glauben, daß das Klimakterium eine erhöhte Anfälligkeit für Krebs mit sich bringt. Was diese Befürchtung anbelangt, da lautet der ärztliche Rat ein wenig anders: Regelmäßige Unterleibsuntersuchungen sind während der Wechseljahre zwar überaus wichtig, und viele Ärzte halten schon beim ersten Anzeichen der körperlichen Umstellung eine gründliche Untersuchung für unerläßlich. Allerdings nicht wegen einer überhöhten Krebsgefahr! Die Unterleibsuntersuchungen sind während dieser Zeit einfach deshalb so wichtig, weil gewisse im Klimakterium üblicherweise auftretende körperliche Reaktionen nur durch eine gründliche Untersuchung von Krebserkrankungen unterschieden werden können.

Und die Frauen sollten sich in dieser neuen Lebensphase neu besinnen, mehr Zeit für sich selbst nehmen, bei der Pflege, Ernährung, Garderobe und beim Make-up.

Bei Hitzewallungen, die mehrmals am Tag auftreten können, hilft:
- luftige Kleidung. Die Handgelenke und Ellenbogen sollten mit Kaltwasser gekühlt werden. Abends tut ein entspannendes Bad in lauwarmem Wasser gut.
- Salbeitee: Einen Teelöffel Salbeiblätter aufbrühen, drei Minuten zugedeckt ziehen lassen, abgießen, auf den ganzen Tag verteilt trinken.
- Vor dem Schlafengehen schaffen hundert Schritte im kalten Wasser angenehme Frische.
- viel Flüssigkeit, denn mit den Hitzeausbrüchen verliert der Körper Feuchtigkeit. Deshalb ist es wichtig, viel zu trinken. Auch die Haut braucht die Pflege durch eine Feuchtigkeitscreme.
- Ein kleines, natürliches Make-up unterstreicht die schönen Akzente des Gesichts. „Männliche Qualitäten" wie dunkle, feine Härchen an Oberlippe

und Kinn lassen sich – falls sie sehr stören – mit einer Blondiercreme aufhellen. Borstige Einzelexemplare werden vorsichtig mit einer Pinzette ausgezupft.
- Mit den Wechseljahren läßt die körpereigene Produktion der Östrogene nach, wodurch die Gefahr von Knochenschwund (Osteoporose) erhöht wird. Aus diesem Grund ist eine kalziumreiche Ernährung überaus wichtig.

Kalzium-Spitzenreiter ist Milch. Radieschen enthalten fast dreimal soviel Kalzium wie dieselbe Menge Karotten. In Salz-Dill-Gurken befindet sich doppelt so viel Kalzium wie in rohen Gurken. Vitamin C – z. B. in Zitrusfrüchten – verbessert die Aufnahme von Kalzium aus der Nahrung. Und Filmstar Jane Fonda rät, beim Kochen von Suppenknochen eine kleine Portion Essig ins Wasser zu gießen, weil so das Kalzium aus dem Knochen gelöst wird.

Die Wechseljahre müssen also kein Drama sein, sie gehören eben zum Alterungsprozeß – genauso wie der Mann nicht ewig ein kraftstrotzender Jüngling bleibt, sondern auch „in die Jahre" kommt. Und die kleinen und großen Beschwerden, die das Klimakterium mit sich bringt, lassen sich mit der Reflexzonentherapie schnell lindern.

Fuß- und Handmassage: Gehen Sie so vor, wie es im Kapitel „Schilddrüsenstörungen" beschrieben wird.

Wetterfühligkeit

Wohl jeder Mensch reagiert auf Witterungseinflüsse. Alle Wetterstörungen wie Warmluftvorstöße oder Kaltfrontdurchzüge zeigen beim Menschen ihre Wirkung. „Biotropie" nennen Medizin-Meteorologen den Einfluß des Wetters auf unseren Organismus. Der Mensch „empfängt" diese Reize über sein vegetatives Nervensystem, das für das automatische Funktionieren aller dem Willen entzogenen Vorgänge sorgt. Das vegetative Nervensystem ist also der Mittler zwischen den atmosphärischen Reizen und dem Organismus.

Temperatur und Luftdruck, Luftfeuchtigkeit und -bewegung, Sauerstoffdruck und Strahlungsenergie setzen uns mechanischen Schwingungen sowie elektrischen und magnetischen Feldern aus. Sie wirken sich als Einzelfaktoren oder in ihrer geophysikalischen Gemeinsamkeit aus und beeinflussen zum Beispiel den Wasser- und Wärmehaushalt des Körpers.

Von Wetterfühligkeit sprechen die Experten, wenn sich die Symptome bestehender Erkrankungen sowie von Unfall- und Verletzungsfolgen unter Witterungsbedingungen deutlich verstärken. Die meisten von uns leiden, wenn ein Tiefdruckgebiet naht. Beschwerden wie Nervosität, Müdigkeit und Erschöpfung, Unrast und gedrückte Stimmung, Herzbeschwerden und vor allem Beklemmungen, Schwindelgefühle, Kopfdruck und Konzentrationseinbußen, Schmerzen an Knochenbruchstellen und Operationsnarben sind häufig. Sogar die Kriminalität und die Unfallgefahr nehmen zu.

Jeder Mensch hat einen Tagesrhythmus. Zum Beispiel ist seine Temperatur morgens niedriger als am Abend. Auch Blutdruck, Puls oder Magensaftproduktion zeigen im Laufe des Tages gewisse Schwankungen. Das Wetter hat ebenfalls einen solchen Rhythmus: morgens kühl, mittags warm, abends wieder kühl.

Normalerweise ist das alles wunderschön abgestimmt. Doch wenn plötzlich eine Wetterstörung eintritt, beginnt der Ärger. Aus der erwarteten kühlen Nacht, auf die sich der Körper eingestellt hat, wird eine heiße, schwüle Nacht. Also muß sich der Körper schleunigst auf die neue Wetterlage einstellen. Doch kaum hat er es geschafft, kommt ein neuer Umschwung. Wieder muß sich der Körper umstellen – und kommt so bei einer raschen Folge von Wetterstörungen aus dem „Gleichschritt". Kein Wunder, daß der Tagesrhythmus des Menschen durcheinandergerät und daß selbst bei gesunden Menschen die bereits geschilderten Symptome auftreten.

Kopfschmerzen, so wurde beobachtet, setzen meist vor der eigentlichen Wetterverschlechterung ein, besonders bei aufkommenden kräftigen Westwetterlagen. Ähnliches gilt für die „Wetterschmerzen" bei Rheumatikern und Menschen mit empfindlichen Narben. Subtropische Luft fördert entzündliche Erkrankungen – vor allem bei Zahnentzündungen wurde eine Verschlechterung festgestellt.

Auch die Jahreszeiten haben einen gewissen Einfluß auf die Gesundheit. Magengeschwüre treten besonders in der Zeit zwischen Mitte Oktober und Mitte März auf, Darmkatarrhe im Juli und August. Von November bis März registriert man mehr Kreislaufkranke als zu den anderen Jahreszeiten. Alle diese und andere Saisonkrankheiten sind aber nur ein Teil der wetterbedingten Erscheinungen.

Und eines ist sicher: Das Wetter nimmt Einfluß auf jeden Menschen. Wie stark dieser Einfluß ist, liegt an dem einzelnen. Während lediglich jeder vierte Jugendliche wetterbedingte Beeinträchtigungen fühlt, klagt jeder zweite der 50- bis 60jährigen darüber, wobei Frauen sehr viel wetterfühliger sind als Männer.

Andererseits: Wenn der männliche Organismus auf das Wetter reagiert, geht's rund! Vor allem eine extreme Sommerhitze macht die Männer aggressiv. Die Ursache liegt in ihrer Hormonkonstellation. Und weil Männer ganz allgemein eher als die Frauen explodieren, verschlimmert die Hitze noch dieses Verhalten.

Doch bei allem Respekt vor der Witterung und ihrem Einfluß – eins sollten wir nicht tun: diese Macht überschätzen. Denn das Wetter „macht" keine Krankheiten oder Verkehrsunfälle oder Verbrechen. Es provoziert sie nur. Wer sowieso ein Gallenleiden hat, kann nicht dem Wetter die Schuld geben. Wer ein rücksichtsloser Autofahrer ist, wird sich auch ohne Hemmungen im Verkehr bewegen, wenn keine Wetterstörung auftritt. Außerdem gibt es Wetterfühlige, die bei Föhn das Gefühl haben, Bäume ausreißen zu können, während sich andere unter den gleichen Bedingungen außergewöhnlich mies fühlen.

Bis heute sind die Zusammenhänge zwischen Mensch und Wetter längst nicht so gründlich erforscht, wie es auf anderen Gebieten der Wissenschaft geschehen ist. Und es gibt inzwischen anerkannte vorbeugende und lindernde Maßnahmen gegen die Wetterfühligkeit:
– Bewegungstraining und Entspannungspraktiken;
– Sauna und Kneippbäder;
– Weitgehender Alkohol- und Nikotinverzicht;
– Vollwertige Kost und regelmäßige Fastentage.

Wem ein plötzlicher Wetterumschwung zu schaffen macht, der möchte seine Beschwerden natürlich schnell loswerden. Oft greift er dann zu Tabletten, ohne an ihre Nebenwirkungen zu denken. Dabei gibt es eine viel bessere Möglichkeit, um eine Besserung herbeizuführen: mit der Reflexzonentherapie!

Fuß- und Handmassage: Behandeln Sie Ihre Fußsohlen und Handflächen wie unter dem Kapitel „Schlafstörungen" beschrieben.

Zahnschmerzen

Wenn er „noch alle beieinander hat", besitzt der erwachsene Mensch 32 Zähne einschließlich der ganz hinten liegenden Weisheitszähne im Unter- und Oberkiefer. Die Zähne sind ein unerhörtes Kapital, denn ohne sie lassen sich viele liebgewordene Lebensgenüsse nicht mehr fortsetzen, und von kranken Zähnen können um ein Vielfaches schwerere körperliche und seelische Krankheiten ausgehen. Zahnpflege dient somit nicht nur dazu, strahlend weiße Zähne zeigen zu können, sie ist auch Gesundheitspflege im besten Sinne.

Ein Zahn zeigt sich nur teilweise, und das sichtbare Stück, die Zahnkrone, besteht aus Zahnschmelz, dem härtesten Stoff, den der menschliche Organismus hervorbringt. Die Härte ist auch erforderlich, denn der Zahn soll viele Jahrzehnte beständig sein und in dieser Zeit starken Kräften und Angriffen standhalten. Der Zahnschmelz besteht zu mehr als 95 Prozent aus Mineralsalzen, davon 35 Prozent Kalk und 17 Prozent Phosphor.

Unter dem Zahnschmelz liegt ein weicheres, aber immer noch sehr hartes Material, das Zahnbein. Es ist durchzogen von mikroskopisch feinen Leitungen, die Nervenempfindungen von außen nach innen und umgekehrt vermitteln, etwa Kälte oder Heißes, Süßes oder Saures und ähnliches. Das Zahnbein besteht immerhin noch zu rund 70 Prozent aus Mineralsalzen. Der Teil des Zahnbeins, der unsichtbar im Kiefer verankert liegt, ist die Zahnwurzel. Ihre Außenmauern sind noch einmal von einer kräftigen Schicht umgeben, „das" Wurzelzement. In dieser Masse sind Bindegewebsfasern wie Seile verankert, die dem Zahn ein bestimmtes Maß an Elastizität vermitteln, so daß er die vielerlei Beanspruchungen „federnd" abfangen kann. Diese verhältnismäßig dünne Schicht ist die Wurzelhaut oder das Peridontium.

Das untere Ende der Zahnwurzel hat eine Öffnung, das „Wurzelloch". Durch diese Öffnung treten die blutzuführenden Gefäße aus den großen Arterien des Körpers ein, die blutabführender Gefäße aus, und gleichzeitig ist es der Weg der Nervenäste, die mit den Hirnnerven verbunden sind. Die Höhle, in der Blutgefäße und Nervenanteile gut geschützt von Zahnbein untergebracht sind, ist das Zahnmark oder die Pulpa. Hier ist auch der Ausgangspunkt, wenn der Mensch höllische Zahnschmerzen bekommt.

Die Zähne sind rundum eingefaßt von Zahnfleisch, das sich aus vielerlei Gründen entzünden und zurückbilden kann. Es werden dann allmählich die Zahnhälse freigelegt, die nicht von Zahnschmelz geschützt sind, und diese „langen Hälse" sind in aller Regel sehr schmerzempfindlich. Das macht sich schon bemerkbar, wenn Eis oder heißer Kaffee daran kommen. Und wenn sich der Zahnschmelz weißgelblich oder braun verfärbt, können dies erste Anzeichen einer beginnenden Karies sein.

Auslöser für Karies ist die Plaque, der klebrige Zahnbelag, der sich während und nach dem Essen auf den Zahnoberflächen bildet. Die Plaque ist stark von Mikroorganismen durchsetzt, die sich von den Zuckerbestandteilen der Nahrung ernähren und saure Stoffwechselprodukte bilden. Diese greifen die Zahnhartsubstanz an und lösen wichtige Mineralien heraus. Der Zahnschmelz wird porös, es kommt zur Karies, den Löchern im Zahn. Der Speichel kann die Säure zwar neutralisieren und dem Zahn die herausgelösten Mineralien bis zu einem gewissen Grad wieder zuführen. Durch häufige zuckergesüßte Mahlzeiten wird diese natürliche Schutzfunktion allerdings beeinträchtigt.

Wie können Sie vorbeugen?
– Ernähren Sie sich zuckerarm. Kräftige, ballaststoffreiche Nahrung muß gut gekaut werden und fördert die Selbstreinigung der Zähne.
– Putzen Sie nach jeder süßen Mahlzeit Ihre Zähne gründlich, und zwar möglichst sofort! Haben Sie keine Möglichkeit zum Zähneputzen, sollten Sie wenigstens für zehn bis zwanzig Minuten einen zuckerfreien Kaugummi kauen. Dadurch werden die Zähne mechanisch gereinigt und der Speichelfluß angeregt. Putzen Sie Ihre Zähne aber mindestens zweimal täglich drei Minuten lang. Besser ist es, die Zähne nach jeder Mahlzeit zu reinigen, damit sich kein Zahnbelag bildet.
– Die Zahnzwischenräume befreien Sie am besten mit Zahnseide oder speziellen Bürsten von den Speiseresten. Sie können auch mit einer Munddusche weggespült werden. Führen Sie von Zeit zu Zeit einen Test mit Färbetabletten durch. Man kaut dazu eine Tablette, die den nicht entfernten Zahnbelag rot färbt. So kann man erkennen, wo man die Zähne nicht ausreichend putzt.
– Ein weiterer Bestandteil der Kariesvorbeugung ist die Fluoridanwendung. Fluorid verhindert die Vermehrung von Mikroorganismen, wird selbst in den Zahnschmelz eingebaut und unterstützt die Schutzwirkung des Speichels bei beginnender Karies. Es macht ihn damit widerstandsfähiger gegen die Einwirkung der schädlichen Säuren. Putzen Sie Ihre Zähne mit fluoridhaltiger Zahnpasta, oder tragen Sie regelmäßig einmal wöchentlich ein Fluoridgelee auf.

Leider lassen sich Zahnschmerzen trotz aller Vorsichtsmaßnahmen nicht immer verhindern. Außerdem haben sie oft eine unangenehme Begleiterscheinung: Sie treten am Wochenende auf, wenn kein Zahnarzt Sprechstunde hat und beim zahnärztlichen Notdienst die Leute mit Zahnschmerzen Schlange stehen.

Viele Menschen greifen dann in die Hausapotheke und schlucken in ihrer Not eine Schmerztablette nach der anderen. Manchmal hilft es, oft aber nicht. Einige halten ein dickes Tuch an die schmerzende Wange, aber die Wärme verstärkt noch die Schmerzen. Und Schnaps ist auch nicht die richtige Medizin, denn Alkohol verschlimmert das heftige Pochen im erkrankten Zahn.

Viel mehr Erfolg verspricht da die Reflexzonentherapie. Obwohl sie keine Löcher schließt, können Sie mit ihr die Zahnschmerzen lindern, wenn nicht sogar verschwinden lassen.

Fußmassage: Reiben Sie am rechten Fuß die Unterseite der zweiten bis fünften Zehe kräftig und kreisförmig mit dem Daumen (Hauptgriff). Jede

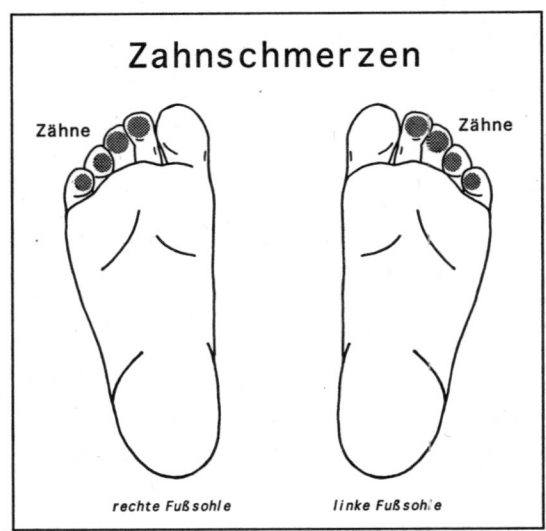

Zehe zwei Minuten lang, wobei sie bei der zweiten Zehe beginnen und sich bis zur kleinen Zehe vorarbeiten. Sobald Sie damit fertig sind, machen Sie die gleiche Übung am linken Fuß. Wiederholen Sie die Behandlung alle zwei Stunden.

Handmassage: Sie ist nicht so wirksam wie die Fußmassage und sollte daher nur angewendet werden, wenn die Behandlung der Füße nicht möglich ist. Massieren Sie an der rechten Hand die unteren Fingerkuppen je zwei Minuten lang, wobei Sie am besten den jeweiligen Finger auf den Mittelfinger der linken Hand legen und die zu behandelnde Region mit dem linken Daumen bearbeiten. Beginnen Sie mit der Massage des Zeigefingers, und hören

Sie beim kleinen Finger auf. Jeder Finger muß zwei Minuten lang unter starkem Druck und mit kreisenden Bewegungen bearbeitet werden. Wenn Sie
fertig sind, machen Sie das gleiche an der linken Hand und wiederholen die
Massagen alle zwei Stunden.

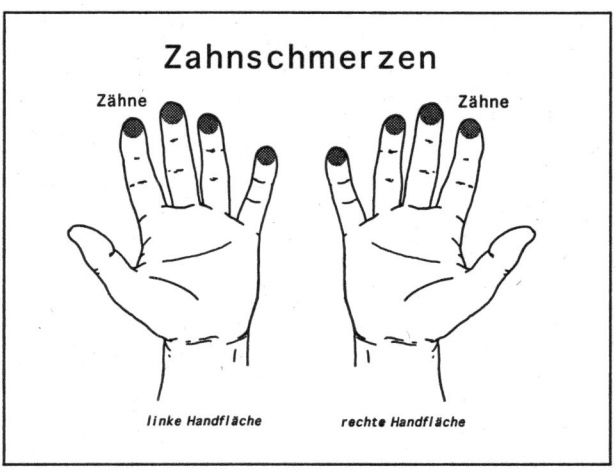

Zellulitis

Viele Frauen wären mit ihrem Erscheinungsbild eigentlich ganz zufrieden – mit dem Gesicht, mit dem Busen, mit den Waden. Aber die scheußlichen Wülste um die Hüften, das „teigige Fleisch" an den Oberschenkeln, das schlaffe Gewebe am Oberarm machen alles zunichte.

Und genau über diesen Problemzonen sitzt auch die häßliche Haut, für die Mediziner Begriffe wie „Orangenhaut" oder „Matratzen-Phänomen" gebrauchen. Die Ärzte scheuen nämlich das Wort „Zellulitis". Der Grund: Die Endsilbe „itis" steht in der medizinischen Fachsprache immer für eine Entzündung. Von einer Entzündung im medizinischen Sinne kann bei der als unschön empfundenen Hautveränderung aber keine Rede sein. Daher sprechen Ärzte lieber von „Panniculose" oder „Cellulite".

Dabei handelt es sich eine mangelhafte „Unterpolsterung" der Haut. Sie tritt allerdings nur bei Frauen auf. Das männliche Unterhautzellgewebe ist nämlich – wie Bindegewebsforscher sagen – „doppelt genäht". Die weibliche Haut ist dagegen nicht so straff, damit sich der Leibesumfang während der Schwangerschaft beliebig vergrößern kann, ohne daß die Haut spannt oder gar platzt. Oberschenkel, Bauch und Po sind insbesondere als Dehnungzone vorgesehen, zudem können sich in diesen Regionen zum Schutz des im Mutterleib wachsenden Kindes dicke Fettpolster bilden. Unter der „doppelt genähten" Haut des Mannes sind nur Polster von begrenzter Dicke möglich.

Falls Sie wissen wollen, ob Sie Zellulitis haben, dann fallen Sie nicht auf den berühmten Kneiftest herein: Haut an den Oberschenkeln zusammendrücken, und wenn sich die „Orangenhaut" bildet, ist es Zellulitis. Falsch! Wenn es nach dem Kneiftest ginge, hätte nahezu jede Frau, weibliche Babys inklusive, Zellulitis. Denn: Was beim Kneifen sichtbar wird, ist die weibliche Unterpolsterung der Haut, und so bringt jede Frau per Kneiftest, wenn sie ordentlich drückt, eine Orangenhaut zustande.

Handelt es sich also bei der Zellulitis um Hokuspokus?

Nein, aber man kann sagen, daß es eine „richtige" Zellulitis gibt und eine, die ähnlich aussieht, aber keine ist. Fachleute nennen diese Erscheinung der Einfachheit halber die „falsche" Zellulitis. Deshalb ist so wichtig, daß man weiß, ob man die „richtige" oder „falsche" Zellulitis hat. Das spart Enttäuschung, Zeitaufwand und unnötige Entsagungen.

So erkennen Sie eine „falsche" Zellulitis:

Der erste Anhaltspunkt ist der Körperbau. Wenn Sie ein ausgesprochen „weiblicher" Typ sind mit runden Hüften, rundem Po und vollen Brüsten, sind Sie für die „falsche" Zellulitis wie geschaffen. Aber nur dann, wenn Sie zuviel essen, wenn sie zu dick sind. Dann quillt die normale Orangenhaut mehr oder weniger gigantisch auf; die Fettzellen werden größer, die Löcher dazwischen zwangsläufig tiefer. Sie brauchen dann auch nicht mehr einen Kneiftest zu machen – das Orangenmuster zeichnet sich von selber ab.

Frauen, die schlank und schmal sind und trotzdem über weibliche Rundungen verfügen, müssen sich vor der „falschen" Zellulitis nicht fürchten, denn wie gesagt: Der Speck macht's. Was allerdings auch zur „falschen" Zellulitis zählt, und was jeder, sei er dick oder dünn, bekommen kann, ist eine schlaffe, wabbelige, müde Haut. Wenn Sie von Natur aus kein sehr festes Bindegewebe haben, müssen Sie früher als andere Geschlechtsgenossinnen mit dieser Erscheinung rechnen. Und gesellt sich ein Übergewicht noch dazu, ist die „falsche" Zellulite nahezu perfekt.

Auch die „echte" Zellulite läßt sich am Körperbau und Konstitutionstyp erkennen. Die Hauptmerkmale sind: oben knabenhaft, knochige Schultern, wenig Busen. Unten dicke Oberschenkel voller Dellen. Erschwerend kann Übergewicht hinzukommen, ist aber nicht Voraussetzung. Auch Frauen, die kein Gramm zuviel, eher ein paar Kilos zuwenig haben, können so aussehen.

Wo liegt die Ursache? Die Hormone sind schuld. Sie werden von den endoktrinen Drüsen abgegeben, unter anderem von der Schilddrüse, den Nebenschilddrüsen, den Keimdrüsen, die ihr Sekret ins Blut oder die Lymphe abgeben. Kommt der „Hormonspiegel" aus dem Gleichgewicht, kann sich das auch auf die Haut auswirken.

So können Sie mit der Reflexzonenmassage Ihren Hormonspiegel normalisieren:

Fußmassage: Stellen Sie den rechten Fuß auf einen Hocker, und reiben Sie mit dem Zeige- oder Mittelfinger (Hilfsgriff) auf dem Fußrücken vier Lymphzonen, die in den Lücken zwischen den Zehen beginnen und sich etwa

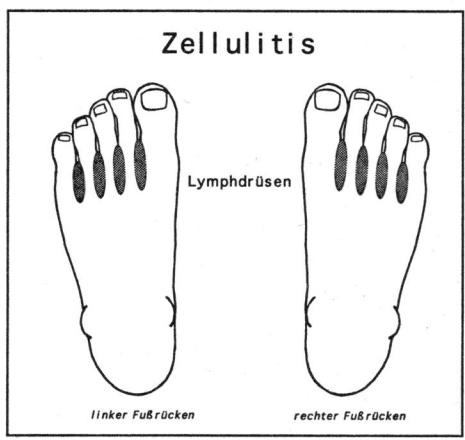

Zellulitis

Lymphdrüsen

linker Fußrücken   rechter Fußrücken

eineinhalb Fingerbreit zur Fußmitte hinziehen. Diese vier Streifen massieren Sie mit festem Druck und drehenden Bewegungen jeweils zwei Minuten lang, wobei Sie bei der Lücke große/zweite Zehe anfangen. Sobald Sie damit fertig sind, reiben Sie die Zone Ihrer Eierstöcke. Sie ist etwa drei mal drei

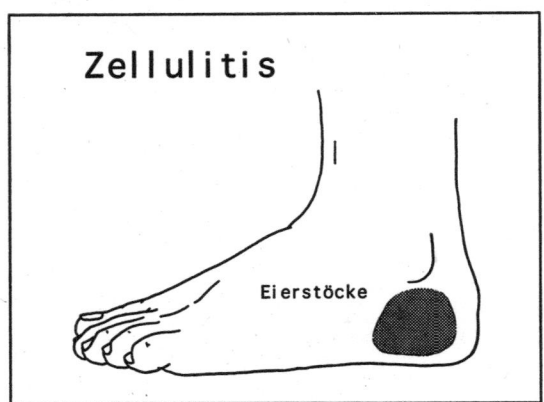

Fingerbreit groß und liegt unterhalb Ihres Fußaußenknöchels. Massieren Sie diese Fläche fünf Minuten lang kreisförmig, wobei Sie kräftig aufdrücken. Anschließend behandeln Sie die gleichen Zonen auf dem linken Fuß ebenso. Machen Sie die Übung dreimal am Tag.

Handmassage: Hier liegen die Lymphzonen auf dem Handrücken zwischen den Fingern – genau dort, wo die Lücke endet. Massieren Sie diese Stellen zuerst auf der rechten Hand zwei Minuten lang mit dem linken Zeige- oder

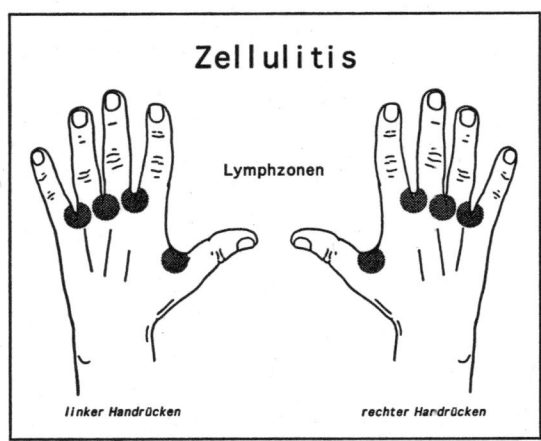

Mittelfinger kreisförmig und mit starkem Druck, wobei Sie zwischen dem Daumen und Zeigefinger beginnen. Haben Sie alle Lymphzonen bearbeitet, nehmen Sie sich die einen Fingerbreit große Eierstöcke-Zone vor. Sie beginnt an der Handkante – genau unter der Hand am Handgelenk – und zieht sich einen Fingerbreit zur Handgelenk-Mitte hin. Massieren Sie diese Fläche fünf Minuten lang kreisförmig mit kräftigem Druck, danach behandeln Sie genauso die gleichen Regionen auf der linken Hand. Behandeln Sie Ihre Hände so dreimal täglich.

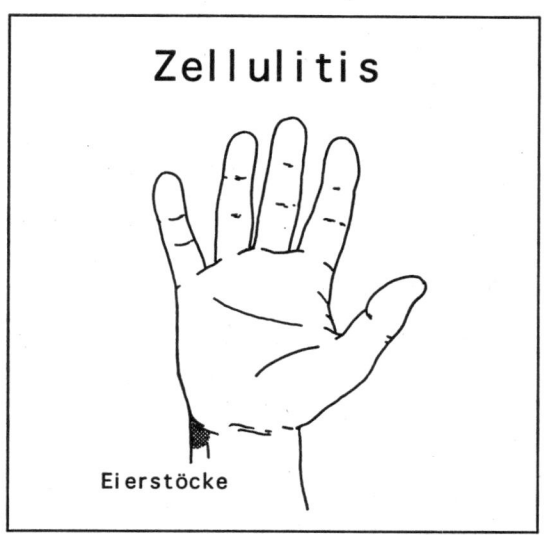

Wenn Sie die Reflexzonenmassagen regelmäßig durchführen, wird Ihnen die Zellulitis erspart bleiben, zumindest wird sie sich in Grenzen halten. Außerdem wäre es gut, wenn Sie einige Verhaltensmaßregeln befolgten:

1. Sorgen Sie für viel Bewegung! Nicht umsonst beginnen die zellulitischen Veränderungen in den meisten Fällen an den Oberschenkeln und am Gesäß – typisch bei „Sitzberufen" und allgemeiner Trägheit. Lassen Sie es also gar nicht erst dazu kommen, daß Blut und Lymphe unter Ihrer Haut ins Stocken geraten.

2. Machen Sie morgens und abends Wechselduschen und Trockenbürsten bei all jenen Partien, die durch die Zellulitis besonders gefährdet sind. Kneten Sie auch die Regionen am Oberschenkel, rund um die Hüfte und an den Oberarmen durch, wobei Sie Massageöle verwenden.

3. Regen Sie Ihren Fettstoffwechsel an. Verwenden Sie für die Ernährung reichlich pflanzliche Öle und Fette, die viel ungesättigte Fettsäure enthalten (Distelöl, Getreidekeimöl, Sonnenblumenöl, Diätmargarine). Verzichten Sie

weitgehend auf Kohlehydrate, insbesondere auf Zucker und alles, was Zucker enthält.

4. Achten Sie auf Ihre „Entwässerung". Das heißt nicht, daß Sie nur wenig trinken dürfen. Sie brauchen mit der Flüssigkeit nicht sparsam zu sein, wenn Sie normal auch viel ausscheiden. Sollten Sie aber ein „trockener Typ" sein, dann setzen Sie auf Ihren Speiseplan solche Nahrungsmittel, die entwässern helfen, zum Beispiel Spargel, Wachholderbeeren, Sellerie, Sauerkraut und die entsprechenden Säfte. Auch Mate-Tee entwässert verblüffend schnell und wirksam.